L'ostéopathie, une autre médecine

Collection « Essais »

Dirigée par Pierre CORBEL

Lydie BODIOU, Marlaine CACOUAULT-BITAUD et Ludovic GAUSSOT (dir.), *Le genre, entre transmission et transgression*, 2014, 236 p.

Pierre BRANA, *Du syndicalisme au politique. Regard intérieur sur la CGT, le PSU et le PS*, 2013, 262 p.

Ronan LE COADIC (dir.), *De la domination à la reconnaissance. Antilles, Afrique et Bretagne*, 2013, 372 p.

Pierre-Olivier MONTEIL, *Ricœur politique*, 2013, 400 p.

Simon LEMOINE, *Le sujet dans les dispositifs de pouvoir*, 2013, 332 p.

Hélène GUIOT (dir.), *Vivre la mer. Expressions océaniennes de l'insularité*, 2013, 236 p.

Vincent DE BRIANT et Dominique GLAYMANN (dir.), *Le stage. Formation ou exploitation?*, 2013, 486 p.

Hakima MOUNIR, *Entre ici et là-bas. Le pouvoir des femmes dans les familles maghrébines*, 2013, 254 p.

Sami ZEGNANI, *Dans le monde des cités. De la galère à la mosquée*, 2013, 240 p.

Pierrine ROBIN, *L'évaluation de la maltraitance. Comment prendre en compte la perspective de l'enfant?*, 2013, 296 p.

Pierre CAMPION, *L'ombre de Merleau-Ponty. Entre philosophie, politique et littérature*, 2013, 216 p.

Chloé LANGEARD, *Les intermittents en scènes. Travail, action collective et engagement individuel*, 2013, 326 p.

Ruth HORN, *Le droit de mourir. Choisir sa fin de vie en France et en Allemagne*, 2013, 176 p.

Jacques BEAUCHARD et Françoise MONCOMBLE, *Architecture du vide. Espace public et lien civil*, 2013, 110 p.

Annie COLLOVALD et Erik NEVEU, *Lire le noir. Enquête sur les lecteurs de récits policiers*, 2013, 296 p.

Hugues PENTECOUTEAU et Omar ZANNA, *Un anonyme alcoolique. Autobiographie d'une abstinence*, 2013, 216 p.

Jacques SAUVAGEOT (dir.), *Le PSU. Des idées pour un socialisme du XXIe siècle?*, 2013, 416 p.

Marie SALAÜN, *Décoloniser l'école? Hawai'i, Nouvelle-Calédonie. Expériences contemporaines*, 2013, 304 p.

Sébastien Laurent FOURNIER, *Mêlée générale. Du jeu de soule au folk-football*, 2013, 258 p.

Eve LAMENDOUR, *Les managers à l'écran. Enquête sur une image déconcertante*, 2012, 370 p.

William SPORTISSE, *Le camp des Oliviers. Parcours d'un communiste algérien*, entretiens avec Pierre-Jean Le Foll-Luciani, 2012, 344 p.

Abdelhafid HAMMOUCHE (dir.), *Violences conjugales. Rapports de genre, rapports de force*, 2012, 184 p.

Magdalena DEMBINSKA, *Vivre ensemble dans la diversité culturelle. Europe centrale et orientale après 1989*, 2012, 252 p.

Claude WEBER, *À genou les hommes, debout les officiers. La socialisation des Saint-Cyriens*, 2012, 408 p.

Jean-Marie Gueullette

L'ostéopathie, une autre médecine

Collection « Essais »

PRESSES UNIVERSITAIRES DE RENNES
2014

© **Presses universitaires de Rennes**
UHB Rennes 2 – Campus de La Harpe
2, rue du doyen Denis-Leroy
35044 Rennes Cedex

www.pur-editions.fr

Mise en page par Gwenoline Lemonnier

Imprimé en France
ISBN 978-2-7535-3371-4
Dépôt légal : 1er semestre 2014

Pour Simon et Louis Parizet, D. O.

PRÉFACE

Lorsque Jean-Marie Gueullette me demanda d'écrire la préface de son ouvrage consacré à l'ostéopathie L'ostéopathie, une autre médecine, j'ai répondu avec enthousiasme et avec un temps de latence très court ! Mais bien vite, plusieurs sentiments se sont mêlés, sentiments retrouvés avec le temps, lors de la lecture et des relectures partielles itératives de son manuscrit.

Outre l'enthousiasme de départ, ce fut et c'est un honneur pour moi, associé au grand intérêt et au plaisir de sa lecture, du fait de la qualité du contenu et de l'expression écrite.

J'ai ainsi mieux découvert l'ostéopathie, aperçu un meilleur contenu à ce métier, ce qui ravit l'ancien masseur-kinésithérapeute et l'ancien médecin interniste que je fus, et l'ami de nombreux ostéopathes que je suis aujourd'hui.

Enfin un livre qui permet de mieux comprendre l'ostéopathie ! Mais l'enthousiasme initial s'est aussi accompagné de perplexité devant l'étendue du sujet, tel que le présente Jean-Marie Gueullette.

En pratique, si vous êtes ostéopathe, un véritable ostéopathe titulaire d'un titre d'ostéopathie, lisez ce livre. Si vous êtes un professionnel de santé, n'hésitez pas à combler l'ignorance. On ne peut aussi que souhaiter que les médecins disposent de la curiosité humaniste nécessaire pour se faire un devoir de le lire.

Cet ouvrage est de grande actualité et original en 2014.

De grande actualité, le sujet l'est : ce n'est que très récemment en France, en 2002, grâce à la loi dite Kouchner que la loi reconnaît l'ostéopathie (quel retard par rapport aux autres pays européens et anglo-saxons... et encore bravo à Bernard Kouchner pour être « passé à l'acte » !). Ce n'est qu'en 2007 que les décrets d'application sont publiés (quelle lenteur d'exécution !).

Son actualité est toujours présente si l'on en juge par le caractère trop souvent inapproprié des formations des jeunes et de la reconnaissance du métier (convoité par les kinésithérapeutes, incompris des médecins, car, sujet nouveau et novateur, jamais enseigné dans les facultés de médecine). D'une grande originalité aussi par le sujet nous l'avons dit, mais du fait de l'auteur de l'ouvrage, J.-M. Gueullette, qui met en œuvre ses diverses compétences : médecin de formation, historien par son habilitation à diriger des recherches, il pouvait analyser avec rigueur la démarche de la médecine et celle de l'ostéopathie, dans leurs développements historiques. Docteur en théologie et directeur du Centre interdisciplinaire d'Éthique de l'Université catholique de Lyon, il pouvait aussi nous apporter une méthode d'analyse de la dimension spirituelle que comporte l'ostéopathie, en particulier dans la démarche de son fondateur. Quelle pluralité de regards pour éclairer notre compréhension du sujet !

On ne peut donc que conseiller aux lecteurs une lecture attentive.
Je n'en retirerai ici que trois commentaires :
1. Les places respectives conventionnelles de l'ostéopathie et de la médecine sont étudiées avec beaucoup de précision. Qu'y a-t-il de commun ? Quelles distinctions entre les deux ? Cette analyse m'a beaucoup intéressé, car elle repose sur une démarche « expérimentale » rigoureuse que Claude Bernard aurait certainement appréciée.
2. La rigueur de l'analyse s'exprime d'une manière audacieuse mais implacable lorsque l'analyse des références médicales scientifiques est « épluchée » avec précision.

Cette rigueur révèle :
– la prudence pour affirmer l'inexistence des preuves scientifiques de l'efficacité de l'ostéopathie ;
– certains médecins n'hésitent pas à publier au sujet de l'ostéopathie des articles dont les valeurs scientifiques sont bien discutables ;
– la difficulté de développer des résultats évaluant l'efficacité de l'ostéopathie compte tenu des critères de mesure « non biologiques » et des paramètres subjectifs ;
– la nécessité de développer des protocoles de recherche pour connaître l'efficacité de l'ostéopathie en la comparant à d'autres médecines/modalités thérapeutiques, notamment en disposant de ressources humaines en méthodologie nécessairement interdisciplinaire.

3. Un des chapitres particulièrement intéressant et qu'il serait très utile de présenter/discuter avec les étudiants en médecine est celui qui pose la question suivante : « Faut-il être médecin pour soigner ? » Dans cette perspective, la proximité observée entre ostéopathie et psychanalyse, d'une part, ne manque pas d'intérêt, et d'autre part, entre savoir et croyance à l'œuvre dans les maladies est très extraordinaire. La rédaction de J.-M. Gueullette est remarquable : qui d'autre que lui

pourrait l'écrire et en avoir la légitimité ? en tant que « docteur » du « corps et de l'âme », médecin et théologien ?

Très sincèrement, à la fin de cette lecture tous les champs des possibles sont ouverts pour une meilleure compréhension de l'ostéopathie. Cela profitera aux lecteurs des professionnels de santé, aux doyens d'UFR de médecine, mais surtout *in fine* aux sujets malades et patients que nous sommes tous potentiellement.

Yves MATILLON
Professeur de santé publique université Claude Bernard Lyon 1
Directeur de l'EA « Santé, Individu et Société »
Paris, le 14 août 2013

INTRODUCTION

Le regard critique porté par la médecine sur l'ostéopathie est généralement orienté sur la question de l'efficacité des pratiques ostéopathiques et des risques qu'elles font courir aux patients. Chaque nouvelle étude prouve qu'elle ne prouve rien, chaque résultat est brandi par l'un ou l'autre camp pour faire admettre à l'autre que le débat est clos. Constatant que ce dialogue de sourds se poursuit sans jamais connaître d'évolution notable, il m'est venu l'idée qu'il serait peut-être fécond de déplacer la question. En effet, si des millions de patients consultent chaque année les ostéopathes, c'est probablement qu'ils y trouvent un bienfait et que la pratique ostéopathique ne suscite pas systématiquement des paralysies. Comment comprendre le contraste entre cet engouement, ce développement considérable de la pratique ostéopathique et l'attitude de défiance affichée par beaucoup de médecins à l'égard de cette profession émergeante ? S'agit-il seulement d'un conflit de pouvoir, de la défense corporatiste d'un monopole menacé ? Si une telle explication d'ordre politique n'est pas à négliger, elle n'explique pas tout. Elle n'explique pas en particulier pourquoi l'évocation de l'ostéopathie rend si facilement nerveux des médecins qui, par ailleurs, afficheraient une grande indifférence à l'égard d'autres pratiques alternatives, comme l'acupuncture.

La consultation d'un ostéopathe est dans la grande majorité des cas justifiée par des douleurs, l'ostéopathie étant perçue le plus souvent comme la thérapeutique du « mal de dos ». En voici un exemple, une histoire qui serait tout à fait banale, si elle ne m'avait été racontée par médecin, praticien hospitalier :

« En 1995, âgé alors de 45 ans, j'ai souffert d'une sciatique bilatérale. J'ai alors cherché de l'aide auprès de mes confrères rhumatologues et rééducateurs fonctionnels, entre autres au CHU où je travaillais alors, mais celle-ci restait partielle et les douleurs persistaient. J'ai dû porter pendant un an un corset en plastique et j'ai avalé pendant cette même période, des anti-inflammatoires non stéroïdiens. Une opération chirurgicale a été évoquée mais je n'y tenais pas. Étant peu soulagé par les démarches médicales classiques, je me suis tourné vers d'autres thérapies dites complémentaires comme l'homéopathie, l'acupuncture, la naturopathie, et même le magnétisme. Des résultats existaient mais restaient modérés.

En 1998, ayant déjà entendu parler à deux reprises d'un ostéopathe qui paraissait "très bien", je me décidai à aller le voir, avec quelque appréhension en raison du risque d'aggravation que pouvaient engendrer des manipulations vertébrales. Mais je pris le risque, en raison des douleurs chroniques, des limitations de mouvements, du retentissement psychologique négatif et de la conviction que je pouvais guérir.

La première consultation dura 45 minutes, et l'un des éléments les plus rassurants pour moi a été, d'une part l'humilité du thérapeute qui me prévenait qu'il n'était pas sûr du résultat final mais qu'il ferait le maximum, et d'autre part, de son enthousiasme à essayer de m'aider qu'il accompagna d'un "on va s'amuser" en se frottant les mains.

Je suis retourné le voir à sept reprises en neuf mois. J'avais bien compris le processus de régulation qui suit les manipulations. Les douleurs sont parfois pires après qu'avant, mais s'estompent rapidement dans les jours suivants. La localisation des douleurs se modifia et, de lombaires basses, devenaient lombaires hautes, dorsales mais cervicales. L'amélioration globale était nette. Au bout de sept mois, survint un torticolis qui ne m'inquiétait pas du tout dans la mesure où j'étais persuadé qu'il s'agissait d'une poursuite de la remise en ordre de la dynamique vertébrale. Une dernière consultation avec manipulation du cou, et notamment de l'articulation C1-C2, a permis de faire disparaître cette cervicalgie. L'ostéopathe fit alors des massages crâniens subtils pour terminer le travail.

Depuis cette date, je ne souffre plus de douleur de sciatique et, restant tout de même précautionneux dans ma vie quotidienne, j'ai pu reprendre diverses activités sportives, notamment le tennis. Je souffre de temps en temps de lumbagos qui me font retourner voir cet ostéopathe qui en général, règle le problème en quelques manipulations rapides.

Cette expérience personnelle m'a convaincu de l'efficacité de l'ostéopathie et de sa supériorité, dans mon cas, par rapport à une approche purement médicamenteuse. D'ailleurs, il ne me vient plus à l'idée d'aller voir un rhumatologue pour des douleurs vertébrales. Je n'hésite plus maintenant à adresser les patients à un ostéopathe, et cet ostéopathe en particulier. Également des collègues, qu'ils soient médecin, infirmière, psychologue… en ont largement bénéficié, et pour certains, cette rencontre a permis des rétablissements de situation très difficile, voire d'éviter une chirurgie vertébrale[1]. »

---

1. Note de l'éditeur : les passages comportant un filet sur le côté du texte relatent des expériences vécues par l'auteur ou reccueillies lors d'entretiens.

INTRODUCTION

Ce témoignage décrit un itinéraire thérapeutique assez fréquent, celui d'un patient qui ne se trouve pas soulagé de sa sciatique par la démarche classique de la médecine académique. Il tente d'autres approches pour finalement se fixer sur celle qui lui semble devoir lui apporter un soulagement. On peut noter que le recours à l'ostéopathie est vécu dans la durée, et que le patient ne semble pas surpris de n'avoir pas bénéficié d'une guérison totale et immédiate. Le patient étant lui-même médecin, il s'appuie sur l'expérience qu'il a vécue pour se faire le défenseur de l'ostéopathie et la recommander, non seulement à ses patients, mais aussi à d'autres professionnels de santé.

Une telle situation, dans sa banalité, ne prouve rien. Chacun peut avoir entendu une histoire similaire, mais peut tout aussi bien avoir entendu, ou vécu, une expérience fort différente, dans laquelle la relation avec l'ostéopathe s'est mal passée, et où la consultation n'a pas été suivie d'effet. La satisfaction des uns et l'amertume des autres n'apportent aucun élément qui permette de penser, en profondeur ce qu'est l'ostéopathie. De même que le récit de certaines victoires de la médecine ou des indélicatesses de certains médecins ne donne pas grand chose à penser sur ce qu'est la médecine. Si l'on se concentre sur la question de l'efficacité, il est alors nécessaire de sortir du cas singulier et de se donner des moyens, le plus souvent statistiques, pour avoir des éléments de mesure sur des grandes populations. De telles études peuvent être utiles, et le milieu ostéopathique commence à envisager d'y participer.

L'objet de ce livre est tout autre que celui de la preuve et de l'efficacité. Au lieu de porter l'attention sur le mesurable, comme dans la recherche clinique, l'étude qui est proposée ici voudrait déplacer le débat et envisager les difficultés de relation et de compréhension entre médecine et ostéopathie comme un lieu d'interrogations profondes sur ce qui constitue la spécificité de chacune de ces disciplines. Il ne s'agira pas de chercher si l'ostéopathie remplirait un certain nombre de critères qui permettraient de la regarder comme une forme de médecine comparable à la médecine académique. Au lieu de comparer l'ostéopathie, mal connue, à la médecine qui serait considérée comme bien connue et bien définie, je propose ici de comparer l'ostéopathie avec la médecine, en prêtant attention à toutes les questions que cette comparaison fait naître, aussi bien sur l'ostéopathie que sur la médecine. Pour tenter de comprendre, la démarche peut consister à repérer les ressemblances entre les deux démarches, mais aussi les différences, de la manière la plus fine possible. Et il s'agit là d'une démarche difficile et exigeante, car ni la médecine ni l'ostéopathie ne produisent beaucoup de discours explicitant leur démarche thérapeutique, leurs méthodes intellectuelles, les principes qui président à leurs processus de formation. Je voudrais ici être plus attentif aux questions que pose l'ostéopathie qu'aux questions qu'on lui pose.

C'est en effet la démarche qui a été la mienne lorsque j'ai commencé à porter mon attention sur la pratique ostéopathique, puis sur les textes produits par cette discipline. J'ai rencontré de nombreuses questions sur cette forme tellement particulière de perception, de connaissance corporelle, qui me semblait ne ressembler à aucune forme de connaissance déjà connue. Mais j'ai tout autant été habité par des questions portant sur la médecine, sur la formation médicale que j'ai reçue il y a trente ans. C'est dans l'étude de l'ostéopathie, de ses modalités d'exercice et de formation, que j'ai pris conscience de certains principes qui gouvernent la médecine de manière implicite, sans être interrogés. Ma démarche n'a pas été tout à fait classique sur le plan universitaire, car si j'ai consacré beaucoup d'efforts à rassembler et à étudier une documentation aussi diversifiée que possible afin de pouvoir fonder mon propos d'une manière plus rigoureuse que ce que je lisais dans la plupart des publications sur l'ostéopathie, j'ai complété cette approche par le texte par une forme d'expérience personnelle : celle du patient, consultant, comme beaucoup de mes contemporains, la médecine académique mais aussi assez régulièrement des ostéopathes depuis une quinzaine d'années ; celle aussi de l'observateur participant, en ayant été amené à participer à plusieurs stages de formation continue organisés pour des ostéopathes, qui m'ont donné l'occasion d'entendre le discours interne à la profession, et de faire les expériences de perception indispensables pour tenter de comprendre les textes.

Ma posture est donc plus celle de la philosophie, qui cherche à comprendre et à élaborer du sens, que celle de l'approche scientifique lorsque celle-ci cherche à mesurer et à prouver. Interroger des textes ostéopathiques ou médicaux, discuter leurs méthodes et leur argumentation, tenter de comprendre ce qui est en jeu dans des situations singulières, est une démarche qui peut surprendre le lecteur médecin ou scientifique, habitué à prendre distance à l'égard du singulier pour chercher des registres d'analyse visant la représentativité. En portant la mesure à la grande échelle qui sera porteuse de représentativité, on gagne en autorité, quand on recherche la mesure et la preuve, mais on perd considérablement en finesse d'analyse de ce qui est en jeu dans le registre du sens. Or, en limitant le débat entre médecine et ostéopathie à des comparaisons d'efficacité, on se prive, ou on se protège, de la foule de questions difficiles que fait naître l'ostéopathie. S'il est si difficile, pour le moment, de trouver des études méthodologiquement acceptables pour mesurer l'efficacité de l'ostéopathie, est-ce le signe de son absence d'efficacité, de la faible compétence méthodologique des ostéopathes en recherche clinique, ou de l'inadaptation de l'outil méthodologique à ce qu'il cherche à mesurer ? Si les médecins et les ostéopathes ont tant de mal à écouter en profondeur le discours de l'autre et à respecter sa démarche, est-ce le signe de leur mauvaise volonté, ou d'une proximité qui dissimule sous l'usage d'un vocabulaire commun la mise en œuvre de

INTRODUCTION

démarches intellectuellement très différentes ? L'ostéopathie doit-elle être considérée comme une médecine alternative si sa démarche intellectuelle a des fondements si radicalement différents de ceux de la médecine, ou comme une médecine complémentaire, puisque tant de patients y ont recours en complément de la consultation médicale ? Peut-on imaginer dans une même culture la coexistence de deux systèmes de soin qui puissent porter le nom de médecine ? Voilà le genre de questions qui m'intéressent et auxquelles aucun calcul statistique ne viendra répondre.

Dans l'espace de ce livre, plusieurs chantiers considérables de recherche ne seront qu'effleurés, depuis la perception ostéopathique jusqu'aux enjeux éthiques de la pratique ostéopathique, et à la place de la théologie naturelle dans une démarche thérapeutique. L'objectif est en effet ici d'ouvrir le débat, et de le déplacer de ses lieux habituels, de donner envie à d'autres, qu'ils soient philosophes, ostéopathes ou médecins, d'engager la réflexion interdisciplinaire sur des sujets qui s'avèrent vite d'une complexité redoutable lorsqu'on les aborde en dehors d'une visée polémique. D'autres publications sont en cours d'élaboration au sein du Centre interdisciplinaire d'éthique de l'Université catholique de Lyon qui a vu naître cette recherche, ainsi que des démarches de recherche engagées par des ostéopathes dans le cadre de mémoires de master ou de thèses de doctorat. Si ce livre s'avère vite dépassé par des publications plus approfondies, il aura joué son rôle.

☙

Depuis la fin de mes études de médecine, et avant de m'engager dans cette recherche, j'ai eu plusieurs fois l'occasion de consulter des ostéopathes, sans chercher à savoir les fondements de leur pratique, simplement sur le conseil d'amis qui me les avaient recommandés.

« Descendant un peu trop rapidement un escalier, je me fais une entorse de cheville assez sévère. Le port d'une attelle prescrite par un médecin et quelques semaines de rééducation chez un kinésithérapeute ne m'avaient pas libéré d'une douleur résiduelle dans la cheville. Je consulte un ostéopathe qui me fait remarquer que la cheville atteinte permettait une flexion du pied bien moindre que de l'autre côté. Il fait un geste très simple et très rapide, non douloureux et me fait refaire cette flexion : les deux pieds sont au même niveau et la douleur a disparu, définitivement. Il m'explique pendant que je me rhabille que le choc de l'entorse avait entraîné un positionnement de l'un des os de la cheville décalé par rapport à son axe physiologique et qu'il l'a remis à sa place. Dans mon souvenir de cet épisode, déjà ancien, je garde la mémoire du contraste entre l'attitude du kinésithérapeute qui m'avait dit que cette douleur était normale et ne m'en avait donné aucune explication, et celle de l'ostéopathe qui ne s'est pas contenté de régler le problème, mais m'a expliqué son origine. »

17

Situation assez banale d'une douleur résiduelle à la suite d'une entorse, ayant trouvé sa solution dans une intervention ostéopathique présentée comme un simple ajustement mécanique. Sur le moment, cela m'avait alerté sur l'efficacité potentielle de la pratique ostéopathique, mais sans susciter chez moi de questions particulières.

« Affecté d'une sciatique, comme le confrère déjà cité, je consulte un ostéopathe qui me manipule d'une manière que je trouve un peu intrusive. Le soulagement est peu perceptible dans les jours qui suivent, et je prends un second rendez-vous une semaine plus tard. À la fin de la séance, il m'annonce que pour lui "tout est rentré dans l'ordre". Devant la persistance des douleurs, mon médecin fait pratiquer une IRM qui révèle une hernie discale importante dont je mettrai plusieurs mois à récupérer. »

Épisode désagréable, non pas tant par l'inefficacité du soin, car il n'est pas nécessaire d'avoir une grande expérience thérapeutique pour savoir que dans toutes les professions de soin, il peut y avoir, soit des erreurs de diagnostic, soit des thérapeutiques inefficaces chez certains patients alors qu'elles sont satisfaisantes chez d'autres. Si cette expérience m'a convaincu de ne jamais consulter à nouveau cet homme, ce n'était pas tant du fait de son échec que de sa suffisance, du caractère péremptoire de sa conclusion et de son incapacité à passer la main, à reconnaître que la situation lui échappait.

Quelques années plus tard, alors que j'avais déjà entamé quelques lectures pour tenter de comprendre ce qu'est cette nouvelle manière de soigner, j'ai fait une autre expérience, que je considérerais sans doute comme caricaturale si je la lisais sous la plume d'un autre, mais qui a pourtant été la mienne.

« Durant une période de très forte surcharge de travail, j'ai commencé à ressentir des douleurs dans la poitrine. Approchant de la cinquantaine, je ne pouvais pas ne pas penser à des douleurs d'angine de poitrine ou d'infarctus. Mon médecin généraliste, rapidement consulté, me dit qu'il ne pensait pas que ce soit inquiétant, mais quand même… qu'il préférait que je consulte rapidement un cardiologue. Un tel conseil n'avait rien pour me rassurer. J'attends trois semaines un rendez-vous en cardiologie, passablement angoissé par la persistance de ces douleurs. J'attendais dans la salle d'attente, mes résultats d'examens biologiques à la main. Le cardiologue sort de son bureau, prononce mon nom, et sans me regarder ni me dire bonjour se saisit des résultats en question en me faisant entrer dans son bureau. Ayant gardé quand même une certaine culture médicale, je savais que ces résultats étaient normaux et j'observais donc la scène avec intérêt, mais il faut le dire, avec un certain agacement. Après un long moment de silence, je finis par lui dire que la question n'était pas dans la biologie, mais que je pourrais peut-être lui décrire les symptômes pour lesquels je venais le voir. Il m'écoute sans conviction, ne pose guère de question et m'invite rapidement à prendre place dans son espace technique, où en quelques secondes, le patient se retrouve couvert d'électrodes, environné d'écrans en tous genres. Tout en faisant à la fois électrocardiogramme, échographie cardiaque et sans doute de nombreuses autres opérations informatiques, le cardiologue, sans me regarder, finit par prononcer l'oracle auquel je m'attendais dans un tel contexte : "Il n'y a rien." Rasséréné par cette bonne nouvelle, je m'enhardis à lui répondre, avec un peu d'insolence, je le confesse : "Si, il y a quelque chose, puisque je suis venu vous voir. Il n'y a rien sur vos images, mais je fais quoi ?" La réponse fut au-delà de mes espérances, accompagnée d'un petit sourire ironique : "Vous n'avez qu'à essayer l'homéopathie, si vous y croyez !" Au revoir docteur, et merci de cette admirable prise en charge de 13 minutes, qui met un terme à trois semaines d'inquiétude, et me laisse repartir avec mes douleurs, sans aucune prescription. Le soir même, je prenais rendez-vous chez un ostéopathe, qui me reçut rapidement. Après avoir pris le temps d'écouter mon histoire, et plus largement l'expression de ma profonde fatigue du moment, il a fait, très lentement des gestes autour de la région cardiaque dont j'étais incapable de saisir la signification. Tout ce que je sais, c'est que dans les deux jours, les douleurs avaient disparu. »

    On peut conclure de cette histoire que n'ayant aucun substrat organique, ces douleurs étaient vulnérables à n'importe quel effet placebo. Est-ce une interprétation satisfaisante, ou un verdict qui ne prouve qu'une chose, c'est que celui qui le porte n'a pas trop envie de se poser de questions ? Car cette interprétation ne dit finalement rien de ce qu'étaient ces douleurs, ni du processus qui y a mis un terme. Ce qui est certain, c'est que le contraste des deux consultations m'a donné à réfléchir sur ce que les patients trouvent dans les thérapeutiques alternatives et qu'ils ne trouvent pas, ou plus, chez beaucoup de médecins, en particulier lorsque ce qui les fait souffrir ou les angoisse ne rentre pas dans les catégories habituelles de la médecine. J'y ai aussi pris conscience de la pauvreté de la conclusion assénée le plus souvent avec beaucoup d'autorité sur l'explication de telle ou telle évolution positive d'une maladie par l'effet placebo ou la guérison spontanée. Bien souvent, en disant cela, on ne prend pas la peine de comprendre ni ce qui était réellement en cause, ni les mécanismes par lesquels cette guérison est advenue. On se contente de la considérer comme étrangère aux questions sérieuses dont s'occupe la médecine.

    Fallait-il donc considérer que médecine et ostéopathie se situaient mutuellement hors-champ de l'autre, et qu'elles n'avaient rien en commun ? Faut-il se résigner au fait que ces professionnels qui se partagent souvent les mêmes patients aient tant de difficulté à se parler, parce qu'ils se situeraient dans des registres trop différents et qu'ils répondraient à des demandes distinctes de la part des patients ?

Décidé à essayer de comprendre cette pratique ostéopathique que rien dans ma formation médicale ne me permettait d'interpréter, j'ai donc commencé à me documenter, en explorant les sites internet des principaux syndicats et organisations professionnelles, et en entamant la lecture des textes fondateurs de la discipline, et d'ouvrages rédigés par des ostéopathes pour présenter leur profession. Lorsqu'elles sont ainsi le fait des ostéopathes, les publications sur l'ostéopathie sont souvent marquées par le militantisme et l'implication personnelle de leurs auteurs, ce qui nourrit la rhétorique, mais rend rarement rigoureuse l'argumentation. Les textes sont souvent rédigés dans un style oral, et la virulence des affirmations est souvent déroutante car on perçoit que l'auteur se bat contre des ennemis, sans toutefois les nommer. La question se pose de savoir si le combat est mené contre des médecins, ou contre d'autres ostéopathes adeptes d'une autre conception ; en tous cas ce qui est explicite, c'est que prendre la parole à propos de l'ostéopathie semble être un engagement sur un terrain polémique.

Mais ce sont à peu près les mêmes limites que l'on rencontre dans les publications critiques envers l'ostéopathie, en particulier celles qui viennent du milieu médical : là aussi le discours s'enflamme et tend à affirmer sans prendre la peine d'argumenter sérieusement. L'ostéopathie rend certains médecins si nerveux qu'ils la récusent en bloc, sans la connaître et au nom de la science, alors qu'une attitude scientifique devrait les pousser à s'interroger devant ce qu'ils ne connaissent pas. Mais comment ne seraient-ils pas nerveux si, pour tenter de connaître, ils s'intéressent de près au discours ostéopathique ? Celui-ci est à la fois si proche du leur, par son enracinement dans l'anatomie et la physiologie, et si différent par son usage irrépressible de la métaphore et son recours permanent à l'expérience personnelle singulière ? Lorsqu'on a été formé à considérer comme seuls dignes de foi, les chiffres, les images et les études randomisées en double aveugle, comment accepter que la perception manuelle puisse apporter non seulement des éléments diagnostiques, mais des possibilités thérapeutiques surprenantes ? Comment s'y retrouver dans une profession où chacun énonce sa propre conception de ce qui est essentiel, de ce qui constitue les fondements de la pratique, sur un ton qui est plus souvent celui de la militance que celui de la rationalité ? Lorsqu'on est convaincu par toute sa formation que la seule référence qui fonde une médecine fiable est l'approche scientifique, comment lire paisiblement ces textes où, comme c'est le cas chez les grands fondateurs américains de la discipline, A. T. Still[2] et

---

2. Andrew Taylor STILL (1828-1917). Fils d'un pasteur méthodiste exerçant également une forme de médecine auprès des Indiens. Il pratique la médecine comme on le faisait à l'époque dans les régions de la frontière, sans formation autre que le compagnonnage. Il obtient un titre de chirurgien durant la guerre de Sécession. Le 22 juin 1874, il conçoit pour la première fois une forme de médecine fondée sur les capacités d'auto-guérison du corps humain. Il fonde le collège ostéopathique de Kirksville (Missouri) en 1892. Il est l'auteur de quatre livres, rédigés à la fin de sa

W. G. Sutherland[3], les considérations anatomiques laissent place sans transition à des citations bibliques ?

Il n'est pas nécessaire de s'aventurer bien longtemps dans ce débat entre médecine et ostéopathie pour comprendre qu'il est complexe, et qu'il ne peut faire l'objet d'une conclusion trop rapide, qui serait favorable *a priori* à l'une des deux parties.

On peut en effet, au premier regard, analyser les relations difficiles entre ces deux professions comme un combat corporatiste, un conflit politique suscité par la remise en cause d'un monopole. Cette clé d'interprétation est loin d'être inadaptée, mais elle est insatisfaisante car elle n'explique pas tout, et de plus elle ne risque pas de faire évoluer positivement la situation. Le propos de ce livre est de proposer une autre analyse, en mettant en valeur la distance considérable qui sépare ces deux professions pourtant si proches. Cette distance est plus profonde qu'il n'y paraît : elle réside non pas tant sur le terrain politique que sur celui de l'épistémologie, l'approche philosophique du raisonnement scientifique. Au-delà même de la manière de travailler, de traiter les patients, c'est dans leur manière de penser, non seulement leur travail professionnel, mais de penser l'être humain et le monde, que les ostéopathes sont radicalement différents des médecins. Et cela est d'autant plus déroutant que les éléments fondamentaux de leur regard sur l'être humain semblent être identiques : même anatomie, même physiologie, même pathologie, au moins pour une part.

Alors que la profession d'ostéopathe gagne peu à peu en légitimité en France et dans d'autres pays d'Europe[4], il peut paraître malsain, ou hors de propos de s'arrêter sur ces difficultés. Ne serait-il pas plus utile de mettre en valeur les lieux de collaboration féconde entre les deux professions ? Sans passer sous silence l'évolution progressive des mentalités, aussi bien chez les médecins que chez les ostéopathes et les signes encourageants d'un début de compréhension mutuelle, le projet de ce livre est plutôt de s'arrêter sur les difficultés, non par goût pour la polémique, mais parce que ces lieux d'incompréhension mutuelle apparaissent comme porteurs de sens. Ils suscitent une

---

vie, tous traduits en français. L'intégralité de ses notes personnelles est accessible sur le site des archives de l'État du Missouri.
3. William Garner SUTHERLAND (1873-1954). Originaire lui aussi du Middle West, il découvre l'ostéopathie après avoir travaillé comme typographe et comme journaliste. Formé à Kirskville dans les premières générations, il se confronte très tôt à la question de la mobilité des os du crâne, dont il entreprend de démontrer l'impossibilité. Ses recherches le pousseront à développer, tout au long de sa vie, une approche de l'ostéopathie à partir de la perception d'un rythme profond perçu dans le corps, dont il attribue l'origine dans un premier temps aux os du crâne, puis aux membranes dure-mériennes, puis au LCR pour finalement envisager une approche de type vitaliste, où ce rythme est celui de la Vie.
4. Depuis le 1er janvier 2013, le titre d'ostéopathe fait en Suisse l'objet d'un diplôme fédéral : une disposition notable, qui montre qu'une telle réglementation est possible.

réflexion approfondie, pour qui le veut bien, non seulement sur ce qu'est l'ostéopathie, sur les chantiers qu'il est urgent qu'elle engage pour affiner son identité spécifique, mais aussi, plus largement, sur ce qu'est la médecine, et sur ce qui constitue l'attente des patients et les réponses thérapeutiques qu'ils valident. C'est pourquoi le parcours proposé ne se veut pas informatif, mais principalement réflexif. Il est aujourd'hui en effet facile de s'informer sur cette nouvelle manière de soigner, par des livres ou des sites internet. C'est pourquoi j'ai tenté ici de limiter au maximum ce qui pourrait être de l'ordre de l'information pour m'attacher à ce qui a suscité pour moi des questions et des étonnements, d'abord au sujet de l'ostéopathie, puis, comme par un effet de retour, au sujet de la médecine et du soin dans sa pratique classique.

Partant des questions, ou des critiques les plus souvent faites à l'ostéopathie, en particulier par les médecins, l'analyse cherchera à en discerner les enjeux, en s'appuyant sur une large bibliographie francophone et anglophone. Qu'est-ce qui est déstabilisant dans le propos ostéopathique? Qu'est-ce qui est peut-être en train d'y émerger comme élaboration nouvelle sur l'être humain, sa souffrance, ses possibilités de guérison? Ceci nous conduira rapidement vers des questions très fondamentales, dépassant largement le seul domaine de l'ostéopathie : Qu'est-ce que soigner? Est-ce que soigner est une science? L'acte thérapeutique met-il en jeu un système de croyances, même quand il est pratiqué dans un système de référence explicitement scientifique?

Lorsqu'on commence à explorer ces questions à propos de l'ostéopathie, en comparaison avec la médecine, on se retrouve très vite devant une situation bien spécifique. L'ostéopathie éprouve en effet un besoin irrésistible de se référer à ses fondateurs, tout en les trouvant un peu encombrants. Un manuel de médecine comporte rarement aujourd'hui une partie historique, alors que la plupart des ouvrages d'ostéopathie comprennent un premier chapitre, qui raconte l'histoire. Cela donne presque l'impression que le fondement se trouverait dans le registre du récit plus que dans celui de la théorie scientifique.

À l'origine, des fondateurs très importants, mais peu fréquentables

Dans l'approche de l'ostéopathie, beaucoup de questions, et même un éventuel malaise, sont liés à cette référence omniprésente aux fondateurs parfois désignés filialement comme les « pères fondateurs[5] ». En effet – et c'est là l'un des nombreux points communs entre ostéopathie et psychanalyse[6] – cette nomination du fondateur semble essentielle à la

---
5. H. O. LOUWETTE, « Avant propos du traducteur », dans W. G. SUTHERLAND, *Ostéopathie dans le champ crânien*, Édition originale, Vannes, Sully, 2004, p. 5.
6. Voir chapitre VI, p. 131.

validité du discours, plus même que la citation exacte de ses propos. De nombreux auteurs ostéopathes manifestent vigoureusement leur fidélité aux « principes fondateurs » et à la démarche intellectuelle et thérapeutique de Still. La référence aux fondateurs est bien souvent considérée comme le critère d'authenticité de l'ostéopathie pratiquée.

Même chez ceux qui affichent leur prise de distance à l'égard du discours de Still ou de son vocabulaire, il n'est pas question de se placer en rupture avec lui, mais simplement d'adapter l'expression au monde d'aujourd'hui. En tête d'une page web ou d'un livre sur l'ostéopathie on trouve souvent des formulations comme celle-ci :

> « Il nous incombe aujourd'hui de démonter ces systèmes d'expression, ces modélisations afin de retrouver l'essentiel de ce qu'ils ont observé et désiraient nous transmettre et de pouvoir les reformuler et les utiliser d'une manière plus satisfaisante à notre conscience d'aujourd'hui[7]. »

La nécessité de parler une langue compréhensible aujourd'hui impose une évolution, mais n'entraîne pas de rupture par rapport aux sources, un discours ostéopathique se doit de rester fidèle à ce que les fondateurs ont voulu transmettre. Si, en donnant leurs noms à des facultés ou des hôpitaux, la médecine occidentale aime à manifester son respect envers ses grands anciens, comme Claude Bernard ou Louis Pasteur, elle n'éprouve pas le besoin de les citer, ou de placer la plupart de ses publications en référence explicite à leur démarche. Bien au contraire, tout ce qui est de l'ordre de l'histoire est le plus souvent ignoré par les chercheurs et les médecins, car considéré comme obsolète. La médecine a gardé la mémoire de l'impasse dans laquelle elle s'est maintenue durant plusieurs siècles lorsque sa révérence à l'autorité de Galien lui imposait des idées fausses, qui rendaient inaccessible la simple observation. Les anatomistes du XVIe siècle n'hésitaient pas à écrire, dans leurs comptes rendus de dissection : à la base du cerveau se trouve une structure vasculaire, le rete mirabile, décrite par Galien, mais je ne la vois pas. Ils ne la voyaient pas car elle n'existe pas chez l'homme et Galien n'avait disséqué que des animaux[8]. Un jour, on a osé se libérer de l'autorité de Galien et n'ajouter foi qu'à ce que qui est observable, et la médecine en a gardé une certaine méfiance à l'égard des « pères fondateurs ».

Un lecteur familier de la littérature scientifique ou médicale est donc dérouté, lorsqu'il aborde les publications ostéopathiques, en constatant combien la référence au fondateur semble indispensable comme garantie d'authenticité du discours, à la façon dont un texte psychanalytique fait nécessairement référence à Freud.

---

7. P. TRICOT, *Approche tissulaire de l'ostéopathie*, livre I, Vannes, Sully, 2005, p. 44.
8. M. D. GRMEK et R. BERNABEO, « La machine du corps », dans M. D. GRMEK (dir.), *Histoire de la pensée médicale en Occident*, Paris, Le Seuil, 1997, t. 2, p. 9.

La référence à celui qui est toujours désigné comme le fondateur – et non pas comme l'inventeur, il nous faudra revenir sur ce point[9] – est donc un incontournable du discours ostéopathique. Et pourtant cette référence est loin d'être aisée pour des auteurs contemporains, car le fondateur en question et ses premiers disciples apparaissent par bien des aspects comme peu fréquentables. Ce que l'on peut savoir de son comportement fait apparaître A. T. Still comme un homme taciturne, assez excentrique[10], ne résistant pas à son goût pour la provocation, mais supportant très difficilement le désaccord chez ses premiers élèves, un désaccord qu'il interprétait vite comme une trahison. Les ouvrages publiés par A. T. Still sont rédigés dans un style littéraire souvent provocateur, toujours elliptique, maniant avec un plaisir non dissimulé l'allégorie et la métaphore, jusqu'à saturation. Les questions les plus fondamentales sont parfois évoquées, mais rarement traitées de manière approfondie, les références à d'autres auteurs, lorsqu'elles sont explicites, sont assez floues. Enfin et surtout, il est bien difficile de se faire une idée de la pratique ostéopathique, de ses techniques thérapeutiques en lisant Still, car il n'en parle pratiquement pas. Il semble qu'il ait été un praticien exceptionnel, stupéfiant ses élèves ou ses patients par sa précision diagnostique. Il avait, au dire des témoins, un geste dont les qualités leur rappelaient celles d'un excellent artisan[11] : précision, économie de moyen, modestie dans la façon de faire le nécessaire sans plus.

Paradoxe ultime, si tous les ostéopathes font référence à Still, rares sont ceux qui ont vraiment pris la peine de lire son œuvre. Il m'est arrivé plusieurs fois qu'un ostéopathe me présente à l'un de ses collègues en précisant : « et tu sais, lui, il a lu Still... » On peut attribuer ce paradoxe au fait que les ouvrages de Still ne sont que depuis peu accessibles en langue française, et qu'ils sont d'une lecture assez aride. Mais on peut noter aussi qu'il y a souvent à côté de la vénération pour le « vieux Docteur » une prise de distance dont la cause est sans doute son style littéraire, mais surtout l'omniprésence de la référence à Dieu dans les textes de Still.

Que faire de l'enracinement religieux de Still ?

Parmi les difficultés que l'ostéopathie rencontre dans la présentation de son histoire, il en est une qui suscite un fort malaise, en particulier chez les auteurs de langue française : la référence très explicite, et très fréquente,

---

9. Voir p. 208.
10. E. R. BOOTH, *History of Osteopathy and Twentieth-Century Medical Practice*, Cincinnati, Jennings and Graham, 1905, p. 41.
11. C'est une comparaison que l'on trouve sous la plume de E. R. Booth qui emploie l'expression de « *a master workman* ». Voir par exemple E. R. BOOTH, *History of Osteopathy and Twentieth-Century Medical Practice*, Cincinnati, Jennings and Graham, 1905, p. 40-41.

de A. T. Still à Dieu. Dans une société laïque, et en contraste avec le grand désir d'un certain nombre d'ostéopathes d'entrer en dialogue avec la médecine selon les mêmes méthodes scientifiques, des affirmations comme celle-ci, trouvée parmi bien d'autres sous la plume d'A. T. Still, ont de quoi déranger :

> « Notre commandant est le Dieu de la Nature qui jamais n'a échoué dans aucun de ses plans ou spécifications, et nous devons jusqu'à la fin avoir foi en sa promesse et la récompense sera la santé, chaque jour. Et a-t-Il dit, espérez en vous et en Moi[12]. »

Dans son *Précis de matière ostéopathique*[13], un ostéopathe français de renom, Pascal Javerliat, débute sa présentation de la démarche ostéopathique par trois chapitres consacrés aux fondateurs de la discipline : Still, Littlejohn et Sutherland. À propos de l'œuvre de Still, l'auteur s'attarde sur l'omniprésence de Dieu, en allant jusqu'à reconnaître avec une certaine gêne que l'autobiographie du fondateur comporte près de trois cents références à Dieu. On perçoit bien le malaise de l'auteur qui ne sait trop que faire de cette profusion de références. Il souligne que l'ancrage religieux de Still a suscité chez celui-ci des comportements comme la préoccupation des déshérités, le pacifisme ou la recherche de la perfection. Un petit paragraphe vient rapidement clore le dossier ; il mérite d'être cité intégralement :

> « Il peut sembler curieux à nos esprits du XXIe siècle empreints de matérialisme, d'évoquer en premier le spirituel lorsqu'on aborde une démarche thérapeutique. Au XIXe siècle, bien que de grandes fonctions physiologiques aient été démystifiées, bien que l'essentiel du savoir anatomique soit acquis sur le plan macroscopique, il demeurait de grandes zones d'ombre dans les connaissances scientifiques. La spiritualité venait alors au secours des scientifiques pour donner un fondement supérieur aux phénomènes qui ne pouvaient pas encore être expliqués de manière rationnelle[14]. »

Une telle réflexion est lourde de convictions sous-jacentes qu'il peut être bon de mettre en lumière. La fonction du spirituel serait de venir au secours des scientifiques pour combler les lacunes de la science, pour apporter une réponse là où celle-ci est muette, en attendant des jours meilleurs. Dans une telle perspective, de type scientiste, ce qui est considéré comme spirituel est donc destiné à disparaître peu à peu, au rythme où la science occupe peu à peu le terrain. D'un côté la science, rationnelle, et de l'autre le spirituel, identifié à l'irrationnel, venant boucher les trous. On peut noter que c'est le terme de spirituel qui est employé, la spiritualité, le spirituel, notions éminemment vagues et fortement marqués de subjectivité, et non pas les

---

12. A. T. STILL, *Ostéopathie, recherche et pratique*, p. 19.
13. P. JAVERLIAT, *Précis de matière ostéopathique*, Vannes, Sully, 2008.
14. *Idem*, p. 23-24.

termes de foi, voire même de religion, qui désigneraient un contenu de croyances commun à de nombreux fidèles au sein d'une Église. Lorsque Still parle de Dieu comme l'auteur de la nature, le créateur génial d'un corps humain capable de se guérir par lui-même, etc., il ne s'appuie pas sur un ressenti, sur une expérience spirituelle personnelle, subjective et difficilement exprimable, mais sur un contenu de croyance commun aux chrétiens, un discours suffisamment rationnel pour être transmis d'une génération à l'autre, transmis parce que compris par des êtres intelligents. Assimiler un peu rapidement la démarche religieuse à du spirituel irrationnel, c'est aller vite en besogne et se priver des moyens de comprendre cette démarche.

Par ailleurs, la surprise de notre auteur a de quoi nous surprendre nous-mêmes : est-il si étonnant que cela pour nos contemporains que la démarche thérapeutique ait quelque chose à voir avec la démarche spirituelle ? N'ont-ils pas les moyens de percevoir qu'il n'y est jamais seulement question de savoir, mais aussi de croyances, aussi bien du côté du patient que du thérapeute[15] ? Quel thérapeute se lancerait dans une démarche risquée s'il n'y croyait pas, s'il ne croyait pas qu'il en est capable et qu'elle apportera un bienfait à son patient ? Quel patient acceptera une intervention ou un médicament s'il n'y croit pas du tout ? Dans toute relation thérapeutique, même la plus marquée par la démarche scientifique, il y a quelque chose de l'ordre de la croyance, parce qu'une confiance mutuelle est indispensable. Et il y a aussi, toujours, quelque chose de l'ordre de l'interrogation existentielle, puisque la maladie place l'être humain devant la perspective de la maladie ultime qui l'emportera. La médecine s'est développée depuis Hippocrate car celui-ci l'a clairement distinguée d'un comportement religieux ; cela ne signifie pas qu'elle n'entretienne aucune relation avec ce domaine de l'existence humaine.

Soulignons aussi qu'une telle réaction est assez fortement marquée culturellement. Si les ostéopathes francophones insistent toujours sur le fait que les temps ont changé, en identifiant ce changement à la prise de distance avec toute forme de pensée religieuse, ce n'est pas le cas chez leurs confrères de langue anglaise, britanniques ou américains chez qui la référence religieuse apparaît beaucoup moins comme le signe d'un déficit de rigueur scientifique. Ainsi par exemple Tom Dummer, disciple de J. Littlejohn et figure majeure de l'école britannique de Maidstone, après avoir évoqué l'enracinement chrétien évangélique de Still dans son *Textbook of osteopathy*, souligne lui aussi que les temps ont changé, mais c'est pour affirmer :

> « La dimension spirituelle intuitive n'était pas le résultat de la seule excentricité de Still, et elle n'est pas limitée à son époque. Beaucoup de pionniers de l'ostéopathie à travers les âges l'ont partagée. Aujourd'hui, l'ostéopathie a évolué, incorporant, selon les croyances des auteurs, une nouvelle dimension

---

15. Voir p. 199.

issue d'autres démarches spirituelles, au-delà de l'environnement chrétien évangélique occidental dans lequel elle est née[16]. »

Il n'y a pas ici une prise de distance globale avec le religieux, mais une diversification des références religieuses, qui le rend plus acceptable. La découverte de ce lien de l'histoire de l'ostéopathie et de l'histoire religieuse a renforcé ma curiosité. Médecin de formation, mais aujourd'hui historien et théologien de métier, il m'a vite semblé qu'il y avait là des recherches à poursuivre, soit pour aider les ostéopathes à comprendre ce que Still dit, et ce qu'il ne dit pas lorsqu'il parle de Dieu, soit pour explorer les interactions complexes entre médecine et spiritualité. Aujourd'hui en effet, on assiste soit à l'affirmation d'une séparation radicale entre les deux registres, de la part de la plupart des médecins, soit à la redécouverte d'un lien étroit de la part de nombreux thérapeutes alternatifs. Une telle situation a de quoi donner envie d'aller voir de plus près, à partir de ce dossier spécifique de l'ostéopathie.

L'histoire d'une reconnaissance sans fondements scientifiques

Si la référence aux origines de l'ostéopathie apparaît ainsi de façon paradoxale comme à la fois indispensable et source de malaise, est-il plus facile d'explorer l'autre fondement de cette démarche thérapeutique que constitue la science ? Ici encore rien n'est simple. Cela ne l'est déjà pas dans les écrits de Still, qui mêle constamment la référence à Dieu à la désignation de l'ostéopathie comme d'une science reposant sur l'observation de l'anatomie. Mais la situation actuelle n'est pas plus simple. On pourrait en effet penser que la clarification du statut de l'ostéopathie en France par la loi de 2002 permet d'aborder dorénavant ce sujet de manière pacifiée, puisque l'acte ostéopathique n'est plus envisageable comme un exercice illégal de la médecine. Mais la reconnaissance, limitée à celle du titre d'ostéopathe, par la loi du 4 mars 2002, et celle des modalités de la pratique et de la formation par les décrets d'application de 2007, ont-elles mis un terme à cette difficulté à définir la profession d'ostéopathe ? Avons-nous maintenant en France, à défaut d'une définition consensuelle interne à la profession, au moins une définition légale de l'ostéopathie ? Les décrets définissent la durée et le contenu des études, les actes que l'ostéopathe est autorisé à pratiquer et ceux pour lesquels il doit demander un avis médical au préalable, ainsi que ceux qui lui sont interdits. Mais cela ne définit pas la spécificité d'une profession[17].

---

16. T. DUMMER, *A textbook of Osteopathy*, Hadlow Down, JoTom Publications, 1999, t. 1, p. 50.
17. Une présentation chronologique des étapes de la reconnaissance de l'ostéopathie en France est faite de manière assez détaillée, mais non dénuée de visée polémique, dans J. M. LARDY, *Les professionnels de santé et l'ostéopathie, Complémentarité, déviance ou expédient ?*, Sophia Antipolis, Book-e-book, 2011, p. 26-45.

La reconnaissance du titre d'ostéopathe par la loi française a été le fruit d'un long combat de la part des professionnels. Le délai entre le vote de la loi et la publication des décrets d'application manifeste combien cette reconnaissance n'allait pas de soi et combien sa mise en œuvre concrète a rencontré de résistances. Ainsi, deux ans après le vote de la loi par le parlement, l'Académie de médecine publiait le 30 mars 2004 un communiqué qui affirmait :

> « L'Académie nationale de médecine s'inquiète des conséquences possibles de la loi du 4 mars 2002, article 75, relatif à l'usage professionnel du titre d'ostéopathe ou de chiropracteur. Elle souligne que les méthodes à visée diagnostique et thérapeutique prônées par l'ostéopathie, s'appuient, comme beaucoup d'autres d'ailleurs, sur des *a priori* conceptuels dénués de tout fondement scientifique. »

Si le diagnostic semble un peu radical, les concepts fondateurs de l'ostéopathie étant largement puisés pour la plupart d'entre eux sur les connaissances qu'elle partage avec la médecine, il est cependant utile, dans la recherche ici menée, de souligner que la reconnaissance légale n'a pas été imposée par des arguments scientifiques en faveur de l'efficacité de l'ostéopathie ou de la vérité de ses fondements. Paradoxalement, ce ne sont ni des progrès significatifs de la recherche, ni des publications déterminantes qui, en 2002, ont emporté la conviction du législateur. C'est sous une pression plus sociologique que scientifique que l'évolution s'est faite : il est apparu de plus en plus inadapté qu'une thérapeutique faisant l'objet de vingt millions de consultations par an en France soit toujours considérée comme un délit et condamnée à une relative clandestinité. C'est ce que l'on peut constater dans une lettre de F. Mitterrand, président de la République, qui engageait en 1985 un processus de réflexion, dont on peut voir la loi de 2002 comme l'aboutissement :

> « Vous avez appelé mon attention sur le développement des techniques médicales non conventionnelles, appelées médecines douces ou parallèles. Il s'agit là d'une réalité sociale qu'il n'est pas possible d'ignorer. Je me suis clairement prononcé pour l'ouverture d'un débat sur l'opportunité d'élargir la formation médicale à d'autres techniques dans lesquelles les médecines naturelles peuvent prendre place. Un rapport en ce sens a été remis l'année dernière au ministre de la santé Edmond Hervé et sur sa demande. Une attestation de compétence en acupuncture sera prochainement délivrée dans les facultés de médecine ainsi qu'une attestation de compétence en médecine manuelle. Les Français sont attachés à la qualité de leur médecine et beaucoup d'entre eux souhaitent la voir s'ouvrir à d'autres pratiques, alter-

natives ou complémentaires, tout en étant assuré de leur efficacité et de leur innocuité [18]. »

Cette prise de position au plus haut niveau de l'État a certainement eu son importance pour faire évoluer les mentalités. Cependant la phrase de conclusion suscite une question, car si les Français peuvent en effet souhaiter voir les médecines alternatives ou complémentaires être mieux intégrées dans le système de santé, et pouvoir les aborder sans crainte, est-ce vraiment sur l'assurance de leur efficacité qu'ils prennent la décision de les consulter ? Des études assez précises ont été menées à plusieurs reprises dans la presse internationale qui montrent que la fréquentation des médecines complémentaires et alternatives par les patients croît de manière rapide, alors que le nombre de publications scientifiques sur ce sujet reste presque négligeable dans la littérature médicale, de même que les budgets de recherches alloués à ce domaine [19]. Ce n'est pas la preuve de l'efficacité qui remplit les salles d'attentes des thérapeutes alternatifs, ni les doutes souvent manifestés par la médecine à ce propos qui les vident.

❧

Ce très rapide tour d'horizon introductif suffit à manifester combien il est difficile de se faire une idée claire de ce qu'est l'ostéopathie, de tenter d'en élaborer une définition, ou de s'appuyer sans ambiguïté sur des textes fondateurs pour définir ce qu'elle est, ou au moins ce qu'elle n'est pas. Cela en indispose plus d'un, le terrain apparaissant trop instable et le territoire sans assez de repères pour que l'on puisse y engager une mission exploratoire. Mais cela peut également avoir un côté stimulant pour la recherche scientifique que de constater que les repères manquent, et que ceux qui existent suscitent plus de questions qu'ils n'en résolvent. Les chapitres de ce livre n'ont pas la prétention de dresser la carte précise de ce territoire, de résoudre toutes les questions et les paradoxes que porte l'ostéopathie. Il en naît à chaque pas lors de cette exploration, il serait donc bien illusoire de croire qu'un propos unique, fut-il encyclopédique, puisse clore le débat. Le propos sera plutôt de tenter d'exprimer aussi rigoureusement que possible les questions que l'ostéopathie pose à la médecine et réciproquement, en tentant d'entendre ce qui est véritablement en jeu si l'on veut bien ne pas s'arrêter à la polémique. La première partie présente les difficultés que l'on rencontre lorsqu'on tente de définir l'ostéopathie, ce qui fera apparaître

---

18. Lettre de M. François Mitterrand, président de la République, à M. André Bergeron, secrétaire général de FO et président de FO consommateurs, sur le développement des médecines douces, Paris, le 26 février 1985.
19. Voir la présentation de ces études, et les résultats complémentaires apportés par l'auteur dans Z. PARUSNIKOVA, « Integrative medicine: partnership or control ? », *Studies in History and Philosophy of Biological & Biomedical Sciences*, n° 33, 2002, p. 169-186.

déjà quelques dimensions de cette pratique thérapeutique : la spécificité de la relation au corps, et de la perception en particulier. La deuxième et la troisième partie sont consacrées au cœur du débat entre les deux professions ; elles devraient permettre de comprendre ce qui est en jeu, et de quelle radicale nouveauté l'ostéopathie est porteuse. La dernière partie apporte des précisions sur les relations entre l'ostéopathie et le champ du religieux, en proposant des éléments de compréhension assez inédits en Français sur l'enracinement théologique et philosophique d'un certain nombre de concepts ostéopathiques. Ici encore, un choc en retour est possible, car on percevra vite que la distinction ne se porte pas de manière simpliste entre une médecine scientifique et une ostéopathie irrationnelle parce que trop spirituelle. L'évolution de l'ostéopathie dans ce domaine peut aussi poser des questions à l'évolution de la médecine pendant la même période.

Il est possible que certaines pages de ce livre ne fassent pas plaisir à des médecins et que d'autres dérangent certains ostéopathes. Que les uns et les autres acceptent de croire qu'elles n'ont pas été écrites dans une perspective polémique, et que la critique, lorsqu'elle a semblé nécessaire, porte sur les idées et non sur les personnes. Il y a ici largement matière à débat – dans le registre intellectuel plus que politique – un débat qui passe en particulier par la critique de l'argumentation et de la méthodologie des uns et des autres, et par l'énonciation de questions nouvelles. Trop souvent, les prises de position au sujet de l'ostéopathie, qu'elles soient critiques ou favorables, manquent de rigueur scientifique et se limitent à des affirmations un peu péremptoires, sans fondement vérifiable. Si le point de vue est parfois critique ici, il tentera de l'être toujours en apportant des arguments et des questions tangibles au service du débat.

L'objectif de cette publication n'est certainement pas d'attiser des tensions entre médecins et ostéopathes, mais bien au contraire d'aider les protagonistes à identifier de manière plus claire ce en quoi ils se ressemblent et ce en quoi ils sont radicalement différents, afin de pouvoir approfondir le dialogue dans lequel ils commencent à entrer et découvrir des modalités de travail mieux articulées, au bénéfice des patients.

Remerciements

Ce livre est le fruit de plusieurs années de recherche. Il a été nourri par de nombreuses rencontres et cela suscite ma reconnaissance à l'égard de tous ceux et celles qui ont participé à son élaboration, parfois sans le savoir, par leurs suggestions, leurs questions, leurs encouragements, sans que je puisse ici les nommer tous. J'ai cependant une dette de reconnaissance toute particulière envers ceux qui en ont accompagné l'élaboration de près. En premier lieu les membres du Centre interdisciplinaire d'éthique de l'Université catholique de Lyon, Catherine Perrotin, Françoise Blaise-Kopp,

INTRODUCTION

Fabien Revol, Laurent Denizeau, Yan Plantier, Maud Melchiorre, Frédérique Mesmin D'Estienne, Simon-Pierre Mvone Dnong, Isabelle Saint-Père. Ils ont vu leur directeur se passionner pour des pratiques bizarres, suivre des stages de formation dont il revenait porteur d'innombrables questions. Ce livre doit beaucoup à leur patience, mais aussi à leurs questions, à leurs suggestions et à leur exigence. Bien des idées qui y sont développées m'ont été suggérées par eux, au cours de nos discussions.

Des remerciements tout particuliers aussi doivent être exprimés aux ostéopathes qui m'ont accueilli dans leurs cabinets, dans leurs stages de formation, dans leurs discussions, ainsi que ceux qui ont consacré du temps à répondre à mes questions, à rechercher pour moi des informations. J'ai été étonné de trouver un milieu professionnel aussi ouvert à la présence et aux questions d'un étranger de passage. La qualité de leur accueil a beaucoup fait pour susciter mon intérêt pour leur profession. Je voudrais ici remercier tout particulièrement Bertrand Bonnet, Cyril Clouzeau, David Darfeuille, Patrick Féval, Artur Juvanon, François Ottavi-Ménager, Simon et Louis Parizet, Emmanuel Roche, Philippe Sterlingot, Pierre Tricot.

Cette recherche portant sur la comparaison entre la démarche ostéopathique et la démarche médicale, elle aurait été déséquilibrée si elle n'avait pas été tout autant enrichie par des échanges avec des médecins. Je remercie tout particulièrement des médecins ostéopathes comme Alain Cassoura, Serge Franchini et Éric Boulot pour le temps qu'ils m'ont consacré ainsi que des médecins qui ont encouragé et discuté ces recherches, comme Maurice Bensoussan, Jacques Marblé, Pierre Haond, Xavier de la Tribonnière et le Pr Yves Matillon qui a bien voulu en signer la préface.

31

Première partie

QU'EST-CE QUE L'OSTÉOPATHIE ?

Je n'imaginais pas l'ampleur des questions que l'ostéopathie allait m'amener à rencontrer, lorsque j'ai commencé cette recherche, d'une manière assez simple, c'est-à-dire en tentant de comprendre ce qu'elle est. Désireux d'en trouver une définition, d'en comprendre les concepts fondamentaux, j'ai vite compris que la tâche n'était pas aisée. Moins de dix ans après la fondation du collège de Kirskville par A. T. Still, un auteur de la première génération, G. D. Hullet, affirme ceci dans son ouvrage sur les principes de l'ostéopathie :

> « Tous les systèmes et les sciences qui ont rapport à la guérison ou à d'autres aspects de l'aventure humaine sont le résultat d'une croissance. Qui dit croissance présuppose un début moins développé que la fin. Aussi, il serait présomptueux de vouloir définir les limites de la science de l'ostéopathie dans le temps présent. Le professeur Ladd, de Yale, a établi un fait très important quand il a dit que la définition propre d'une science est la dernière et la plus difficile étape de cette science. Reconnaissant l'extrême jeunesse de l'ostéopathie, nous devrons nous contenter d'une ébauche de délimitation dans toute tentative pour établir ses éléments constitutifs[1]. »

Une telle prudence était compréhensible dans la présentation d'une science née dix années auparavant. Mais la tâche est-elle tellement plus simple un siècle plus tard ? On peut constater que la façon dont avait procédé G. D. Hullet au début de son ouvrage, c'est-à-dire en juxtaposant les définitions, est toujours largement pratiquée par les auteurs qui tentent de définir l'ostéopathie. Une définition consensuelle est souhaitée, mais lorsqu'on la cherche, on se retrouve devant une multitude de définitions portées par des consensus plus ou moins larges. Et il semble bien que la profession soit toujours, un siècle plus tard contrainte de se contenter « d'ébauches de délimitation » et peine encore à donner d'elle-même une définition claire. Cela pourrait inquiéter, jusqu'à ce que l'on constate que la profession médicale, paradoxalement, n'est pas tellement mieux lotie. Quelle n'a pas été ma surprise en effet, lorsque j'ai cherché une définition

---

1. G. D. HULLET, *A Textbook on the Principle of Osteopathy*, Kirksville, Journal Printing Company, 1903, p. 20. Numérisé sur Internet Archive.

de la médecine, afin de pouvoir la comparer à ce que je lisais sur l'ostéopathie, de découvrir qu'elle n'existe pas. L'OMS a produit, dès sa naissance une célèbre définition de la santé, inlassablement discutée et remise en question, mais qui a au moins le mérite d'exister et de donner ainsi matière commune à débat. Ce n'est pas le cas pour la médecine, et la seule définition que l'on puisse en trouver est d'ordre juridique. La plus simple frise la tautologie : la médecine est ce qui est pratiqué par un docteur en médecine. Si on tente de préciser les choses, on comprend, en lisant le Code de la santé publique, que ce qui caractérise l'exercice médical est l'énonciation d'un diagnostic et la mise en œuvre d'un traitement, puisque ce sont les deux critères qui définissent l'exercice illégal de la médecine[2].

Mais alors comment entrer dans cette recherche s'il est presque impossible d'en définir l'objet ? Faut-il appliquer la même logique que le législateur et énoncer que l'ostéopathie est ce qui est pratiqué par un ostéopathe diplômé ? Rien n'est moins fiable, car le diplôme d'ostéopathe ne fait l'objet d'une définition réglementaire que dans quelques rares pays, dont la France depuis 2007. Peut-on s'appuyer sur l'origine professionnelle de ses inventeurs ? La réponse est ambiguë, car si l'on prend les trois figures majeures des origines, Still était titulaire d'un diplôme de médecin accordé par l'État du Missouri, mais qui ne sanctionnait pas des études comme nous les connaissons aujourd'hui, J. M. Littlejohn était un pasteur devenu docteur en médecine (université Dunham, Chicago) et en philosophie (université Columbia, New York) et le troisième, W. G. Sutherland était journaliste et typographe avant de devenir ostéopathe. Le berceau de l'ostéopathie n'est donc pas étranger à la médecine, mais on ne peut pas dire qu'elle soit née à l'hôpital ou au laboratoire.

Pour tenter de situer l'ostéopathie dans le champ des disciplines universitaires ou des pratiques thérapeutiques, il me fallait donc tenter de trouver des éléments communs et stables que l'on puisse retrouver de manière aussi constante que possible dans le discours ostéopathique. C'est le résultat de cette exploration que je présente maintenant, en gardant en mémoire les difficultés rencontrées à propos de la définition de la médecine, car il faudra y revenir.

---

2. Le Code de la santé publique définit ainsi l'exercice illégal de la médecine : « Toute personne qui prend part habituellement ou par direction suivie, même en présence d'un médecin, à l'établissement d'un diagnostic ou au traitement de maladies, congénitales ou acquises, réelles ou supposées, par actes personnels, consultations verbales ou écrites ou par tous autres procédés quels qu'ils soient. » Article L 4161-1 du CSP.

Chapitre I

COMMENT DÉFINIR L'OSTÉOPATHIE ?

Des représentations sociales bien ancrées

Avant d'entrer dans une analyse plus fine de ce qui constitue la pratique ostéopathique et ses fondements, arrêtons-nous quelques instants sur la manière d'en parler dans la société contemporaine. Quelles sont les représentations du corps qui sont mobilisées pour décrire ce qui est spécifique à l'ostéopathie ? Trois représentations viennent immédiatement à l'esprit : elles méritent d'autant plus d'être relevées que la fréquence de leur usage n'est aucunement fondée dans la théorie ou la pratique ostéopathique : être déplacé, être bloqué, faire craquer.

La vertèbre déplacée

La représentation la plus répandue de la pathologie qui justifie le recours à l'ostéopathie est celle de la « vertèbre déplacée », une représentation qui a la vie dure, malgré les multiples mises au point publiées par le milieu ostéopathique. Les forums de discussion relatifs à la santé comportent de nombreuses demandes de conseils de la part de patients qui sont convaincus que quelque chose s'est déplacé. La douleur dorsale ou cervicale est imputée par le patient au fait qu'une vertèbre aurait bougé et serait ainsi venu comprimer des racines nerveuses. La représentation de ce mouvement vertébral est souvent de l'ordre de la luxation : on a vraiment l'impression d'un déplacement macroscopique qui nécessiterait une remise en place par les manipulations ostéopathiques, à la façon dont on ferait rentrer dans le rang un livre ou une assiette qui dépasserait de la pile. La manipulation ostéopathique est alors perçue comme une manière de remettre en place, de faire rentrer dans l'ordre une structure dont l'équilibre avait été mis en péril.

Une telle représentation, qui est très présente dans le discours des patients sur l'ostéopathie, suscite facilement l'ironie des autres professions de santé. Il n'est pas nécessaire en effet d'être un grand orthopédiste pour savoir qu'un déplacement macroscopique d'une vertèbre par rapport à une autre nécessiterait un traumatisme majeur et susciterait des lésions médullaires dont la symptomatologie dépasserait de loin le simple lumbago. C'est probablement la simplicité mécanique de cette image qui nourrit son succès, car les ostéopathes eux-mêmes se gardent généralement de l'employer pour expliquer leur diagnostic au patient. Les dysfonctions dont ils ont la perception ne sont pas macroscopiques, c'est pourquoi les ostéopathes peuvent reconnaître une telle dysfonction alors que les images radiologiques sont normales. De plus, les douleurs lombaires ou cervicales sont le plus souvent liées à des contractures musculaires qui entretiennent une situation douloureuse et inflammatoire : c'est sur une dysfonction musculaire ou ligamentaire que l'ostéopathe intervient, et non pas sur la vertèbre elle-même, en envoyant par sa manipulation une information au muscle, qui va rompre le cercle vicieux de la douleur et de la contracture. Il n'y a ni déplacement, ni remise en place, mais au contraire remise en mouvement.

La question des représentations du corps étant toujours très complexe, il faut souligner ici que cette idée de déplacement, d'os qui ne serait plus « à sa place » est liée à une représentation du corps qui est très immobile, représentation qui est, dans notre culture, fortement confirmée par l'image radiologique. Sur l'image radiologique comme sur toute photo, le temps est suspendu, comme la respiration du patient lors du cliché : le mouvement y est imperceptible. Il est donc plus naturel de regarder cette image comme une carte, ou un plan, en cherchant si chaque élément est bien « à sa place », plutôt que d'avoir la représentation, pourtant plus juste physiologiquement, d'un système où tout est en mouvement. Or un rachis est un système constitué d'un grand nombre d'articulations : il est fait pour que les vertèbres puissent bouger les unes par rapport aux autres. Ce n'est donc pas le mouvement qui est inquiétant, ou anormal, mais la limitation du mouvement[1].

Chez Still, on peut noter que le vocabulaire le plus fréquemment utilisé est « ajuster », et non pas replacer, ce qui évoque un ajustement réciproque et fonctionnel de deux éléments, de deux os, et non pas le rangement de quelque chose d'immobile à sa place. Ajuster se fait dans un cadre dynamique, afin d'améliorer la relation entre deux structures qui sont en mouvement, au sein d'un système global lui-même mouvant.

Débloquer

Bien souvent, c'est la douleur qui suscite la consultation ostéopathique. Le patient éprouve une limitation douloureuse de ses possibilités de mouve-

---

1. O. AUQUIER, *Ostéopathie, principes et applications ostéoarticulaires*, Paris, Elsevier Masson, 2007, p. 32.

ments dorsaux ou cervicaux, qui l'amène à énoncer une demande thérapeutique. L'intervention ostéopathique va parfois être spectaculaire, permettant une récupération immédiate de la mobilité : il a été « débloqué » par le geste de l'ostéopathe. Au-delà de cette représentation d'un système mécanique grippé qui a retrouvé sa mobilité habituelle, on rencontre aussi des représentations faisant appel au déblocage de manière moins physique. En écho peut-être aux théories fondant les médecines orientales, certains patients expriment leur malaise en parlant d'un blocage dans la circulation de l'énergie, que la pratique ostéopathique viendrait lever[2].

Dans cette représentation du déblocage, on peut se demander si c'est le corps qui est débloqué mécaniquement, ou si ce n'est pas aussi le problème à l'origine de cette sensation de blocage qui se trouve résolu ou dépassé. Le patient de l'ostéopathie parle souvent du praticien qui l'a « débloqué », mais n'est-ce pas lui qui a bougé ? En évoluant dans son problème, ou dans son rapport à son problème, il a permis que le symptôme physique et douloureux s'estompe. Bien souvent une pratique ostéopathique de type biomécanique place le corps du patient dans une posture de tension, ou de torsion, et c'est au cœur de cette tension qu'intervient l'impulsion mécanique qui sera thérapeutique. Une telle manœuvre peut être décrite de manière purement mécanique, mais on peut aussi prendre en compte le fait qu'agir sur le corps humain, c'est toujours agir sur le sens. C'est dans le maximum de tension, et donc d'immobilité, de blocage, qu'intervient le geste qui va apporter la liberté, et ce geste n'est pas simple intervention mécanique, il permet au patient de redécouvrir une autre manière de bouger, de se tenir. L'intervention de « déblocage » est invitation à la restauration d'une liberté corporelle perdue : cette expérience ne peut pas être dissociée de l'accès plus intérieur à une autre forme de liberté. Lorsque le praticien, souvent après le geste, énonce ce qui constituait la source des douleurs, il nomme ce que le patient lui-même ressentait sans pouvoir le nommer, et il le nomme avec précision. On peut être en effet frappé de la très grande fréquence des représentations de l'anatomie humaine dans les cabinets d'ostéopathie : planches anatomiques, squelettes, schémas anatomiques imprimés ou numériques sont toujours facilement disponibles, et le praticien y a recours pour nommer et localiser. On peut penser que cette précision du diagnostic anatomique est déjà libératrice car elle vient prendre la place d'une sensation de blocage général, d'atteinte globale. Préciser le lieu et la nature de la dysfonction, c'est implicitement faire comprendre que des solutions sont possibles, car la dysfonction identifiée est plus accessible à une thérapeutique que le malaise global.

---

2. A. MARCELLINI, J.-P. TURPIN, Y. ROLLAND, « Itinéraires thérapeutiques dans la société contemporaine », *Corps et culture*, n° 5, 2000, § 33 [en ligne].

Faire craquer les os

Enfin, dans ce petit catalogue initial des représentations courantes de l'ostéopathie, largement présentes dans les conversations même si elles n'ont pas de fondement dans la théorie ou dans la pratique de l'ostéopathie, il faut évoquer le fameux craquement des os.

> « Pour le grand public, et aussi pour les ostéopathes débutants, l'un des gestes thérapeutiques majeurs, c'est le "crac". Il suffirait d'un petit bruit sec pour que le miracle se produise : avant le crac on souffrait, après, on ne sent plus rien[3]. »

Cette intervention mécanique de l'ostéopathe qui se solde par l'audition d'un petit bruit de craquement dans l'articulation est souvent considéré par le patient comme le signe que la manipulation a été efficace, que l'ostéopathe a bien fait son travail. Pourtant, dès l'origine, A.T. Still manifestait sa réticence à l'égard de la confiance que ses élèves mettaient dans ce signe :

> « Ce craquement n'est pas un critère auquel se fier. Les os ne craquent pas toujours quand ils se remettent en place, pas plus que le craquement ne signifie qu'ils sont correctement réajustés. [...] L'ostéopathie ne devrait pas encourager cette idée chez son patient comme étant la démonstration que quelque chose s'est accompli[4]. »

Dans une même ville, les patients comparent parfois les ostéopathes en distinguant ceux « qui font craquer » de ceux qui s'en abstiennent, comme si c'était un critère essentiel d'une différence de pratique de l'ostéopathie. Et dans ces conversations, on constate que ce critère est affecté d'une connotation positive ou négative variable selon les patients : pour certains c'est le signe de l'efficacité, pour d'autres celui de la brutalité, voire même de la dangerosité du praticien.

Diversité des pratiques

Voici une entrée en matière qui n'est pas très encourageante, puisque les trois représentations les plus fréquemment rencontrées dans le discours des patients à propos de l'ostéopathie s'avèrent n'avoir que peu de rapport avec le propos des ostéopathes et la conception qu'ils se font de leur métier. S'ils sont unanimes pour s'opposer à ces représentations, ils sont loin d'être unanimes sur la définition et encore moins sur la pratique de l'ostéopathie.

---

3. J.-P. GUILLAUME, *Être vivant, L'ostéopathie, nouvelle médecine humaniste*, Paris, Anne Carrière, 2009, p. 145.
4. A. T. STILL, *Ostéopathie, recherche et pratique*, trad. P. TRICOT, Vannes, Sully, 2009, p. 42, § 83.

Le récent rapport de l'Inserm sur l'ostéopathie le constate dès les premières pages :

> « Même si les bases fondamentales de la discipline sont à peu près adoptées par tous les ostéopathes, la discipline est très peu normée et on peut presque dire qu'il y a autant d'ostéopathie que d'ostéopathes voire même autant d'ostéopathie que de patients[5]. »

Ce foisonnement des pratiques suscité par la diversité des thérapeutes et leur souci d'adaptation à la singularité des patients peut être pour une part ordonné, par la reconnaissance de grands courants dans l'ostéopathie.

> « L'ostéopathie se définit comme un mélange, à parts égales, de médecine, chirurgie, reboutement et magnétisme. Still ne le dit pas, mais cela est clair, tant dans ses principes que dans sa pratique. L'ostéopathie est exactement cela : un mélange de médecine, de chirurgie, de magnétisme et de reboutement. Still sut maintenir, ensemble, ce mélange, de son vivant. À sa mort, ce qu'il avait réuni se scinda à nouveau. Le pôle médico-chirurgical devint l'ostéopathie américaine. Le pôle "reboutement" devint l'ostéopathie structurelle, et le pôle "magnétisme" devint l'ostéopathie cranio-sacrée. Il est triste que chacun des héritiers croit être le seul et revendique tous les biens du fondateur[6]. »

Si chaque héritier « se croit seul » – ce qui n'est pas tout à fait exact – il risque d'être bien difficile de trouver une définition de l'ostéopathie qui soit commune aux différents courants. Notons cependant que dans cette définition de l'ostéopathie, la notion de mélange est essentielle : nous rencontrerons souvent cette situation. On n'a des chances d'aborder l'ostéopathie de manière à peu près juste qu'à la condition d'avoir la capacité de la penser comme un système qui met en relation des éléments différents, dont certains sont apparemment antinomiques, comme ici le magnétisme et la chirurgie.

Trois grands modèles

Il est peut-être possible de voir plus clair dans la diversité de l'ostéopathie en considérant qu'elle participe de plusieurs points de vue, de différentes conceptions du corps, de la plus mécanique à la plus spirituelle, et de différentes approches thérapeutiques. Le praticien qui dans sa pratique ou son discours fait dans ce système des choix trop exclusifs a de fortes chances de ne plus être reconnu comme un ostéopathe par ses pairs. En effet, si on peut distinguer trois grands courants dans l'ostéopathie contemporaine, et cela aide à situer le discours et la pratique d'un ostéopathe, cela

---

5. C. BARRY, B. FALISSARD, « Évaluation de l'efficacité de la pratique de l'ostéopathie », rapport de l'unité Inserm U669, du 30 avril 2012, [en ligne].
6. A. A. ABEHSERA, « Quel nom pour l'ostéopathie ? », *Apostill*, n° 9, 2001, p. 5-13.

ne doit surtout pas susciter l'idée de trois chapelles absolument distinctes. De nombreux ostéopathes se reconnaissent en effet dans deux, voire trois de ces approches, qui nourrissent leur pratique, selon les situations :

Approche biomécanique

Ici, le corps humain est envisagé comme une machine dont la santé est équivalente à un bon fonctionnement, c'est-à-dire à une mobilité aisée, sans restriction autre que celle de la physiologie articulaire. Cette représentation est la plus proche de celle de la médecine, en particulier la rhumatologie ou l'orthopédie. La démarche diagnostique repose sur des tests de mobilité articulaire effectués avant et après une manipulation. S'appuyant sur sa connaissance des qualités normales des tissus et des articulations, le praticien recueille des informations sur l'écart éventuel qu'il constate entre la situation de son patient et ce qui est la norme. Il faut cependant souligner que si la norme est en médecine exprimée par des valeurs chiffrées que la mesure va rechercher chez le patient, la norme dont il est question en ostéopathie est un état corporel dont le praticien garde la mémoire perceptive : c'est à cette mémoire qu'il va comparer la situation qu'il découvre et non à des données chiffrées. Une telle démarche n'est cependant pas totalement référée à la subjectivité du praticien, puisqu'elle conjugue la mémoire perceptive personnelle avec les données de l'anatomie et de la physiologie.

La dimension systémique est un autre point de divergence de ce modèle biomécanique ostéopathique avec la médecine. Si un ostéopathe, pour étudier les capacités fonctionnelles d'une articulation, réalise des tests qui sont très proches, voire identiques à ceux que pratique un orthopédiste, la différence entre eux va pouvoir être reconnue dans la plus grande attention portée par l'ostéopathe à la place de cette articulation dans l'ensemble du système que constitue le corps humain. La fonction sur laquelle il porte son attention n'est pas seulement celle de cette articulation, mais aussi celle du membre dans lequel elle se situe et plus largement encore celles de l'ensemble du corps, conçu comme un système complexe en tenségrité[7].

Si l'on parle par facilité, d'un modèle biomécanique, il faut cependant souligner que l'approche ne se limite jamais à une conception mécanique, qui réduirait une articulation à la structure qui permet la mobilité d'un segment sur un autre segment. Les fondements physiologiques du modèle ostéopathique mécaniste font en effet essentiellement appel à des notions neuro-physiopathologiques qui expliquent la dysfonction somatique par des

---

7. Terme créé par l'architecte californien Buckminster-Fuller en 1955, qui définit la faculté d'un système à se stabiliser mécaniquement par le jeu de tensions continues et de compressions discontinues qui se répartissent en son sein et s'équilibrent mutuellement. Voir A. GEHIN, *Concept de tenségrité en ostéopathie*, Montpellier, Sauramps médical, 2010.

troubles réflexes affectant le système constitué par les articulations, les os, les ligaments, les muscles et l'ensemble du système nerveux moteur et sensitif qui y est afférant[8]. Des boucles de rétroactions suscitent et entretiennent des spasmes musculaires, et c'est sur ces boucles, plus que sur l'articulation elle-même, que le praticien va tenter d'agir.

Du fait de sa focalisation sur des représentations mécaniques, l'ostéopathie biomécanique s'intéresse principalement, voire exclusivement au système musculo-squelettique. C'est par cette représentation du corps et de la thérapeutique que commence la formation d'un ostéopathe. Certains s'y maintiennent, considérant que toute autre approche relève de la fantaisie et n'est supportée par aucun niveau de preuve ; d'autres la complètent par d'autres représentations, fluidique ou biodynamique, mais cependant sans jamais abandonner complètement cette forme de représentation. Plusieurs entretiens avec des ostéopathes biodynamiques m'ont en effet permis d'entendre que devant certaines situations, il était clair pour eux que dans ce cas-là la meilleure approche du problème du patient restait le test biomécanique suivi de la manipulation. C'est peut-être lorsqu'ils abandonnent totalement cette représentation que les ostéopathes sont le plus tentés par une approche de type ésotérique ; mais c'est aussi lorsqu'ils s'y cantonnent trop rigoureusement qu'ils privent l'ostéopathie d'un champ important de connaissance de l'être humain qu'elle est seule à explorer.

Approche fluidique

Si l'on trouve souvent sous la plume de Still des références très mécaniques à l'homme machine, ce serait réduire considérablement son propos que de penser que cette représentation est la seule qui trouve grâce à ses yeux. Son insistance sur la circulation sanguine comme signe et condition d'une bonne santé le pousse à placer la libre circulation des fluides comme finalité de la mobilité musculo-squelettique. Ce n'est pas tant pour permettre une aisance de mouvements actifs qu'il est nécessaire que les articulations fonctionnent bien que pour garantir une bonne circulation sanguine :

> « En 1874, j'adoptai le point de vue selon lequel le sang vivant essaime des corpuscules vivants qui sont transportés vers toutes les parties du corps. En entravant ce courant de sang, on quitte la rivière de la vie pour entrer dans l'océan de la mort. Voilà la découverte. Les artères apportent le sang de la vie et édifient l'homme, l'animal et tous les autres corps. Les artères vivantes constituent le monde, remplissent tout espace et forment les nuages. Si Dieu est compétent et connaît son travail, il a certainement fait un bon travail. Fort de cette conclusion, soutiendrai-je sa sagesse, essayant de travailler la

---

8. I. M. KORR, *Bases physiologiques de l'ostéopathie*, s. l., Éditions Frison Roche, 1982.

machine telle qu'il l'a conçue ou bien changerai-je mon destin pour joindre les partisans des ombres profondes de l'ignorance et de la superstition[9] ? »

Son enracinement dans une démarche spirituelle centrée sur Dieu comme créateur[10] l'a donc poussé à compléter l'approche mécaniste par une dimension vitaliste. La perfection de la création n'est pas seulement constatable à ses yeux dans l'anatomie, elle se manifeste tout particulièrement dans le flux de vie qui anime le monde. On constate en effet dans ce texte que la réflexion initiée à propos des artères et du sang prend une dimension cosmique jusqu'à atteindre les nuages. La libre circulation liquidienne au sein du corps humain n'est qu'un aspect d'une circulation bien plus vaste, celle de la vie en ce monde.

Chez Still déjà, mais plus nettement encore chez Sutherland, on voit l'attention se déplacer de l'aspect mécanique vers l'aspect fluidique du corps humain : non seulement la circulation des fluides que connaît la médecine, comme le sang ou le liquide céphalo-rachidien, mais aussi une circulation fluidique rythmique qui paraît plus fondamentale, sorte de métaphore de la vie en tant qu'elle est perceptible. C'est cette conception du corps qui est prédominante dans les pratiques de l'ostéopathie dans le champ crânien, correspondant aux idées auxquelles était arrivé W. G. Sutherland à la fin de sa vie.

Approche biodynamique

À la génération suivante, des disciples américains de Sutherland, en particulier R. Becker, mais surtout J. Jealous et A. Wales, ont développé un troisième modèle, fortement inspiré de l'approche vitaliste, mais en lui donnant une dimension plus explicitement spirituelle. On doit pouvoir dire que l'approche biodynamique permet à l'ostéopathe de reconnaître la nature spirituelle du principe vital qui anime et centre son patient. Il s'agit donc dans cette évolution non pas tant d'une différence de perception que d'une différence d'interprétation de ce qui est perçu. À la référence classique à l'anatomie, s'ajoute ici une attention portée à l'embryologie, et en particulier à la dynamique du développement embryologique dont les tissus garderaient la mémoire, même chez l'adulte.

La perception des mouvements fluidiques et énergétiques dans le patient place celui-ci dans une interaction constante avec son environnement, le mouvement rythmique de la vie n'étant en effet pas seulement perceptible dans le corps humain, selon cette approche, mais plus largement dans le cosmos, en référence à son Origine, généralement désignée ainsi, sans être nommée explicitement comme étant Dieu. La démarche ostéopathique

---

9. A. T. Still, *Autobiographie*, Vannes, Sully, 1998, p. 316.
10. Voir p. 225.

apparaît comme très proche d'une démarche spirituelle. Le praticien est engagé à mener son travail dans une forme de présence qui évoque celle de la méditation silencieuse, et qui le met en présence de celui que Becker appelle « le partenaire silencieux », sorte de point d'appui hors de lui-même, auquel le croyant peut donner un statut personnel.

En France « l'approche tissulaire » développée par P. Tricot[11], connu aussi pour son grand travail de traduction des œuvres de Still, est très proche de ce modèle biodynamique américain.

Après avoir repéré ces grands courants de l'ostéopathie, on peut être tenté de remonter au tronc commun dont ils sont issus, pour tenter d'énoncer quel est le fondement d'une définition commune de l'ostéopathie. Deux modalités d'approche sont possibles, l'une par le point de vue d'où la définition est tirée, l'autre par les principes énoncés par la plupart des ostéopathes.

La spécificité de l'ostéopathie, point de départ d'une définition

Si la spécificité de l'ostéopathie[12] est reconnue dans une pratique thérapeutique, on en vient à définir cette profession par la place centrale qu'elle accorde à la thérapie manuelle. Une telle approche est le plus souvent validée par les ostéopathes français ; elle aurait plus de mal à susciter un consensus aux États-Unis, où les docteurs en ostéopathie prescrivent des médicaments comme les docteurs en médecine[13]. Thérapie manuelle : la référence exclusive à la main est significative d'une démarche thérapeutique qui ne passe pas par la médiation d'appareils ou de médicaments ; elle pourrait cependant être critiquée au nom du fait que certaines pratiques ostéopathiques nécessitent l'engagement d'autres parties du corps de l'ostéopathe que la main. Elle ne se limite pas à une démarche thérapeutique, elle a sa propre démarche diagnostique.

---

11. P. TRICOT, *Approche tissulaire de l'ostéopathie. Un modèle du corps conscient*, Vannes, Sully, 2002, 2 tomes.
12. Ce développement sur les modalités de définition de l'ostéopathie a fait l'objet d'une première élaboration incluse dans la *Déontologie de l'ostéopathie*, adoptée en 2011 par le SFDO.
13. Cette évolution a pris une telle importance que la pratique manuelle est devenue minoritaire chez les ostéopathes américains, comme en témoigne, par exemple, S. Paulus : « *When I was an Osteopathic medical student in the early 1980s, those who practiced or were interested in Osteopathic Manipulative Treatment (OMT), were made fun of and belittled by the more allopathically oriented students and faculty. As interns, we were forbidden to utilize OMT in my teaching hospital, which was an Osteopathic institution.* » S. PAULUS, « Osteopathy undivided, accepting diversity within the osteopathic profession », *Inter Linea: The Journal of Osteopathic Philosophy*, volume II, Number 3, September 2000, p. 1, 10-12.

Si la spécificité de la profession est recherchée dans son épistémologie, c'est-à-dire dans sa manière de réfléchir, la définition met en avant une méthode particulière de diagnostic et de réflexion sur l'être humain : les termes d'approche globale, systémique, ou de thérapie holistique sont alors préférentiellement utilisés. L'accent est mis ici sur l'approche globale du patient, non seulement par la reconnaissance d'interactions mécaniques entre les différents éléments du corps humain, mais également par la mise en valeur de liens entre la vie psycho-émotionnelle et les dysfonctions mécaniques. On est bien ici devant une épistémologie spécifique, car l'ostéopathie ne se limite pas à une approche globale du patient, elle est une forme de pensée systémique jusque dans l'énonciation de ses fondements. Voici un exemple de cette manière de concevoir l'ostéopathie :

> « Nous pouvons définir l'ostéopathie comme une médecine holistique positive qui s'adresse à un sujet. Elle dépasse le dualisme psyché et "soma", tient compte des différentes composantes de l'organisme dans une analyse multifactorielle et permet la mise en relation (structure) pour que la fonction s'améliore. À nous donc, de ne pas morceler le corps en accordant plus d'importance à un des niveaux, aussi bien dans nos techniques d'examen, de diagnostic ou de traitement ostéopathique. À nous de comprendre qu'il s'agit de niveaux d'organisation qui interagissent par étayage successif. À nous d'en assurer la synthèse et de les faire vivre dans l'harmonie, seule clé pour le maintien de la santé[14]. »

D'autres auteurs présentent l'ostéopathie à partir de son anthropologie, c'est-à-dire de la représentation spécifique de l'être humain dont cette discipline est porteuse. Dans son histoire, l'ostéopathie a été marquée à l'origine par une anthropologie du « corps machine », comme dans cette définition de l'ostéopathie :

> « Cela signifie peu de chose pour une personne qui ne comprend pas l'anatomie, qui n'a pas reçu une bonne formation dans nos cliniques pendant un ou deux ans, et selon la philosophie nécessaire à la connaissance de ce que veut dire Ostéopathie. Nul homme ou femme ne peut vous l'expliquer mieux qu'en disant qu'il s'agit d'un système d'agencement harmonieux de la machine humaine dans son ensemble, en gardant ouvertes toutes les communications avec le cerveau et en libérant tous les blocages dans la circulation du sang en provenance du cœur, ainsi que des autres fluides. Les systèmes sensitifs, moteur et nutritif doivent tous travailler à l'unisson ; quand il est question de santé, il n'y a pas de plus ou moins, pas plus que le chiffre quatre

---

14. P. Pontrandolfi, « Pour une unité en ostéopathie », *Apostill*, n° 23, 2011, p. 25-33. Voir aussi les articles de C. Martin dans la même revue.

ne peut être contenu deux fois dans le chiffre trois. Quand toutes les parties du corps sont dans leur état normal, vous avez la santé[15]. »

L'aspect technologique et mécanique d'un tel propos peut sembler trop rébarbatif et contradictoire avec une approche humaniste du patient. Aujourd'hui, c'est plus la notion de mobilité des tissus[16], ou celle d'équilibre et de déséquilibre au sein du système qu'est l'être humain[17], qui sont mises en valeur pour définir l'originalité de l'approche ostéopathique. Les différences qui peuvent être constatées entre les trois grandes branches de l'ostéopathie, sont fondamentalement des différences anthropologiques plus que technique : chacune met en valeur une certaine compréhension du corps humain, de ce qui fait son unité.

Enfin, on voit se développer plus récemment une approche de l'ostéopathie qui est marquée par la montée en puissance des préoccupations écologiques dans le contexte culturel. La finalité de l'ostéopathie est alors envisagée comme l'adaptation harmonieuse du sujet à son environnement[18], elle passe alors non seulement par les manipulations ou ajustements classiques, mais également par des conseils d'hygiène de vie, ou d'alimentation. Elle cherche ainsi à optimiser les relations du sujet avec son environnement biologique et socioculturel.

Au-delà de cette diversité, il me semble que le point commun, c'est qu'une définition de l'ostéopathie doit toujours mettre en valeur la nécessaire articulation entre la dimension mécanique de la pratique, parfois désignée comme technique, qui repose sur une connaissance fine de l'anatomie et de la biomécanique, et nécessite des gestes précis et rigoureux, et la dimension relationnelle, car c'est l'ensemble de la relation ostéopathique qui est thérapeutique, depuis l'écoute de la parole du patient jusqu'à l'écoute manuelle de son corps.

---

15. Cette définition de l'ostéopathie est souvent citée par les ostéopathes sur leurs sites personnels Voir exemple [http://jeromemoiny.blogspot.fr/p/osteopathie.html] ou [http://osteopathe.over-blog.net/10-index.html] ou [https://sites.google.com/site/cabinetdosteopathie/qu-est-ce-que-l-osteopathie] consultés le 22 janvier 2014. Elle est toujours attribuée à A. T. Still, sans référence. Elle est malheureusement introuvable dans ses écrits.
16. Sur le site de l'UFOF, [http://www.osteofrance.com/osteopathie/definition/], le 22 janvier 2014. De même la définition proposée sur le site CNOsteo, [http://www.cnosteo.com/historique/osteotoday.html], le 8 octobre 2013.
17. Voir J.-A. DUVAL, *Techniques ostéopathiques d'équilibre et d'échanges réciproques*, Vannes, Sully, 2004.
18. « L'ostéopathie s'accorde avec cette définition [celle de l'OMS] car selon son concept, la santé représente la parfaite adaptation de l'organisme à son environnement. L'attention de l'ostéopathe doit donc se porter tout autant sur l'environnement du patient que sur son organisme à proprement parler, car tant que celui-ci ne retrouvera pas une condition diététique, sanitaire, climatique, sociale... meilleure, il continuera de subir des contraintes qui entretiendront la dégradation de sa santé. Le premier principe de l'ostéopathie est donc la prise en compte des individus dans leur globalité. Globalité environnementale et physique. » Sur le site du ROF, [http://www.osteopathie.org/definition.html] le 22 janvier 2014.

Sans la rigueur technique, l'ostéopathe pourrait se comporter comme un pseudo-psychologue, et sans la dimension relationnelle, il ne serait qu'un mécanicien ignorant l'expérience vécue par le patient.

Les principes de l'ostéopathie

Bien souvent, une présentation de l'ostéopathie fait référence aux grands principes, censés fonder la spécificité de la discipline. Tenons-nous ici ce qui va permettre de comprendre de quoi il s'agit, à défaut d'en trouver une définition ? Rien n'est moins sûr, car les auteurs énoncent tous des principes, mais ce ne sont pas toujours les mêmes. Certains en ont quatre, d'autres trois, et l'essentiel semble être de rattacher leur origine à Still lui-même.

Dans leur formulation la plus classique, et la plus fréquente, ces principes de l'ostéopathie sont les suivants : l'articulation entre structure et fonction, la « loi de l'artère », l'homéostasie et la globalité.

L'articulation entre structure et fonction

Still partait toujours de l'anatomie, et de l'anatomie osseuse en particulier, en considérant que la fonction, et le mouvement étaient commandés par la structure osseuse. « Toute maladie remonte à quelque désordre mécanique dans la machinerie du corps humain [19]. » Dans cette perspective, la structure gouverne la fonction car la physiologie ne peut s'exprimer sans le support physique que représente la structure [20] : si un os est brisé, les mouvements habituels du segment de membre auquel il appartient sont rendus impossibles. Still applique cette conception à la structure telle qu'il la pense toujours, c'est-à-dire comme un système dynamique. Si on parle d'os, on se représente une partie du corps qui est comme un objet, aussi inerte et immuable qu'un caillou. Si Still apparaît souvent sur les photographies avec un os humain dans les mains, cela ne doit pas conforter cette première représentation, marquée par l'immobilité, car il avait en permanence présent à l'esprit les mouvements dans lesquels les os sont impliqués, les différents systèmes dont ils sont la charpente, systèmes animés eux aussi de mouvement. La structure gouverne la fonction : selon ce principe, là où la mobilité est maintenue ou rendue normale et harmonieuse par une structure en bon état, la maladie ne peut se développer. Mais l'énonciation de ce principe a connu une évolution dans le discours ostéopathique :

---

19. Cette phrase est citée par P. JAVERLIAT, *op cit.*, p. 97, qui l'attribue à A. T. Still, sans référence. Elle se trouve en fait dans une conférence de J. M. LITTLEJOHN, « Évolution et futur de l'ostéopathie », discours prononcé devant la convention de l'Association des ostéopathes réunis le 12 octobre 1934. Trad. P. TRICOT, en ligne, [http://www.approche-tissulaire.fr/telechargements/191-traductions-littlejohn], le 22 janvier 2014.
20. P. JAVERLIAT, *op. cit.*, p. 97.

> « L'ostéopathie est un système diagnostique et thérapeutique qui porte principalement son attention sur l'intégrité structurelle du corps. Les ostéopathes considèrent que la plupart des douleurs et des pertes fonctionnelles dont nous souffrons proviennent non seulement de dommages structurels causés par la maladie, mais aussi d'anormalités dans la fonction du corps qui sont associées aux états pathologiques ou pré pathologiques. La relation entre structure et fonction est considérée comme complexe, avec la structure influençant la fonction et vice versa[21]. »

Dans cette présentation du principe, il faut noter que l'on est passé de l'énonciation qui était celle de Still : « la structure gouverne la fonction », à l'idée d'une interaction réciproque entre structure et fonction.

Il semble aussi que l'interaction entre structure et fonction soit à entendre dans un sens qui dépasse le seul registre biomécanique. Envisagée dans le cadre d'une approche globale, ou systémique du corps humain, elle permet de penser des interactions entre le système musculo-squelettique et le système immunitaire, par exemple. De telles conceptions peuvent paraître assez répandues aujourd'hui, mais elles étaient très exceptionnelles à la fin du XIXe siècle[22].

La « loi de l'artère »

Par cette expression un peu elliptique, Still exprimait l'idée que la source de la santé est l'alimentation d'une partie du corps par un « sang pur » et abondant :

> « Une artère perturbée marque le commencement permettant tôt ou tard à la maladie de semer ses germes de destruction dans le corps humain. [...] La règle de l'artère doit être absolue, universelle ; elle ne doit pas être obstruée, au risque de voir apparaître la maladie[23]. »

Plus largement, on trouve souvent chez les ostéopathes l'idée qu'une bonne circulation liquidienne, artérioveineuse, lymphatique, mais aussi neurologique est indispensable à une bonne santé et que toute entrave lui est nuisible. À la différence du premier principe, le corps est ici envisagé non comme une mécanique composée de leviers et d'articulations, mais comme une structure qui est vivante parce que des flux l'irriguent de diverses façons.

---

21. A. BARNES, « Am I a carer and do I care ? », *Medicine, Health Care and Philosophy*, 7, 2004, p. 153-161.
22. J. H. GRONEMEYER, H. JAMES, A. G. CARAYANNOPOULOS, « Osteopathic Medicine in Chronic Pain », dans *Integrative Pain Medicine: The Science and Practice of Complementary and Alternative Medicine in Pain Management*, Totowa, Humana Press, 2008, p. 307-331.
23. A. T. STILL, *Autobiographie, op. cit.*, p. 163.

L'homéostasie

Ici, à première vue, il semble qu'on retrouve une idée ancienne, hippocratique, celle de la nature médecin, *natura medicatrix*, la capacité qu'a l'organisme de revenir par lui-même à la santé. Le corps a la possibilité de maintenir ou de faire revenir à leur valeur normale ses différentes constantes physiologiques. En voici une expression contemporaine :

> « Pour que les processus physiologiques de guérison du corps soient efficaces il faut que nos cellules reçoivent tous les éléments dont elles ont besoin pour remplir parfaitement leurs fonctions. Cela a fait dire à Andrew Taylor Still que "la règle de l'artère est suprême". Les cellules doivent pouvoir se régénérer et se débarrasser de leurs déchets. Pour cela il faut que le sang, la lymphe, en un mot tous les liquides du corps, circulent librement. C'est le mouvement qui facilite l'acheminement des liquides dans les tissus, favorisant par là même le renouvellement du milieu dans lequel baignent nos cellules. Un autre système de régulation important est représenté par le système nerveux, qui est en relation étroite avec la colonne vertébrale. La résultante de ces trois principes permet de favoriser l'équilibre du milieu intérieur ou homéostasie, ce qu'Andrew Taylor Still dénommait, dans un langage du XIXe siècle : l'autoguérison du corps. (Certains mécanismes physiologiques n'avaient pas encore été mis à jour quand Still écrivait ces mots.) Les termes d'"autoguérison du corps" et de "remèdes naturels" qu'il employait, permettaient d'illustrer le propos. Il nous semble important d'indiquer que l'ostéopathie ne prétend pas tout soigner, et que les bons ostéopathes ne réfutent pas l'usage des médicaments[24]. »

À y bien regarder, il ne s'agit pas d'une simple reprise du thème de la *natura medicatrix* hippocratique. D'une part la nature ici n'est pas autosuffisante : l'ostéopathie lui reconnaît une origine, un auteur créateur, et de ce fait une cohérence interne, même si l'auteur est souvent difficile à nommer. D'autre part le corps du patient ne peut se soigner par lui-même : il n'y a pas « des exercices d'ostéopathie » que le praticien conseillerait de faire à la maison après la consultation. L'intervention thérapeutique est nécessaire, non pas tant pour apporter de l'extérieur quelque chose que le corps du patient n'aurait pas, ou aurait perdu, mais pour l'aider à retrouver le chemin de sa santé, son chemin personnel, spécifique vers la santé. On est donc dans une configuration originale, différente aussi bien de celle du médecin sachant tout ce dont le patient a besoin, à sa place, du fait de sa compétence, que d'une certaine conception, qui agace les médecins à juste titre, où l'autonomie et la connaissance du patient deviennent une sorte de

---

[24]. Sur le site du ROF : [http://www.osteopathie.org/88-decouvrez-l-osteopathie-definition-et-concept.html] le 22 janvier 2014.

compétence médicale. Appuyés sur internet, certains patients aujourd'hui expriment leurs propres convictions sur le diagnostic et dictent l'ordonnance. Ici, il ne s'agit pas de cela, ce n'est pas le patient qui sait, à la place du thérapeute. Selon l'expression ostéopathique, ce sont « les tissus qui savent » : cette science, cette connaissance du chemin de la santé n'est pas accessible au patient tout seul, sans la médiation de l'écoute et de la science du thérapeute.

La globalité

L'attention se porte ici sur le fait que les différentes parties du corps sont interdépendantes les unes des autres. L'ostéopathe peut examiner un organe ou une zone douloureuse, mais ce sera toujours dans la prise en compte de la place de cette partie dans le tout du corps humain.

> « Le corps est un. Le corps humain ne fonctionne pas comme une collection de parties séparées, mais comme une unité intégrale. Même si le corps comporte bien des parties, le cœur, le poumon, le système musculo-squelettique etc., tout cela travaille au bénéfice de l'organisme dans sa totalité. C'est pourquoi l'ostéopathe veille à ne pas placer une partie au-dessus de l'ensemble. Le rein, qui intéresse le néphrologue, ou le cœur qui intéresse le cardiologue, sont regardés par l'ostéopathe comme des composants, au service de l'intérêt général du corps[25]. »

Une telle définition permet déjà d'entrevoir la différence entre approche globale et approche systémique. En effet, si les auteurs commencent par parler d'unité en abordant « le corps », ce n'est pas pour susciter chez leurs étudiants l'idée d'un tout indivisible, comme une réalité dans laquelle on ne se permettrait pas d'isoler des parties, à la manière dont le philosophe dirait « le sujet », ou le juriste « le législateur ». Très vite, leur exposé articule cette notion d'unité du corps avec l'expérience clinique qui participe d'une focalisation de l'attention sur l'une ou l'autre partie du corps, sur un organe qui semble déficient. Le propre de l'ostéopathie n'est pas de s'interdire une telle focalisation, mais de toujours envisager la partie non pas pour elle-même, mais dans ses interactions systémiques avec l'ensemble. Pour l'ostéopathie, le corps n'est pas un tout, mais un système. Un tout serait un ensemble indivisible au sein duquel on ne pourrait penser d'articulations, alors qu'un système est composé de parties que l'esprit peut identifier pour elles-mêmes, mais qu'il va toujours envisager en même temps dans leurs relations les unes avec les autres, et non de manière isolée.

---

25. D. MARTINKE, D. J. DOWLING, « The philosophy of osteopathic medicine », E. DiGIOVANNA, S. SCHIOWITZ (ed.), *An osteopathic Approach to Diagnosis and Treatment*, Philadelphia, Lippincott-Raven, 1997, p. 4.

C'est pour cette raison que la réponse ostéopathique à une demande portant sur une douleur localisée ne se limitera jamais à cette localisation, mais envisagera quelle place cette difficulté occupe dans l'ensemble du corps, dans sa structure comme dans son fonctionnement. Le terme de structure, très souvent employé par les ostéopathes, désigne lui aussi ce système, composé d'éléments. L'ostéopathie ne peut envisager ces éléments que dans leurs interactions les uns avec les autres. C'est pourquoi il n'y a pas en ostéopathie les spécialisations que l'on rencontre en médecine, car un médecin peut être spécialiste du cœur ou du rein, mais une telle spécialisation est incompatible avec la manière de penser en ostéopathie.

Voici donc quatre principes, souvent énoncés sous une forme proche de celle-ci. Ils n'ont fait l'objet d'aucune conférence de consensus dans la profession. Les ostéopathes américains, qui ont tenté d'établir une liste commune de principes, en révisent régulièrement la formulation. On trouve aussi d'autres listes de concepts fondateurs et ceci dès l'origine. Ainsi, G. D. Hullet déclare en 1903 que toute définition de l'ostéopathie doit honorer ces trois principes :

« 1. Soigner est la prérogative de l'organisme.
2. Les désordres fonctionnels peuvent être ajustés par l'organisme lui-même sauf lorsqu'ils sont compliqués ou dépendants de désordres structurels qui sont au-delà des limites de l'ajustement par soi-même.
3. Éliminer les désordres structurels constitue le traitement[26]. »

On constate ici une insistance forte sur la capacité d'auto-ajustement de l'organisme, présente dans les deux premiers principes, et une focalisation sur les désordres structurels dans les deux derniers principes, seuls responsables des dysfonctionnements pour la résolution desquels l'organisme a besoin d'une aide.

Et pour compléter le tableau, évoquons enfin une troisième liste de principes fondateurs

« L'ostéopathie repose sur trois concepts originaux :
1. La main, outil d'analyse et de soin.
2. La prise en compte de la globalité de l'individu.
3. Le principe d'équilibre tissulaire, d'autorégulation, c'est-à-dire la capacité propre à l'organisme de se régénérer[27]. »

On constate dans ces deux dernières listes que deux principes sur trois y sont relatifs à la démarche thérapeutique de l'ostéopathie, traitement global

---

[26]. G. D. Hullet, *A Textbook on the Principle of Osteopathy*, Kirksville, Journal Printing Company, 1903, p. 22. Numérisé sur Internet Archive.
[27]. Sur le site de l'UFOF, consulté le 8 octobre 2013, [http://www.osteofrance.com/osteopathie/definition/] mais aussi dans le texte de P. Girard, « Les principes de l'ostéopathie », sur le site CNO, consulté le 8 octobre 2013, [http://www.cnosteo.com/historique/principes.html].

et manuel, principes complétés par la notion plus anthropologique d'autorégulation ou de capacité du corps à se soigner lui-même.

On voit bien que dans l'énonciation de ces trois ou quatre principes fondateurs de l'ostéopathie, les auteurs tournent autour des mêmes notions qu'ils expriment différemment en particulier selon leur degré de liberté par rapport aux expressions du fondateur. Celui-ci a énoncé dans quelques formules dont la profession a gardé la mémoire de grands axes de travail et de compréhension du corps humain et de l'approche ostéopathique de celui-ci. Mais on ne peut véritablement parler de principes, dans le sens où celui qui les a énoncés ne les a pas argumentés et n'en a pas donné de critères d'interprétation. S. Tyreman, un anglais enseignant en ostéopathie contemporain, note par exemple que lorsqu'on lit chez Still que « la structure gouverne la fonction », il est bien difficile de savoir quel sens il donnait exactement au verbe gouverner dans cette expression[28].

Une fois prise en compte la relative variabilité d'expression de ces principes fondateurs de l'ostéopathie, il est possible de poser à leur sujet une question beaucoup plus radicale : ces principes sont-ils suffisamment spécifiques pour permettre une définition de la discipline ? Un auteur récent[29] y répond point par point. La médecine occidentale s'est largement développée autour de l'idée d'articulation entre la structure et la fonction, en suscitant par exemple des spécialités comme la cardiologie ou la gastro-entérologie qui s'occupent spécifiquement d'un organe ou d'un système d'organes, et d'une fonction. De même la référence à une prise en charge globale est, elle aussi, le fait de certaines spécialités médicales, de la réanimation à la rééducation fonctionnelle ; mais on pourrait ajouter ici qu'elle est très souvent mise en valeur dans les approches thérapeutiques des médecines complémentaires et alternatives. Et enfin, la confiance dans un certain pouvoir d'auto-guérison du corps est très justement soulignée comme étant un des fondements de la chirurgie, car sans cicatrisation, aucune chirurgie n'est possible. Il semble donc bien difficile de se contenter de l'application de ces principes pour reconnaître la spécificité d'une approche ostéopathique.

---

28. S. Tyreman, « Osteopathy: physiotherapist with time or the practitioner with healing hands? », dans A. Vickers (ed.), *Examining Complementary Medicine*, Cheltenham, Stanley Thornes, 1998, p. 124-137.
29. F. Pariaud, « La quête identitaire de l'ostéopathie », dans Y. Constantinidès, F. Pariaud, *Regards croisés sur l'ostéopathie*, Bruxelles, De Boeck, 2010, p. 112-114.

Chapitre II

LE CORPS À CORPS OSTÉOPATHIQUE

Si les fondements et le vocabulaire ne permettent pas de trancher la question de la spécificité de l'ostéopathie, faut-il se tourner plus concrètement vers les pratiques des ostéopathes ? Il apparaît, par exemple, que puisse être fructueux pour tenter d'entrer dans une analyse plus fine de cette nouvelle approche thérapeutique, de prendre en compte que ce n'est pas seulement avec ses mains que l'ostéopathe soigne, mais avec tout son corps dans ce que certains n'hésitent pas à appeler un « corps à corps ostéopathique ».

L'acte ostéopathique, corps à corps étrange, est un dialogue silencieux entre patient et thérapeute, à la rencontre du mouvement et de l'immobilité. Si la main en est l'interface, le toucher en définit le sujet, la nature, la qualité, la profondeur[1].

Une thérapeutique manuelle

Des points communs avec la chirurgie

Dans la monumentale histoire de la pensée médicale en Occident dont il a dirigé la publication, Mirko Grmsek a intitulé son chapitre sur l'histoire de la chirurgie à l'époque moderne : « La main, instrument de la connaissance et du traitement[2]. » Ce titre pourrait tout aussi bien convenir pour une étude portant sur l'ostéopathie. Cette conjonction donne à penser, d'une part sur la proximité relative entre les deux disciplines, car elles ont en commun la mise en œuvre d'une thérapeutique reposant sur une intervention manuelle directe de la part du thérapeute. Mais en revanche, il faut bien reconnaître que dans la chirurgie, la main qui soigne est exceptionnellement impliquée directement, elle est une main qui porte l'outil dans

---

1. A. Cassoura, « Le toucher ostéopathique », *Revue de Médecine Manuelle Ostéopathie*, n° 35, 2011, p. 41-44.
2. M. Grmek, *Histoire de la pensée médicale en Occident*, Paris, Le Seuil, 1997, t. 2, p. 225-251.

la chirurgie classique, pour devenir de plus en plus souvent aujourd'hui une main qui dirige l'outil sans être elle-même en contact avec le corps du patient. Lorsqu'on étudie l'histoire de la chirurgie résumée dans ces pages, on ne peut qu'être frappé par une autre similitude entre chirurgie et ostéopathie, dans leurs relations avec la médecine. « Art manuel », la chirurgie est née en effet chez les barbiers, en dehors de la médecine et elle a longtemps été considérée comme une approche de second ordre par celle-ci. On peut noter au passage la manière dont Grmek souligne qu'au XVIe siècle, les succès d'Ambroise Paré se sont développés « au grand agacement de la médecine qui accordait plus de mérite à l'érudition qu'à l'expérience personnelle. » On voit en effet les chirurgiens développer une réelle compétence, et obtenir des résultats sans que leur activité soit fondée sur une connaissance très précise de l'anatomie et surtout de la physiologie. Leurs traités sont longtemps centrés surtout sur les modalités opératoires, leurs recherches portent sur des techniques d'intervention plus que sur un enseignement de la pathologie de type médical.

> « Pour la mentalité médiévale, l'idée que la chirurgie soit l'un des arts manuels ou, plus précisément, la partie mécanique de l'art de guérir suffisait à justifier sa place inférieure par rapport à la médecine interne conçue comme une activité essentiellement intellectuelle, une sorte d'exercice pratique de la philosophie. Cependant, au cours des XVIIe et XVIIIe siècles, la mécanique devint sinon la plus digne des sciences, du moins la plus sûre. En comparant le corps humain à une machine, la philosophie nouvelle réhabilitait le travail du chirurgien en tant que mécanicien du vivant. Mais le véritable avantage de la chirurgie par rapport à la médecine universitaire consistait dans la tradition de son enseignement qui, même quand il s'appuyait sur des manuels, restait fidèle à l'apprentissage artisanal et accordait plus d'importance à l'acquisition d'une expérience clinique directe qu'à la maîtrise d'un savoir livresque. Dans la mesure même où elle privilégie l'approche anatomo-clinique, la médecine moderne est enracinée dans la pratique chirurgicale[3]. »

L'analogie entre la chirurgie et l'ostéopathie dans leurs rapports avec la médecine est ici assez étonnante : elles sont l'une et l'autre des thérapeutiques manuelles, qui accordent plus de valeur à l'expérience qu'au savoir livresque, et donnent lieu de ce fait à une formation plus proche de l'apprentissage que des études universitaires. Elles privilégient une approche anatomo-clinique, par le diagnostic manuel, ce qui a préservé pour une part la chirurgie du poids écrasant de l'autorité des Anciens qui a paralysé la médecine durant des siècles. Si la médecine a su reconnaître le statut de la chirurgie par la prise en compte de son efficacité, et se laisser ainsi transformer dans sa manière de penser, cela peut laisser rêver à une autre évolution

---

3. M. Grmek, *Histoire de la pensée médicale en Occident*, Paris, Le Seuil, 1997, t. 2, p. 251.

issue de la rencontre entre médecine et ostéopathie... Sans oublier que, dans le cas de la chirurgie cette évolution a nécessité quelques siècles !

L'ostéopathie, une thérapeutique manuelle ?

Le plus facilement observable, lorsqu'on regarde comment travaille un ostéopathe, c'est qu'il s'agit d'un thérapeute qui n'utilise ni substances chimiques ou naturelles, ni appareils pour traiter ses patients : ce sont ses mains seules qui lui permettent de traiter. La clinique ouverte au public par une école d'ostéopathie parisienne porte ainsi comme titre : « À mains nues ». Faut-il faire de la main l'indice de l'identité spécifique de l'ostéopathie ? C'est ce que proposait avec force le Dr Lane, compagnon de J. M. Littlejohn : « Aussi longtemps que l'ostéopathe utilise ses mains pour sa thérapeutique, il peut être appelé pur ostéopathe. À l'exact moment où il adopte toute autre procédure quelle qu'elle soit, il n'utilise plus l'ostéopathie [4]. »

L'insistance fréquente sur l'usage des mains par l'ostéopathie pose une distinction avec toute autre forme de geste diagnostique et thérapeutique qui utilise la médiation d'outils, d'appareils ou de machines. Cela manifeste donc clairement une différence considérable avec la médecine, qui n'est pratiquement plus jamais dans une telle relation immédiate avec le patient, la clinique laissant de plus en plus la place à l'imagerie médicale et aux examens de laboratoire et la thérapeutique passant toujours, sauf en chirurgie par la médiation du médicament. La chirurgie est la part la plus manuelle de la médecine, mais elle n'intervient pas non plus par l'usage exclusif des mains : c'est entouré de tout un plateau technique, et par l'intermédiaire d'outils parfois très sophistiqués qu'intervient le chirurgien. Le développement de cette technicité est tel que de nombreuses interventions sont aujourd'hui pratiquées par des opérateurs qui travaillent devant un écran, à distance du corps du patient. Parler d'un usage exclusif des mains permet aussi aux ostéopathes de se distinguer de leurs cousins chiropracteurs qui utilisent parfois des instruments ou des tables spécialisées pour réaliser leurs ajustements, ainsi que des techniques complémentaires.

Il semble cependant que l'usage de la main, utilisé pour définir l'ostéopathie comme une « thérapie manuelle », ne soit pas suffisant. On retrouve ici la question déjà évoquée de la filiation possible de l'ostéopathie dans la tradition des rebouteux présents dans de nombreuses cultures.

> « Aussi loin que l'on puisse rechercher dans les origines de l'art de soigner, il est toujours possible de trouver des références concernant l'usage de la main

---

4. Cité par J. M. LITTLEJOHN dans sa conférence « Évolution et futur de l'ostéopathie », Discours prononcé devant la convention de l'Association des ostéopathes réunis le 12 octobre 1934. Trad. P. Tricot, [en ligne].

pour définir le mal dont souffre le patient, pour soulager ses souffrances et pour guérir ses maux. Bref l'histoire du traitement par la main se confond avec l'histoire des hommes. Elle est aussi vieille que l'humanité[5]. »

Si l'ostéopathie intervient principalement en effet par des manipulations exercées par le praticien sur le corps du patient, il semble pourtant très réducteur de la définir de cette façon, car c'est passer sous silence l'essentiel de la démarche ostéopathique dont l'originalité ne repose pas seulement dans le geste thérapeutique, mais aussi dans la démarche diagnostique. Ce diagnostic est original non pas tant par les moyens utilisés pour le poser, que par ses conclusions d'ordre systémique[6].

Si l'ostéopathie est simplement une *thérapie manuelle*, elle devient une technique de kinésithérapie parmi d'autres, à l'instar de la méthode Mézières par exemple. Cet amalgame n'est pas d'aujourd'hui, puisque déjà en 1934, J. M. Littlejohn, proche collaborateur de Still qui a enseigné l'ostéopathie aux États-Unis et en Angleterre, éprouvait le besoin de la récuser dans une conférence :

« Tant d'hommes de médecine, de masseurs, de naturopathes et autres ont tenté de s'approprier la technique ostéopathique pour en faire l'ultime prolongement d'autre chose ou un complément de quelque autre forme de traitement, que nous devons clairement comprendre ce qu'est l'ostéopathie. L'histoire passée, présente et future de l'ostéopathie la présente comme une méthode indépendante dans l'art de guérir ; elle ne saurait donc être enseignée ni pratiquée comme un complément[7]. »

Il existe enfin un enjeu politique à cette question : si l'ostéopathie est une thérapeutique manuelle, c'est-à-dire une technique thérapeutique, elle relève comme toutes les autres de la prescription médicale. Or il est clair qu'un tel statut est massivement refusé par les ostéopathes, ce qui les a amenés en France à ne pas revendiquer l'appartenance juridique aux professions de santé. Le même J. Littlejohn avait cette conviction dès les premières années de son engagement en ostéopathie aux côtés de Still ; il publie en effet en 1898, soit quatre ans avant d'obtenir son doctorat en médecine à Durnam College, un article dans lequel il affirme la spécificité de la démarche ostéopathique, dès le diagnostic. Et l'un de ses disciples, figure majeure de l'ostéopathie en Grande-Bretagne commente cette opinion en écrivant :

---

5. J. HOUDELECK, J. DE MARE, « L'historique des manipulations », dans C. HÉRISSON, P. VAUTRAVERS, *Les manipulations vertébrales*, Paris, Masson, coll. « Collection de Pathologies Locomotrices, n° 29 », 1994, p. 1.
6. Voir p. 169.
7. J. M. LITTLEJOHN, « Évolution et futur de l'ostéopathie », Discours prononcé devant la Convention de l'Association des ostéopathes réunis le 12 octobre 1934. Trad. P. Tricot, [en ligne].

« Une grande partie de l'échec clinique qui n'est que trop fréquent dans la pratique ostéopathique est le résultat direct de la tentative de traitement direct du corps simplement sur un diagnostic médical. L'ostéopathie est un système médical indépendant et ne peut survivre s'il est soumis à une autre autorité. L'ostéopathie est une alternative à la médecine et non une forme complémentaire de traitement qui serait secondaire par rapport à un avis extérieur[8]. »

Même si elle ne le dit pas toujours aussi explicitement, l'ostéopathie cherche, par sa manière de penser et d'agir, à être considérée comme une médecine à part entière, parallèle et complémentaire de l'autre, avec ses propres démarches diagnostiques et thérapeutiques. Et c'est sans doute bien cela qui fait réagir si vigoureusement la médecine.

Faudrait-il alors parler de l'ostéopathie comme une « médecine manuelle »? Ce serait sans doute plus juste, car cela intégrerait la démarche diagnostique qui passe elle aussi par les mains. Cependant, l'usage de cette expression est lourd de conséquences, car il désigne l'ostéopathie comme une médecine, ce que les médecins ne sont sans doute pas encore tout à fait prêts à admettre. De plus, en France, la « médecine manuelle » tend à désigner une pratique qui n'est pas exactement l'ostéopathie. En effet, de grosses tensions existent, parmi les médecins qui en France pratiquent de façon manuelle, entre ceux qui se reconnaissent ostéopathes, et ceux qui parlent de médecine manuelle, les seconds considérant que leurs références épistémologiques sont exclusivement celles de la médecine et que leur action est strictement d'ordre biomécanique. Les médecins ostéopathes, de leur côté, associent leurs connaissances médicales avec un autre registre qui est la forme spécifique de connaissance et de perception qui est celle de l'ostéopathie.

La main ou le corps ?

Il me semble qu'il suffit d'avoir vécu une fois un traitement ostéopathique pour poser une autre question à ce type de définition de l'ostéopathie : s'agit-il seulement d'une approche manuelle, qu'elle soit diagnostique ou thérapeutique ? Dans le temps du diagnostic, l'ostéopathe ne fait pas seulement confiance à ses mains, il use de toutes ses capacités de perception, il observe le comportement du patient, il écoute sa manière de parler, il peut percevoir des odeurs, bref il est réceptif à toutes sortes d'informations, par tout son corps et par tous ses sens, et pas seulement par ses mains. Lorsqu'il engage une démarche thérapeutique, il ne pratique pas une simple imposition des mains, comme les magnétiseurs, ou certains praticiens de la guéri-

---

8. J. WERNHAM, *The life and times of John Martin Littlejohn*, Maidstone, The John Wernham College of Classical Osteopathy, 1999, p. 24.

son spirituelle, il ne se contente pas de faire des manipulations au sens strict de ce terme qui désigne une action de la main.

« Lors d'un traitement ostéopathique, je suis assis sur la table, les jambes pendantes. Le praticien se tient derrière moi, il entoure mon torse de ses bras et apporte à mon corps un point d'appui en posant son genou sur la table. Je m'appuie ainsi sur la face interne de sa cuisse. Le laissant faire car il inspire confiance, je souris intérieurement en me disant que la proximité entre nos deux corps pourrait être vécue comme une situation particulièrement scabreuse, ce qu'elle n'est pas. Je ne ressens aucun trouble, aucune gêne, alors que la situation est pourtant de l'ordre d'un corps à corps assez intime. Il ne me viendrait pas à l'idée dans un tel moment de définir l'action ostéopathique comme une thérapeutique manuelle. »

C'est avec tout son corps que l'ostéopathe s'adresse à tout le corps du patient, au point que l'on peut parler d'un corps à corps ostéopathique, avec toutes les questions éthiques qu'une telle expression soulève.

De la palpation à la perception ostéopathique

C'est principalement par ses mains que l'ostéopathe perçoit et traite. Il nous faudra tenter de préciser les différences que l'on peut observer entre ostéopathie et médecine en terme de connaissance du corps et de finalité de l'examen clinique. Mais ici, dans ce premier temps, il peut être utile de tenter de dire ce qu'est la perception ostéopathique, en commençant à la différencier de la palpation médicale. Décrire la perception ostéopathique est un exercice périlleux, car le propos de l'ostéopathe lui-même vacille lorsqu'il tente d'assumer une telle question. La description laisse la place à la métaphore, le discours devient vite presque poétique, comme lorsque cet ostéopathe avait voulu me rassurer en me disant paisiblement que « l'ostéopathe ne voit pas qu'avec les mains... ».

La démarche ostéopathique débute, y compris dans son enseignement, par une approche corporelle qui est assez similaire à celle de l'examen clinique médical. Dans cette approche, l'ostéopathe pratique ce que le médecin désigne par le terme de palpation : le toucher, par la main du praticien posée sur le corps du patient, permet de reconnaître des différences de température, de consistance, de densité et de mobilité. L'attitude intérieure et perceptive du praticien est ici analogue à celle du chercheur dans son laboratoire : sa main lui permet de connaître, par un processus qui est du même ordre que celui de la mesure, même s'il n'aboutit pas à un résultat chiffré. On peut penser à quelque chose qui est de l'ordre de la connaissance par la mesure, en particulier parce que la main est utilisée comme un outil pour cette connaissance, outil qui recueille des informations, et que l'on va diriger dans ce but. Dans la palpation médicale, la main n'est pas immobile, elle exerce des pressions variables, elle apprécie la qualité de la peau, elle recherche les limites de mobilité d'une articulation. C'est également ce que fait l'ostéopathe lorsqu'il teste une fonction ; c'est par ce type de geste que la formation ostéopathique débute.

Avant de tenter de cerner ce qui est spécifique à la perception ostéopathique, et qui, de ce fait la différencie de la palpation médicale, il faut souligner un autre point commun aux deux approches : l'usage de la main, la connaissance par le toucher s'inscrivent dans un cadre plus large, et s'articulent avec d'autres modalités de perception. Le praticien ne pose pas ses mains « à l'aveugle », il le fait après avoir regardé son patient, en ayant observé son comportement, parfois dès la rencontre en salle d'attente ; il le fait après l'avoir écouté dans un dialogue qui a permis au patient d'exprimer son motif de consultation et au praticien de commencer à l'écouter. Le dialogue entre un thérapeute et un patient ne se limite en effet jamais à un pur échange d'informations : en écoutant les réponses à ses questions, le praticien peut noter une foule de détails, depuis le son de la voix jusqu'aux mimiques du visage, il peut entendre qu'en parlant de son motif officiel de consultation, le patient exprime déjà autre chose. La palpation médicale prend place au sein de l'examen clinique, c'est-à-dire aux côtés de l'observation, de la percussion et de l'auscultation. La perception ostéopathique, si elle privilégie le contact manuel, se nourrit elle aussi du dialogue et de ce que perçoivent d'autres sens que le toucher.

Mais si l'on peut parler d'une perception ostéopathique, au-delà de cette palpation de base commune à d'autres professions de santé, c'est bien que le toucher ostéopathique se différencie, non seulement de cette façon de toucher, mais on pourrait dire aussi de cette façon de connaître.

Apprentissage

La perception sensorielle ne peut être envisagée chez l'être humain dans une perspective binaire, en termes d'usage ou de non-usage de tel ou tel sens, comme si celui-ci était branché ou débranché. Nos sens peuvent connaître des niveaux de finesse dans la perception qui sont extrêmement variables. Ces variations ne sont pas simplement imputables à des capacités innées qui se trouveraient chez les uns et pas chez les autres, elles peuvent faire l'objet d'un développement par l'apprentissage. Ainsi, un musicien entraîné peut percevoir des détails, des dissonances qui échappent totalement à l'auditeur profane du même concert.

L'ostéopathie comporte, bien plus que la médecine, une part d'apprentissage sensoriel qui permet, après de longues années, d'avoir un toucher capable de percevoir ce qu'un toucher non entraîné ne perçoit jamais. Un étudiant en fin de formation en ostéopathie me disait : « On commence les études avec des gants de boxe ; à la fin des études on a encore des gants mais un peu plus fins, et ce n'est qu'après dix ans de pratique qu'on commence à avoir des mains [9]. » Cela peut susciter, chez le débutant ou chez le profane, l'impression que la perception décrite par un ostéopathe expérimenté est pure affabulation, de même que la finesse d'analyse d'un grand sommelier qui identifie à l'aveugle le cru et l'année de production d'un vin peut sembler être du bluff à celui qui distingue à peine un bordeaux d'un bourgogne.

> « Apprendre ce travail à quelqu'un est très difficile. Vous pouvez leur apprendre vers quoi vous aimeriez qu'ils tendent. Vous pouvez leur apprendre que c'est le chemin qui, peut-être, leur permettra de progresser. Mais vous n'apprendrez rien en me regardant faire, moi, ou n'importe qui d'autre. C'est vraiment un processus d'auto-apprentissage [10]. »

L'entrée en ostéopathie est donc un processus qui se développe parallèlement dans deux registres, celui de l'acquisition de connaissances, sur le modèle pédagogique des études supérieures, et celui de l'expérience que Becker désigne ici comme un auto-apprentissage. Les étudiants en ostéopathie de diverses écoles que j'ai pu interroger sur ce point m'ont confirmé que dans l'apprentissage de la perception ostéopathique les professeurs leur enseignent comment percevoir, plus que ce qu'ils doivent percevoir. Ce qu'il est possible d'enseigner, ce sont les conditions de possibilité de l'expérience, faites d'attitude intérieure, de posture corporelle, d'attention et d'intention, plus que le contenu de l'expérience. On enseigne peu à un étudiant ce qu'il doit percevoir. Cependant, dans les temps d'apprentissage pratique, on voit souvent le formateur poser ses mains sur celles de l'étudiant, ou demander à l'étudiant de poser ses mains sur les siennes. Il y a là une pratique très étonnante, et une fois encore, difficile à décrire. Il ne s'agit pas de transmettre un contenu, un savoir ; ce n'est pas non plus une transmission d'ordre charismatique dans laquelle le maître transmettrait à un disciple une part de son pouvoir ou de son don. Il semble que ce soit plutôt quelque chose de l'ordre de l'expérience partagée, les mains assemblées percevant ensemble chez le patient. En entrant dans la perception de l'enseignant, l'étudiant a accès à des informations qu'il ne serait pas encore capable de recueillir seul. Mais c'est bien lui qui les perçoit, par la médiation des mains de l'enseignant. Avant le développement des écoles d'ostéopathie et la mise en place d'un programme de formation de type universitaire, les premiers

---

9. Alain Cassoura fait état de la même expérience, lorsqu'il a commencé une formation en ostéopathie après ses études de médecine : « Il nous est bien difficile de sentir quelque restriction de mobilité que ce soit. J'ai l'impression de travailler avec des gants de boxe, comment pourrais-je sentir avec des gants de boxe ? », *L'énergie, l'émotion, la pensée, au bout des doigts. Au-delà de l'ostéopathie*, Paris, Odile Jacob, 2010, p. 30.
10. R. BECKER, *L'immobilité de la vie*, p. 43.

ostéopathes français ont beaucoup appris de cette manière, « recevant des anciens l'enseignement de ma main à ta main [11] ».

Au dire de tous les ostéopathes cet apprentissage de la perception est très long, et les plus anciens reconnaissent qu'ils continuent à évoluer dans ce domaine après des années, des dizaines d'années de pratique professionnelle. Ils soulignent aussi souvent combien cela constitue une expérience profondément déstabilisante, car elle les confronte à une absence presque totale de perception dans ce qui constitue pourtant l'essentiel de leur métier pendant de longues années, les poussant parfois à se demander s'ils n'ont pas fait totalement fausse route. Alain Cassoura raconte avec une grande honnêteté combien cela a été une épreuve pour le médecin qu'il était de chercher à percevoir des phénomènes auxquels il croyait à peine, et de chercher le plus souvent sans succès jusqu'à ce qu'un jour après parfois un très long travail, quelque chose s'impose à lui. « Comment sentir un mouvement de faible amplitude dont je suis convaincu qu'il n'existe pas ? Une grande partie de mon apprentissage sera émaillée de pareilles contradictions où le mental viendra faire irruption pour bloquer tout senti [12]. »

En effet, l'apprentissage de l'ostéopathe ne passe pas seulement par un développement d'ordre neurologique de ses capacités de perception, par la multiplication de récepteurs sensoriels dans les mains et le développement de circuits neuronaux plus performants. Il fait aussi, et peut être surtout, l'expérience d'une perception qui devient accessible lorsqu'il cesse de la chercher avec opiniâtreté, mais qu'il se trouve disponible. Les études qu'il fait, les connaissances qu'il assimile lui sont utiles pour savoir comment interpréter ce qu'il perçoit, et prendre les décisions thérapeutiques adaptées, mais cela ne lui est d'aucun secours pour développer la perception elle-même, et constitue plutôt un obstacle mental.

Perception et interprétation

L'usage de l'un de ses sens par un être humain ne doit pas être considéré comme la simple captation d'informations par un appareil sensible, du type de la caméra ou du microphone. Le processus de réception de l'information n'est pas une sorte d'enregistrement physique : ce que nous vivons comme perception est déjà construction complexe [13].

---

11. H. O. LOUWETTE, « Avant propos du traducteur », W. G. SUTHERLAND, *Ostéopathie dans le champ crânien, Édition originale*, Vannes, Sully, 2004, p. 5. On trouve plusieurs exemples de ce type d'expérience également dans le livre déjà cité d'A. CASSOURA, *op. cit.*
12. A. CASSOURA, *op. cit.*, Paris, Odile Jacob, 2010, p. 37.
13. Un travail de recherche sur la perception en ostéopathie a été engagé, de manière interdisciplinaire dans notre centre de recherche, mettant en dialogue philosophes et ostéopathes, à partir des travaux de M. MERLEAU-PONTY, dans *Phénoménologie de la perception* (1945), bien sûr, mais également dans *Le visible et l'invisible* (1964).

Tandis que je tentais d'analyser ce que les ostéopathes perçoivent, et comment ils le perçoivent, une autre expérience de perception m'a semblé étonnamment très proche de la leur, celle d'un aveugle, qui a tenté lui aussi de décrire comment il voyait. J. Lusseyran est un homme exceptionnel, devenu aveugle à huit ans, il a mené une scolarité normale, a monté lorsqu'il était en terminale un réseau de Résistance qui diffusait des textes d'information, devenus par la suite le journal *France Soir*. Arrêté en 1943 alors qu'il était, en hypokhâgne, à la tête d'un réseau de 600 jeunes, il a été déporté à Buchenwald et a survécu à cette épreuve ; il a été professeur de littérature dans une université américaine. Par deux ouvrages remarquables, il a cherché à faire partager son amour de la vie et ses convictions sur ce qui fait le sens d'une existence[14]. Paradoxalement, cet homme qui avait totalement perdu l'usage de ses yeux affirme tranquillement qu'il voit, et que l'expérience de la lumière est au cœur de sa vie. Ce ne sont pas des souvenirs d'images emmagasinées dans sa mémoire depuis l'époque où il voyait, car il sait très bien faire la différence. Il perçoit les personnes qu'il rencontre, les lieux, et même les paysages, et les décrit d'une telle manière que si on lisait certaines pages de ses livres sans savoir qu'il est aveugle, il serait impossible de le deviner.

> « J'éprouvais la verticalité de l'espace et ses inflexions au fil des forêts et des roches. Je savais exactement où étaient toutes choses et je les suivais. Je voyais le paysage, et ceux qui étaient près de moi, avec tous leurs yeux, voyaient, eux aussi, le paysage autrement, ni plus, ni moins. Illusion ! Un aveugle peut entendre, toucher, respirer, deviner un paysage : il ne saurait le voir. Allons, je vous l'accorde, je ne le voyais pas, je le connaissais. Mais êtes-vous suffisamment assurés de ce que vous faites de vos yeux, ou de ce que vos yeux font pour vous, pour affirmer péremptoirement la différence ? Chaque fois que je contrôle mes sensations avec celles des voyants, c'est la surprise générale. Pour moi aussi, c'est une surprise : je ne m'habitue pas à cette coïncidence, et j'en viens à penser qu'elle me dépasse. Certainement elle dépasse mes dons personnels et témoigne d'une continuité de l'univers, laquelle est si parfaite qu'elle peut à peine se dire dans ma langue d'homme[15]. »

Comment ne pas faire de rapprochements entre le vacillement que l'on peut ressentir à la lecture d'un tel livre et la perte de repères que peut susciter le discours ostéopathique ? Sans aucun équipement technique, sans recours à des processus complexes de modification de la conscience,

---

14. J. LUSSEYRAN, *Et la lumière fut*, Paris, Le Félin, 2005 ; *Le monde commence aujourd'hui*, Paris, Silène, 2012.
15. J. LUSSEYRAN, *Le monde commence aujourd'hui*, Paris, Silène, 2012, p. 118. Dans *Phénoménologie de la perception*, MERLEAU-PONTY consacre un chapitre intitulé « Le sentir » à l'articulation entre toucher et vision qu'il sera intéressant de lire dans la perspective du toucher ostéopathique.

des êtres humains affirment tranquillement qu'ils connaissent, qu'ils voient alors que cela semble impossible. On peut écarter de tels discours du revers de la main, et une telle réaction est par certains côtés bien plus confortable. Mais si on tente de la prendre au sérieux, et il est difficile de ne pas le faire lorsque l'occasion est donnée de confirmer par d'autres modalités la précision de cette perception hors norme, cela ouvre le champ d'une compréhension nouvelle, et déroutante de ce qu'est la perception humaine.

La construction d'une connaissance à partir des sens est présente dans la perception ostéopathique. L'apprentissage la développe en permettant probablement une multiplication des récepteurs sensoriels et une facilitation des circuits neuronaux correspondants. Mais cet outil sensoriel développé par le travail ostéopathique n'explique pas tout, il faut lui adjoindre une autre forme de développement par l'apprentissage, celui de la capacité à analyser la sensation, ou plutôt à isoler la perception de ce que l'on cherche, par abstraction de certaines sensations. J. Lusseyran pouvait reconstruire intérieurement une image fiable de ce qui était en face de lui à partir d'autres formes de perceptions. En ostéopathie, P. Tricot donne une image suggestive de cette perception qui se développe par la capacité à isoler, à cibler par son attention telle ou telle dimension de l'expérience sensorielle[16] : lorsqu'on entre dans une salle de réception pleine de bruits et de conversations, on est dans un premier temps submergé par cet afflux sensoriel ; à l'instant où l'on aperçoit le visage d'un ami, c'est comme si le champ de vision se rétrécissait, comme si le reste non seulement avait moins d'influence sur la rétine, mais aussi sur les autres sens. On va parfois commencer à entendre ce que dit cet ami, qui se trouve pourtant à distance dans la foule, en conversation avec quelqu'un d'autre. En concentrant sur lui son attention, on perçoit ce que l'on ne percevait pas un instant avant. L'ostéopathe recueillerait des informations venant du corps du patient selon un processus analogue : ce n'est pas seulement parce qu'il perçoit des choses que d'autres ne perçoivent pas, mais aussi parce qu'il a appris à opérer une sélection dans le bruit de fond pour porter son attention sur un aspect de ce que tous perçoivent.

Relation

Cependant, il semble qu'il faille aller encore plus loin, car certains ostéopathes chevronnés se montrent réticents devant la mise en valeur du toucher ou de la palpation comme étant essentiels à leur pratique. Certains en effet considèrent que ces formes de contact corporel ne sont pas indispensables,

---

16. P. TRICOT, *Approche tissulaire de l'ostéopathie. Un modèle du corps conscient*, Vannes, Sully, 2002, p. 62.

et que c'est dans la relation entre deux êtres, dialogue silencieux, perception mutuelle, que se noue une relation qui est thérapeutique. On trouve un exemple de cette démarche dans ce texte de R. Becker :

« La palpation devient un échange vivant entre deux corps vivants. Le praticien fait beaucoup plus qu'observer. Pendant que ses mains, ses fibres proprioceptives, et les zones sensori-motrices de son système nerveux central enregistrent les mouvements, la mobilité et la motilité du corps et des tissus vivants du patient, il est participant. Il place ses mains de telle sorte qu'elles sont prêtes à recevoir. Sa propre conscience de la vie qui l'habite, désirant comprendre la fonction vivante au sein du patient, est un stimulus suffisant pour invoquer le mécanisme respiratoire primaire et la physiologie corporelle du patient afin qu'ils manifestent leurs mécanismes et la réponse des tissus au toucher participatif du médecin[17]. »

Arrêtons-nous à cette idée d'un « échange vivant entre deux corps vivants ». Bien souvent, lorsqu'on demande à un ostéopathe de parler de son métier, et des raisons pour lesquelles il l'a choisi, il fait allusion à ses mains, à son désir de soigner avec les mains. De même des étudiants en ostéopathie peuvent parler de la compétence de l'un de leur professeur en disant qu'il a « une main exceptionnelle ». Il y a un certain contraste entre ce discours qui identifie presque l'ostéopathe avec ses mains, et ce que l'on peut observer dans une séance d'ostéopathie, où il apparaît que l'interaction entre le patient et le thérapeute passe par bien d'autres médiations que la main : le regard du praticien, qui observe sans insistance le comportement corporel de son patient, parfois dès le trajet parcouru ensemble entre la salle d'attente et le cabinet de consultation ; la manière d'écouter les propos du patient et d'y réagir par la parole et par une posture corporelle ; l'engagement du praticien par tout son corps dans le temps plus spécifiquement thérapeutique. La relation thérapeutique passe donc par la médiation privilégiée de la main et du toucher, mais cette médiation prend place parmi d'autres médiations qui finalement impliquent de manière globale les deux partenaires. Il est assez rare, dans les propositions thérapeutiques de la médecine conventionnelle, que la relation thérapeutique privilégie ainsi une autre forme d'expression que la parole, tout en restant bien une relation. La médiation de l'imagerie médicale objective à ce point le corps, qu'elle ne permet plus la relation entre le patient et le médecin ; le dialogue classique entre le patient et son généraliste, ou son psychanalyste, nécessite une expression verbale par le patient, expression parfois difficile et douloureuse. Il faudrait creuser la question de savoir si le bienfait que ressentent beaucoup de patients dans leur visite chez l'ostéopathe ne vient pas, au moins pour une part, de cette possibilité d'être perçu, d'être reconnu

---

17. R. BECKER, *La vie en mouvement*, R. Brooks (éd.), Vannes, Sully, 2012, p. 192.

dans son mal-être sans avoir eu besoin de trouver les mots pour le dire. Les gestes thérapeutiques de l'ostéopathie sont souvent enveloppants, sécurisants, donnant le sentiment d'être pris en charge temporairement, mais de pouvoir ainsi déposer ce qui est lourd à porter seul. Au-delà de la posture nécessitée par la mise en œuvre d'une technique corporelle, le patient ressent l'attitude du praticien comme une posture d'écoute et d'accueil. Et plusieurs ostéopathes m'ont fait remarquer que c'est souvent dans ces moments-là que le patient se confie, plus que dans le dialogue initial.

De la sensibilité à la perception

« Au cours d'un stage d'ostéopathie biodynamique où j'avais été invité comme observateur participant, un ostéopathe dont j'ai été le patient pour un exercice pratique me propose d'essayer moi aussi de percevoir quelque chose. Je suis un peu surpris, pensant qu'il m'est tout à fait impossible de percevoir comme eux, moi qui n'ai jamais pratiqué l'ostéopathie alors qu'ils sont tous des ostéopathes chevronnés. Un autre ostéopathe se tient là à côté et m'encourage. Je me place face au patient qui est assis sur la table, les mains sur les côtés de son bassin. Je suis immobile, les yeux fermés. À l'instant où je perçois comme une sorte de balancement dans le bassin, l'ostéopathe qui est debout à côté, et qui ne nous touche ni l'un ni l'autre, me dit : "et bien voilà, tu vois que tu sens quelque chose..." On peut hausser les épaules en disant que tout cela n'a aucun sens, mais si on cherche à comprendre que peut-on dire d'une telle expérience ?

Les ostéopathes présents à qui je raconte cette expérience en leur demandant ce qu'ils en disent n'en sont pas surpris, et me disent que lorsqu'il est assez proche de quelqu'un l'ostéopathe perçoit en lui (quoi ? je ne le sais pas) comme s'il était en contact physique avec le corps de l'autre. Tout cela est dit paisiblement, l'atmosphère n'est vraiment pas à la surchauffe émotionnelle ou au spiritisme. »

De telles expériences et les nombreux témoignages qui vont dans le même sens m'amènent à penser qu'il est préférable de parler d'une « perception ostéopathique » plutôt que simplement d'une forme de toucher[18] ou de palpation plus poussés que ceux de la médecine. Ce n'est pas seulement par un affinement de leurs capacités sensitives que les ostéopathes perçoivent autre chose que les médecins. Cela pourrait être suffisant pour rendre compte de leur capacité à percevoir d'infimes limitations de mobilité articulaire mais ne peut aider à comprendre une situation comme celle qui vient d'être rapportée.

---

18. A. CASSOURA, « Le Toucher Ostéopathique », *Revue de Médecine Manuelle Ostéopathie*, n° 35, juillet 2011, p. 41-44.

Les ostéopathes perçoivent autre chose que les médecins parce qu'ils développent une forme de réceptivité qui m'est apparue proche de celle de l'assise silencieuse : réceptivité à ce qui advient sans l'avoir imaginé *a priori*, sans attendre tel ou tel phénomène, réceptivité nécessitant un état intérieur libre et stable chez l'observateur. Dans ce type d'ostéopathie, le praticien ne pourra rien percevoir s'il ne se perçoit lui-même, pourrait-on dire. Il ne pourra être libre des informations venant de son propre corps que s'il a pris d'abord soin d'être bien en relation avec son propre corps, dans la conscience de son assise, de son équilibre. Cette place importante du corps de l'ostéopathe aussi bien dans la perception que dans la mise en œuvre de gestes thérapeutiques est déjà une différence importante avec la posture du médecin. Mais ce qui vient d'être relevé dans l'attitude intérieure, intellectuelle, de l'ostéopathe présente aussi un décalage considérable : être prêt à une « réceptivité à ce qui se présente sans l'avoir imaginé *a priori* », voilà qui est fondamentalement différent de l'attitude du médecin qui procède à un examen clinique en imaginant déjà, en fonction de l'interrogatoire, les signes qu'il va rencontrer, au point qu'il les cherche spécifiquement, car ils font partie du tableau clinique typique de la maladie à laquelle il pense déjà et qui constitue une réponse, une clef d'interprétation qui serait satisfaisante pour la situation qui lui est présentée. Réceptivité chez l'ostéopathe, recherche de signes confirmant son hypothèse chez le médecin.

Il est fréquent de constater que lorsqu'un ostéopathe, dans des publications, ou lors d'un entretien, tente de dire ce qu'il perçoit, au-delà de l'aspect mécanique, il se trouve rapidement à cours de mots. Ici encore, apparaît une grande différence avec le propos médical, qui cherche toujours à décrire avec le plus de précision possible la situation, et qui, pour cette raison, fait usage de termes techniques et des données chiffrées, car cette manière de parler lui semble la plus adaptée. Le langage ostéopathique fait très facilement recours à la métaphore, car il peine à dire, à décrire ce dont il parle. Voici comment R. Becker enseignait à ses élèves la posture que doit prendre le praticien :

> « Vous allez maintenant gagner les tables de pratique. Placez simplement les mains sur la voûte [crânienne] et travaillez tout doucement pour vous identifier au patient comme un tout, en ressentant et en voyant ce qui se passe entre vos mains. Vous pourriez dire que vous observez le patient de l'intérieur, en vous projetant directement à travers le contact de votre main[19]. »

Un tel conseil, lu par un médecin, lui apparaît comme un discours presque délirant : comment regarder à travers ses mains, comment voir ce qui se passe entre ses mains lorsqu'on les pose de part et d'autre du crâne d'un patient ? Un ostéopathe proche de cette forme de pratique de l'ostéo-

---

19. R. BECKER, *op. cit.*, p. 164.

pathie tentait de m'expliquer un jour ce qu'il percevait en disant : « Je vois le sphénoïde respirer. Enfin quand je dis que je le vois, bien sûr, je ne le vois pas... » De telles formulations sont-elles de l'ordre de l'escroquerie, tentant de faire croire aux naïfs que l'ostéopathe voit avec les mains, alors qu'il est bien évident, pour l'ostéopathe lui-même, qu'il ne voit rien du tout ? Il est tentant de conclure de cette façon si l'on part de l'idée simple et légitime que voir désigne la perception d'une image par les yeux. Mais si l'on admet que voir, dans ces formulations ostéopathiques, est un verbe utilisé de manière métaphorique, le jugement que l'on peut porter évolue. Une métaphore n'est pas une formulation opaque, ou approximative, pour tenter de faire exister dans le discours ce qui n'existe pas dans la réalité. C'est une façon de parler pour tenter de faire percevoir par l'auditeur quelque chose que l'on ne peut décrire directement avec des mots appropriés, car on s'éprouve démuni de tout vocabulaire correct pour dire ce qui se passe. Alors on va pouvoir dire : « je vois, mais évidemment je ne vois pas » sans que cette phrase ne soit incohérente. Dans cette coïncidence des opposés[20], le discours ostéopathique tente de faire partager de la manière la moins inadaptée possible une expérience de perception, de connaissance de l'autre qui est au-delà des mots.

Il y a donc ici une clef importante de lecture de la littérature ostéopathique par ceux qui ne sont pas ostéopathes : ceux-ci font de graves contresens lorsqu'ils lisent le discours comme un discours de description alors qu'il est de l'ordre de l'indication, de la suggestion. Et il ne peut en être autrement car la perception ostéopathique est connaissance beaucoup plus que sensation : « On peut seulement être conscient de la tranquillité, on ne peut pas la palper avec les mains[21] » écrivait par exemple R. Becker : être conscient et non pas palper. Sutherland parlait de son côté de « doigts qui pensent, sentent, voient et savent[22] ».

La perception ostéopathique, et son apprentissage tout au long de la vie du praticien seraient donc une forme de connaissance du patient qui devient de plus en plus profonde à la fois par le développement d'une capacité de perception sensorielle, tactile, mais aussi par une démarche intellectuelle de détachement, de dépassement de ce qui est perçu.

> « Quelqu'un m'a dit un jour : "Vous ressentez à partir du cœur, n'est-ce pas ?"
> C'est vrai. Vous apprenez à ressentir les choses au cœur du problème de votre

---

20. Il est en effet tentant d'appliquer à cette situation l'expression de N. de Cues, lointain disciple d'Eckhart au XVe siècle, dans *Trois traités sur la docte ignorance et la coïncidence des opposés*, Paris, Éditions du Cerf, 1991.
21. R. BECKER, *L'immobilité de la vie*, p. 62.
22. Cité par R. BECKER, *La vie en mouvement*, p. 54. C'est une expression fréquente chez Sutherland, on la trouve par exemple dans le prologue de sa biographie écrite par sa femme, W. G. SUTHERLAND, *Textes fondateurs de l'ostéopathie dans le champ crânien*, Vannes, Sully, 2002, p. 27.

patient à partir d'un point d'appui immobile permettant aux fonctions et dysfonctions du patient de se refléter dans votre toucher et votre perception. La première étape permettant de développer cette acuité de perception et de toucher consiste à évaluer le patient à partir du mécanisme anatomo-physiologique. Que veut vous dire le corps du patient ? Écoutez l'histoire du patient et son opinion, puis laissez cela de côté, considérez votre opinion et votre diagnostic, puis laissez-les de côté. Laissez ensuite le corps du patient vous donner son opinion. Placez vos mains sur le patient, dans la zone dont il se plaint. Laissez venir à vous la perception venant du plus profond des tissus, puis écoutez et lisez leur histoire[23]. »

Il y aurait donc trois niveaux de connaissance, dont les deux premiers doivent être dépassés pour permettre l'accès au troisième. D'abord la connaissance exprimée par le patient, l'histoire qu'il raconte et qui doit être écoutée puis laissée, ensuite la connaissance par le praticien à partir de son savoir, qui doit être envisagée, puis laissée[24], pour faire place à une écoute par le praticien de la seule connaissance qui soit importante, celle que le corps du patient a de son propre fonctionnement ou dysfonctionnement. « Seuls les tissus savent », répètent à l'envie les disciples de Sutherland. La perception ostéopathique, dans une telle perspective, n'est donc plus une recherche de signes que l'intelligence interprète en fonction des schémas de précompréhension qu'elle a acquis, mais l'écoute d'un savoir que possède le corps, même s'il n'est plus en capacité d'en faire usage. Le corps aurait la connaissance de ce qui serait nécessaire pour sortir de son dysfonctionnement, mais aurait besoin de l'aide ponctuelle apportée par le praticien pour pouvoir y accéder. Le corps sait, les tissus savent : voilà une conception du corps qui engendre plus d'une surprise à la lecture de certains textes ostéopathiques, car on y a souvent l'impression que c'est le corps lui-même qui exprime des informations, ce sont les tissus, et non le patient dans sa conscience, qui dialoguent avec le praticien.

Appuyés sur le fait que les tissus savent, les ostéopathes les écoutent et les regardent, avec les mains. Et il n'est pas rare que certains entrent même en dialogue, en communication, avec les tissus, et passent d'une attitude de perception, d'observation des tissus considérés comme des objets à une attitude de dialogue avec des tissus devenus sujets, capables de répondre à des questions. Ici encore une telle affirmation peut sembler totalement délirante. A. Cassoura[25], marqué par sa formation médicale, souligne avec humour combien il a été dérouté lorsqu'il a reçu un tel enseignement, et surtout lorsqu'il a constaté qu'il était capable de le mettre en œuvre.

---

23. R. BECKER, *op. cit.*, p. 213.
24. « La guérison ne peut se produire que dans une atmosphère sans jugement. » R. BECKER, *L'immobilité de la vie*, p. 201.
25. Voir par exemple A. CASSOURA, *op. cit.*, p. 137.

À sa grande surprise, ce médecin formé de manière tout à fait scientifique découvre une possibilité d'entrer en relation avec les organes qui attirent son attention dans l'examen ostéopathique. Il pose intérieurement des questions et perçoit à certains moments des changements de texture, de densité ou de mobilité dans l'organe, qui semble réagir à l'évocation de certains traumatismes, de certaines causes. Si je n'ai aucunement l'idée d'une possible explication d'un tel phénomène, je suis en revanche sensible à l'honnêteté de l'auteur. D'une part il raconte son propre désarroi, sa surprise devant la survenue de phénomènes auxquels il ne veut pas croire, mais dont il est bien obligé d'admettre l'existence. D'autre part il met en œuvre une éthique particulièrement rigoureuse dans sa relation avec le patient, car il comprend vite qu'une telle connaissance par les tissus peut lui apporter un pouvoir considérable dans la relation thérapeutique. Il n'énonce jamais directement les convictions auxquelles il aboutit dans son dialogue avec le corps du patient, mais pose des questions les plus ouvertes possibles pour voir si le patient confirme ou non ce qu'il a perçu. De telles pratiques ne sont pas fréquentes parmi les ostéopathes, et elles ne sauraient être considérées comme typiques de l'ostéopathie, mais elles font partie du paysage, et participent à dresser le tableau de la perception ostéopathique, expérience de connaissance de l'autre totalement déroutante pour l'esprit, si l'on veut bien en entendre le récit sans l'invalider d'emblée au nom de la foi qu'on porte exclusivement à l'approche scientifique.

Des yeux au bout des doigts

Parmi les effets de langage passablement déroutants dans le discours ostéopathique, l'usage de la référence aux yeux pour parler des doigts n'est pas le moins surprenant. J'ai rencontré plusieurs ostéopathes qui, pour me faire comprendre leur perception ne trouvaient en effet rien de mieux que de me dire que c'était comme « d'avoir des yeux au bout des doigts »... On peut noter que si un ostéopathe emploie une telle expression, il sera volontiers entendu comme un doux illuminé, alors que si un neuroscientifique démontre que la lecture Braille, avec les doigts, active les zones visuelles du cerveau[26], on entend là une découverte scientifique passionnante.

La visualisation qui semble être une part considérable de la perception ostéopathique devra faire l'objet d'une étude spécifique, mais qui serait trop longue ici. Il est en effet très difficile de préciser quelle place a le schéma anatomique dans la visualisation ostéopathique. Est-ce que l'ostéopathe se sert de ses connaissances anatomiques pour exprimer ce qu'il perçoit, l'anatomie constituant alors une sorte de langage permettant de

---

26. D. LE BIHAN, *Le cerveau de cristal*, Paris, Odile Jacob, 2012, p. 85-86.

communiquer ? Mais certains ostéopathes m'ont raconté une expérience fort différente, dans laquelle la représentation anatomique vient d'une certaine manière en premier : ils ont en tête la zone qu'ils veulent observer selon son schéma anatomique et ils comparent, si l'on peut dire, ce que leurs mains leur apportent avec ce schéma. L'anatomie ne sert donc pas ici à communiquer une perception, elle sert de cadre à celle-ci. Une troisième perspective m'a été suggérée par une émission de radio sur le thé[27]. Durant un exercice d'olfaction, on entend le journaliste Florian Delorme s'exclamer avec enthousiasme : « Vous avez annoncé que cela sentait les céréales, c'est vrai, ça pète comme du pop-corn ! » Le maître de thé Yu Hui Tseng ne le laissa pas dans une telle posture et commença à lui dire :

> « C'est vrai, on a un bouquet qui évoque la note de céréales légèrement grillées, mais derrière cela il y a plein de parfums de fleurs cachées, avec une note végétale, une note de résineux, beaucoup de fraîcheur mélangée avec du caramel. Céréales, fleurs de seringua, de magnolia, puis d'œillet qui commence à sortir, fleurs d'amaryllis, puis le sucre caramélisé, puis le sucre d'érable, puis le sucre vanillé en train de se caraméliser puis une note de crème anglaise. Est-ce que vous voyez comment cela bouge vite ? — C'est incroyable ! »

Le journaliste n'en revenait pas d'avoir senti tant de parfums différents en étant guidé, alors qu'il n'avait senti que les céréales dans un premier temps.

On peut en conclure que le maître de thé a induit des sensations, en emplissant l'imagination de son interlocuteur avec des images de fleurs ou de cuisine appétissante. Mais on peut aussi penser que nous avons du mal à percevoir ce que nous ne savons pas nous représenter, en particulier lorsque nous sommes confrontés à une expérience sensorielle inédite. Lorsque nous rencontrons un parfum, une plante pour la première fois de notre vie, bien souvent, nous ne savons pas trop que dire pour exprimer ce que nous sentons. Mais si quelqu'un apporte les mots pour le dire, non seulement nous pourrons l'exprimer, mais nous allons déployer une capacité de sensation totalement différente, comme dans cette histoire de thé.

Je me demande si l'anatomie ne joue pas ce rôle-là dans la perception ostéopathique. N'importe qui peut poser ses mains sur un crâne et sentir que c'est quelque chose de chaud et de vivant, mais sans pouvoir en dire plus. Lorsque la même perception est ressentie en référence à l'anatomie, non seulement cela permet de nommer ce que l'on ressent, par exemple en situant de manière plus précise les sensations dans la géographie du corps. Mais on ne peut se limiter à cet aspect de communication. Il y aurait aussi

---

[27]. France culture, Émission *Culture monde*, « Du *pu er* au *lu cha* : le goût du thé », 18 octobre 2012.

l'effet inverse, à l'image de la deuxième expérience du journaliste dans la maison de thé : si l'on pose à nouveau les mains avec une représentation anatomique fiable en tête, on deviendrait capable de percevoir ce que l'on n'aurait pas perçu autrement alors que c'était déjà là. Il y aurait dans ce champ bien des études à mener.

Chapitre III

LA CONNAISSANCE OSTÉOPATHIQUE

Si ce qui constitue la perception ostéopathique est loin d'être simple à comprendre, il en va de même si maintenant on se pose la question de la connaissance. À partir de cette perception si particulière du corps de l'autre, et à partir de cette conception systémique de l'être humain, à quel type de connaissance l'ostéopathe accède-t-il lorsqu'il pose les mains sur son patient? Est-ce une connaissance du même type que la connaissance médicale?

Des processus de connaissance différents

Dans son investigation clinique et paraclinique, le médecin cherche le symptôme, le signe qui lui indiquera avec une plus ou moins grande précision la présence possible de telle maladie ou de tel agent pathogène. L'ostéopathe peut, pour une part partager une telle manière de penser, lorsqu'il va chercher la limitation de mobilité d'une articulation par exemple. Mais cette donnée, qu'il serait éventuellement à même de chiffrer, comme le médecin, va être intégrée dans une forme de raisonnement qui diffère considérablement de celui de la médecine, par son caractère systémique. Ce signe local, ce dysfonctionnement identifiable en un point du corps ne sera jamais traité pour lui-même, mais envisagé dans la globalité du système que constitue non seulement le corps, mais la personne, dans son environnement. L'élément local est perçu comme étant un signe, dans le système; il ne peut donc être identifié comme étant la cause du problème, la clef qui permet d'expliquer la situation.

Reconnaître ce que l'on cherche, ou partir d'un non-savoir

Ayant mené son interrogatoire, le médecin fait en lui-même quelques hypothèses, les maladies les plus probables dont le développement expliquerait la présence des symptômes rapportés par le patient. L'examen clinique est mené comme une recherche, comme une enquête qui cherche à reconnaître les signes qui viendront confirmer ou réfuter ces hypothèses. Cherchant des signes cliniques ou paracliniques, le médecin est dans l'attente d'y reconnaître ce qu'il attendait, ce qu'il cherchait. Et c'est avec une certaine satisfaction intellectuelle qu'il trouve à l'examen ou dans les résultats de laboratoire le signe qui constitue à ses yeux la preuve que son hypothèse était la bonne. La démarche ostéopathique ne s'apparente que pour une part à cette manière de penser. Dans son côté le plus mécanique, elle pose des diagnostics de la même façon qu'un médecin.

> « Diagnostiquer, c'est chercher et trouver. Un ostéopathe cherche un désordre structurel responsable du trouble ou des troubles fonctionnels. Très schématiquement, ces désordres structurels vertébraux ou périphériques ont été baptisés "dysfonction ostéopathique". Cette dysfonction ostéopathique représente le concept cardinal de la philosophie médicale ostéopathique [1]. »

Un tel propos peut être tenu par un ostéopathe qui publie un ouvrage centré sur la dimension ostéo-articulaire de l'ostéopathie. Nous reviendrons sur cette notion de dysfonction pour la différencier de celle de maladie. Mais arrêtons-nous ici au fait que bien d'autres ostéopathes auraient sans doute du mal à affirmer aussi nettement que « diagnostiquer, c'est chercher et trouver ». Tentons d'approcher leur expérience en nous arrêtant encore sur la perception ostéopathique et sur l'attitude qu'elle exige chez le praticien.

> « Lorsque pour la première fois j'ai été invité à participer à un stage de formation continue en ostéopathie, j'ai eu la surprise de percevoir quelque chose de ce dont le formateur parlait. J'étais venu en imaginant que durant les exercices pratiques je me contenterais d'être patient, mais les ostéopathes m'ont invité à faire les mêmes exercices qu'eux. Il est bien évident que je n'ai pas eu une perception aussi fine que la leur, mais indiscutablement j'ai perçu, reconnu dans mes mains des rythmes qui ne correspondaient à aucun rythme physiologique connu, et sur lesquels j'ai pu parfois exercer une influence. Les ostéopathes sur qui je travaillais, percevant en retour, apparemment, ce que je faisais, m'ont plusieurs fois fait part de leur surprise de trouver une telle capacité de perception chez quelqu'un qui n'a aucune formation ostéopathique. »

Comment comprendre ces expériences qu'il m'a été donné de faire ? Quels en sont les fondements, quelles sont les connaissances qui les ont rendues possibles ? Je connais encore à peu près mon anatomie, même si c'est de manière nettement plus schématique qu'un ostéopathe. Mais si

---

1. O. Auquier, *Ostéopathie, Principes et applications ostéoarticulaires*, Issy-les-Moulineaux, Elsevier, 2007, p. 29.

la structure anatomique m'est connue, cette connaissance ne me prépare en rien à une telle perception, elle me permet tout juste de situer géographiquement, si l'on peut dire, ce que je ressens dans le schéma corporel. Curieusement ce que je peux identifier de plus précis pour tenter de comprendre pourquoi je me trouve ainsi disponible pour une perception à laquelle je ne me croyais pas préparé n'a rien à voir avec ma formation médicale : c'est la proximité entre l'attitude intérieure qui est celle de la méditation et la posture que l'ostéopathe doit prendre pour se rendre réceptif. Dans les deux cas, c'est une attention qui est à la fois vive et disponible : on se rend attentif, tout en ne cherchant pas à saisir, à mettre la main sur ce qui se passe. La pratique quotidienne de la méditation silencieuse depuis des années m'aurait ainsi préparé à cette perception ostéopathique. Faut-il en conclure que l'ostéopathie est une pratique spirituelle ? La réponse doit être subtile, car dans un premier temps, il faut répondre que non, au sens où ce qui est en jeu, ce n'est pas un système de référence de type spirituel ou religieux. L'ostéopathie est un métier, une pratique professionnelle, ce n'est pas une forme de prière. Ce que je perçois comme commun entre la perception ostéopathique et la pratique de la prière silencieuse, ce n'est pas un contenu d'expérience, mais une posture, à la fois physique et intérieure, une forme de disponibilité, d'inaction vigilante, d'attention libre de toute emprise sur ce qui advient.

Mais on peut aussi répondre que oui, l'ostéopathie est une pratique spirituelle si l'on prend conscience du fait que l'attitude intérieure qu'elle exige chez le praticien est beaucoup plus qu'une compétence technique, mais qu'elle est de l'ordre de l'expérience intérieure. L'expérience ostéopathique, centrée sur un mode de perception très particulier, place le sujet dans une attitude de réceptivité, de détachement à l'égard de ce qu'il connaît déjà, par compétence ou par observation de l'autre. Il lui faut laisser ce qu'il sait, et ce qu'il cherche, pour que cela vienne à lui. Il lui faut apprendre à être présent, sans être envahissant par une attention trop tendue. Cela s'apprend, par l'expérience au moins autant que par des cours ou des lectures. Cette perception est éduquée, par l'expérience et par l'acquisition de connaissances comme l'anatomie, elle n'est pas de l'ordre du don. Dans les expériences que j'ai pu faire, ni les ostéopathes, ni moi n'avons un instant employé la catégorie du don ou d'un charisme personnel plus ou moins exceptionnel pour tenter d'expliquer ce que je percevais.

C'est probablement parce que, dans une pratique d'assise silencieuse vécue dans un tout autre registre, j'ai acquis une certaine capacité à me dégager de l'intention claire, de l'efficacité mesurable, et à faire silence intérieurement par le détachement de toutes les formes de bruit, que j'ai pu percevoir quelque chose. La perception ostéopathique est perception de quelque chose qui est incontestable, au sens où cela vous saute dans les mains, vous apparaît très clairement, comme si cela s'imposait, mais dans le même moment, elle est perception d'un quelque chose qui est bien difficile à nommer, et impossible à mesurer. Les hésitations des ostéopathes lorsqu'ils tentent, à mon invitation, de me dire ce qu'ils perçoivent, la recherche de comparaisons, la nécessité de recourir à des formules métaphoriques constituent ici encore, une grande différence avec le discours médical qui vise la sobriété et la brièveté. La littérature médicale faisait encore usage de la comparaison et de la métaphore tant que la perception clinique y tenait une place importante : durant mes études, j'ai appris à faire la différence entre un foie ferme et un foie dur, et à me demander si le col de l'utérus avait une consistance ressemblant à celle des lèvres ou à celle de l'œil. Tout cela n'est plus d'actualité, le corps du médecin étant désormais mis à distance par l'autorité de la machine qui produit chiffres et images, avec le risque que le discours exprimant ces « résultats » ne soit énoncé dans l'illusion que tout est ainsi dit. Lorsque l'ostéopathie tente de dire ce qu'elle perçoit, ce qu'elle voit avec les mains, elle le fait sans jamais avoir cette illusion, car elle sait bien que les mots qu'elle emploie ne décrivent pas la réalité sous le mode de la saturation, à la façon dont un chiffre exprime purement et simplement la pression artérielle ou la quantité de potassium dans le sang.

La capacité de perception ostéopathique peut donc être pensée en analogie avec la « docte ignorance » des disciples de Maître Eckhart. Ce n'est pas l'ignorance qui rend ostéopathe, le manque de connaissances anatomiques ou physiologiques ne suscite pas la perception. Il faut acquérir une grande somme de connaissances, maintenir inlassablement à niveau son anatomie, par exemple, pour structurer sa perception et son action, et ainsi donner au geste thérapeutique toute la précision qui le rendra efficace et sûr. Mais il faut aussi savoir laisser cette connaissance, afin que le schéma anatomique ne se substitue pas à ce que le corps cherche à dire. Si le modèle de référence devient un schéma de pensée qui s'impose en toute situation, il est fort probable que l'ostéopathe passera à côté de situations hors normes, de même que l'idéologue devient sourd à un discours qui ne rentre pas dans ses catégories. La disponibilité intérieure de l'ostéopathe est donc une mise à distance d'un savoir et non pas un refus du savoir, elle est « docte ignorance[2] ».

Une connaissance qui s'impose

Un médecin ostéopathe faisait, dans un groupe de travail, cette différence entre la palpation médicale et la perception ostéopathique :

> « En ostéopathie, on ne peut définir un sens qui travaille, on entre dans une appréhension de tout de façon immédiate. Et on ne saurait définir un canal

---

2. N. DE CUES, *Trois traités sur la docte ignorance et la coïncidence des opposés*, Paris, Éditions du Cerf, 1991.

spécifique pour cette perception ; cela s'impose, comme une perception brute sans notion de sens directement impliqué. »

Son propos me semble intéressant à relever, car il rejoint des expressions souvent entendues chez les ostéopathes lorsqu'ils tentent de dire ce qu'est leur perception. D'une part, il ne faut pas identifier trop radicalement celle-ci au sens du toucher, et d'autre part, elle s'impose. Tentons de préciser cela.

L'approche ostéopathique revendique comme une des caractéristiques de son identité le fait d'utiliser les mains, et seulement les mains, pour diagnostiquer et traiter, sans la médiation d'aucun outil. Cela pourrait faire penser que le sens principalement mis en œuvre est celui du toucher. Ce n'est pas faux, bien sûr. Beaucoup des informations que recueille l'ostéopathe relève du toucher : non seulement les différents niveaux de mobilité du corps, mais aussi la consistance de la peau, sa chaleur, sa sécheresse ou son humidité. J'ai souvent demandé à des ostéopathes de m'expliquer comment ils faisaient pour « entrer dans la structure », comme ils disent, pour percevoir un organe ou une structure en profondeur sans bouger la main. La réponse est toujours la même, ils m'invitent à poser la main, à sentir la peau, puis à appuyer un peu plus pour sentir les tissus sous cutanés. Si je continue à appuyer, je sens les muscles, puis l'os. Jusque-là, je comprends. Ce qui est plus déroutant, c'est la conclusion : « ce que tu viens de faire en appuyant de plus en plus, fais-le maintenant sans bouger la main… » Il semble qu'alors, il faille quitter d'une certaine manière le sens du toucher, pour focaliser son attention sur un autre registre, car c'est par une différence d'attention, et non pas de sensation tactile, que l'on va pouvoir percevoir le foie sous les côtes. Bien que l'on m'ait de nombreuses fois invité à faire l'exercice, j'en parle avec prudence car cela ne correspond à rien dont je puisse honnêtement parler pour l'instant, contrairement à d'autres formes de perceptions ostéopathiques qu'il m'a été donné de vivre.

La perception ostéopathique est quelque chose qui s'impose. Ceci est évident une fois que l'on a fait l'expérience, mais il s'agit quand même d'une caractéristique déroutante, car si elle s'impose, comment cela se fait-il qu'elle ne soit pas de notoriété publique, comment se fait-il qu'elle ne s'impose pas aux médecins ?

« J'ai suivi un stage intensif d'initiation à l'ostéopathie dans le champ crânien organisé pour des médecins, des dentistes et des ostéopathes exclusifs. Cette forme d'ostéopathie est par excellence ce qui est récusé par la médecine comme étant une pure vue de l'esprit, W. G. Sutherland ayant développé une théorie du mouvement réciproque des os du crâne, là où la médecine a la certitude qu'aucun mouvement n'est possible. J'y allais donc non seulement pour tenter l'expérience, mais aussi pour entendre quel discours serait tenu sur cette pratique en direction des médecins. J'en suis ressorti, comme toujours avec l'ostéopathie, avec plus de questions que je n'en avais en arrivant, mais aussi avec une expérience indubitable dans les mains. Je ne sais toujours pas très bien ce qu'est ce mouvement, et quels éléments peuvent être avancés en sa faveur, car les formateurs américains n'ont pas insisté sur ce point, bien que le public soit largement composé de médecins, mais ils ont surtout laissé de la place à un travail pratique, et donc à une expérience personnelle. Je ne vois pas très bien comment les grandes ailes sur sphénoïde peuvent s'écarter, mais je ne peux nier le fait que sous mes doigts j'ai senti un mouvement qui ressemblait fort à cela. Je ne vois pas comment le liquide céphalorachidien pourrait bouger, mais j'ai été saisi lorsque, ayant les mains sur le crâne de mon binôme, je lui ai demandé de fléchir les chevilles, comme nous étions invités à le faire, et que j'ai senti dans mes mains comme l'arrivée du vague liquide. »

Ce qui est très particulier dans les expériences de perception ostéopathique que j'ai pu faire, c'est qu'elles ont eu lieu dans un climat qui ne ressemblait en rien à une surchauffe émotionnelle et ou à une induction psychologique. Le propos était toujours mesuré, parfois assez technique au plan anatomique. Dans la majorité des exercices proposés, en groupe ou en privé, les ostéopathes ne décrivent pas à l'avance ce que l'on « doit ressentir ». Ils décrivent une façon de se positionner, de placer ses doigts et ils écoutent ce que leurs élèves perçoivent. Partant ainsi à l'aveugle, si on peut dire, j'ai été plusieurs fois saisi de sentir un mouvement, une sensation souvent très étonnante s'imposer à mes mains, ou plus profondément, à moi, sans que je l'aie cherché. Les formateurs insistent d'ailleurs souvent sur le fait qu'il faut être dans une disponibilité profonde, mais que si l'on cherche avec une volonté un peu tendue, on ne percevra rien. Ceci est particulièrement vrai pour l'ostéopathie dans le champ crânien ou pour la biodynamique, je ne sais si en ostéopathie purement structurelle on dirait la même chose.

Une autre facette de l'expérience mérite peut-être d'être étudiée ici, car elle me semble assez significative de cette perception qui s'impose. Dans les différents stages que j'ai suivis, mais tout particulièrement dans le stage d'ostéopathie dans le champ crânien dont il vient d'être question, et qui permettait de bénéficier d'un encadrement très nombreux, les moments de pratique où j'ai pu m'essayer dans la posture de l'ostéopathe étaient vécus sous la supervision d'un moniteur expérimenté. Durant le stage, il y a eu de nombreux exercices où l'on était censé sentir quelque chose et où honnêtement je n'ai absolument rien senti. En revanche, à chaque fois que j'ai perçu quelque chose et que j'en ai fait la description à un moniteur, il a confirmé ce que je percevais : pas seulement un mouvement, mais une description de ce mouvement avec ses éventuelles asymétries. J'en suis arrivé à cette conviction, qui m'a été confirmée par l'un des formateurs, récent président de l'Association ostéopathique américaine (AOA) : la perception s'impose, et on ne peut se tromper à son sujet. Lorsqu'on manque d'expérience, il y a énormément d'éléments qu'un ostéopathe chevronné peut percevoir et que l'on ne soupçonne même pas. Mais ce que l'on perçoit est juste. Il m'a semblé que lorsque des moniteurs reprenaient d'autres stagiaires en leur indiquant une erreur, c'était peut-être parce que le stagiaire voulait faire un peu de zèle et décrire quelque chose qui corresponde au cours, mais qu'il ne percevait pas. En tous cas, une telle expérience ne m'est jamais arrivée : les rares fois où je perçois, cela s'impose de manière juste. Ceci est déjà déroutant, car je ne me souviens pas avoir fait une telle expérience dans l'examen clinique en médecine. Lorsqu'on apprend à écouter un cœur, on peut tout à fait confondre un rétrécissement mitral avec une insuffisance aortique, avoir l'impression d'entendre quelque chose alors que le son produit par le corps du patient est radicalement autre. Je m'attendais à de telles erreurs en faisant ces quelques pas dans l'ostéopathie, et ce n'est pas l'expérience que j'ai vécue.

« Et il me faut aller encore plus loin, car je ne peux pas dire que cette perception qui s'impose, et qui est juste, soit toujours d'ordre physique. En effet, il y a eu des situations où je percevais un mouvement, ou l'équivalent d'un mouvement, comme une sensation dans mes doigts. La sensation est déjà déroutante, car elle s'impose très nettement, comme si les doigts posés sur le crâne s'écartaient de manière visible, alors que si on les regarde, ils semblent parfaitement immobiles. Mais dans d'autres situations je ne sentais rien, physiquement. Les formateurs nous invitaient à faire confiance à notre capacité de perception, sans préciser sous quelle forme. J'ai plusieurs fois été habité par ce que j'appellerais plus volontiers une conviction qu'une perception. Cela me troublait car j'étais sûr d'un mouvement de torsion de telle partie du corps vers la gauche, par exemple, alors que je ne sentais rien. Au début, je n'ai pas prêté attention à ces convictions, pensant qu'il s'agissait d'une pure autosuggestion. Mais quand j'ai osé les exprimer auprès d'un moniteur qui percevait le patient en même temps que moi, il a validé ce que je disais. On pourra me dire que les moniteurs étant de fervents prosélytes, ils n'allaient pas contredire mes illusions. C'est peut-être le cas, mais j'ai constaté qu'ils ne se privaient pas de nous corriger avec une certaine fermeté lorsque nous nous trompions sur l'anatomie ou que nous mettions les consignes en œuvre sans suffisamment de rigueur ; je les ai aussi entendus contredire les perceptions exprimées par d'autres stagiaires. »

Ce second niveau de perception est donc au-delà du sens du toucher. Le toucher y participe peut-être, mais il n'est pas au premier plan, car la perception n'est pas ressentie comme une sensation physique superficielle.

On peut dire que c'est une forme de conviction, mais ce terme peut donner l'impression qu'elle se situe dans un registre très intellectuel, alors qu'il faudrait dire que c'est une sorte de conviction physique, même si cette expression peut sembler passablement bizarre. On sent dans son propre corps que c'est ainsi, et il n'y a pas le moindre doute. Il ne s'agit pas d'une construction imaginative à partir de l'anatomie, car la perception, cette conviction physique, est première, et le recours à l'anatomie n'intervient qu'ensuite, lorsqu'on tente de la décrire, ou de localiser ce que l'on a perçu. Il y a d'ailleurs dans ce rapport très particulier à l'anatomie une dimension assez spécifique de l'ostéopathie, car celle-ci, même lorsqu'elle décrit des phénomènes qui semblent très éloignés de la physiologie conventionnelle, les situe anatomiquement avec une précision que j'ai rarement rencontrée chez les médecins, en dehors de la chirurgie spécialisée. Il y a là de quoi dérouter un médecin qui chercherait à comprendre ce qu'est l'ostéopathie, car il entend un discours fondé dans une anatomie qu'il a apprise, mais que souvent il connaît avec nettement moins de précision qu'un ostéopathe, et dans ce cadre qu'il connaît, il entend parler d'une expérience, et d'une physiologie qui ne correspondent à rien d'interprétable selon ses catégories. La médecine ayurvédique ou la médecine chinoise, dont le propos repose sur des bases anatomiques et physiologiques radicalement différentes de celles de la médecine occidentale sont peut-être paradoxalement moins déroutante pour un médecin que l'ostéopathie qui utilise sa propre langue pour parler de tout à fait autre chose...

Nous voilà donc en présence d'une forme de connaissance qui s'impose, et qui pourtant n'est pas perçue par tout le monde. Le discours ostéopathique ne fait jamais référence à une forme quelconque de don, inné ou transmis, ou de prédisposition personnelle, se différentiant par là nettement des conceptions qui sont à la base de nombreuses pratiques thérapeutiques traditionnelles. L'ostéopathie s'apprend, et la perception est le fruit d'un apprentissage rude, long, parfois désespérant au dire des étudiants, car il évolue par étapes avec des périodes de profonde remise en question. Qu'est-ce qui fait qu'en quelques jours de stage j'ai pu percevoir quelque chose que, comme médecin, je n'avais jamais perçu ? Il ne me semble pas que ce soit une acquisition de connaissances, car l'époussetage de mes compétences anatomiques anciennes ne m'a servi qu'à nommer la perception et non à percevoir. La différence est sans doute du côté de la disponibilité : on perçoit parce qu'on est prêt à percevoir, à condition que ce soit une disponibilité qu'on pourrait dire orientée. Paradoxalement, il faut être disponible, sans chercher avec opiniâtreté, mais pourtant cette disponibilité porte sur une structure ou sur une forme de phénomène particulier. Au cours d'un stage, suivant ce que l'on est en train d'étudier, et surtout selon la manière de se placer par rapport au corps du patient, on ne perçoit pas la même chose. Il y a donc alliage entre une disponibilité et une neutralité de fond, avec une attention qui sans être tendue est cependant focalisée[3].

Une connaissance par interaction entre deux corps

Il me semble que la perception ostéopathique peut être à la structure ce qui a été décrit par J. Cosnier dans le domaine des émotions par la notion d'échoïsation :

> « Tout se passe comme si l'on utilisait son propre corps en miroir du corps du partenaire, cette "imitation", "identification", ou "échoïsation" (nous préférons ce terme) servant de source à des représentations et affects tenus pour analogues à ceux du partenaire[4]. »

Dans la vie quotidienne, les relations de communication avec autrui mettent en jeu cette capacité d'échoïsation qui n'est pas une identification, au sens où celui qui entre dans cette forme d'empathie fait bien la différence entre son émotion et celle de l'autre. Il entre dans une forme de résonance qui lui fait éprouver pour une part ce que l'autre éprouve : on peut éprouver de la tristesse en parlant avec quelqu'un qui pleure sans pour autant vivre l'expérience qui le rend triste.

> « Le corps du récepteur entre en résonance avec le corps de l'émetteur et ce phénomène permet par un mécanisme de feed-back d'attribuer à autrui des états mentaux. La perception des mouvements d'autrui induit chez le sujet percevant une activité cérébrale analogue à celle qu'il aurait s'il effectuait lui-même les mouvements : "Observer l'action de l'autre, c'est déjà construire une image de soi en train d'exécuter la même action[5]." »

---

3. Le lecteur peut être surpris de cette approche de la perception ostéopathique par l'autoanalyse de l'expérience d'un stagiaire ayant consacré quelques jours de sa vie à ce sujet. Ne valait-il pas mieux laisser ici la parole à des ostéopathes chevronnés pour qu'ils décrivent la perception qui est la leur et dont ils ont une longue pratique ? C'était bien évidemment mon projet, dans un premier temps, mais je constate que les nombreux ostéopathes avec lesquels j'ai eu des entretiens sur ce sujet ont bien du mal à dire ce qui constitue leur expérience. Ils n'ont généralement pas un discours plus explicite que celui que j'ai tenté, et s'appuient souvent sur des images, des métaphores pour tenter de se faire comprendre. C'est pourquoi il m'a semblé qu'en partant des hésitations de ma propre expérience, très limitée, de cette perception ostéopathique, je pourrais tout autant tenter d'en dire quelque chose, en ayant un accès immédiat à ce que j'essaye de décrire.
4. J. Cosnier, *Psychologie des émotions et des sentiments*, Paris, Retz, 1994, [troisième version revue et corrigée, 2006], p. 72, disponible en ligne sur [http://icar.univ-lyon2.fr/membres/jcosnier/Emotions_et_sentiments.pdf] consulté le 8 octobre 2013.
5. J. Cosnier, « Empathie et communication : comprendre autrui et partager ses émotions », dans *La communication état des savoirs*, éd. Sciences humaines, 2008, p. 149-154. Citation p. 152. L'auteur cite lui-même M. Jeannerod, *Le cerveau intime*, Paris, Odile Jacob, 2002.

Au plan physique, ce processus analysé ici dans le registre émotionnel se rapproche probablement de ce que décrivent les professeurs de chant lorsqu'ils ressentent dans leur propre corps la manière dont leur élève se positionne dans la production du son, et peuvent de ce fait lui donner des conseils valables. Qu'un professeur de chant, en écoutant son élève sans le toucher, ressente qu'il a le voile du palais trop haut ou trop bas apparaît comme un signe de compétence, mais qu'un ostéopathe puisse percevoir une dysfonction mandibulaire en posant ses doigts sur les chevilles serait un indice indubitable de charlatanisme...

Il semble donc plus juste de considérer la perception ostéopathique comme une forme de connaissance à laquelle participe tout le corps du praticien, et non pas comme un recueil d'informations dans lequel la main jouerait le rôle d'un appareil de mesure. Dans cette différence, il y a toute la différence entre médecine et ostéopathie, l'une cherchant à développer une objectivation du corps, avec la finalité d'intervenir sur ce corps pour en modifier le fonctionnement par des processus mécaniques, chimiques ou biologiques, l'autre privilégiant plutôt une approche intersubjective, une relation patient/praticien qui va avoir une dimension thérapeutique car elle va permettre au corps du patient de retrouver des modalités de fonctionnement auxquelles il n'avait plus accès. Le corps ainsi connu, au sein de cette relation, n'est pas un objet ultimement connaissable : une part de son fonctionnement est connaissable, sur les fondements de l'anatomie et à partir de la pratique d'un certain nombre de tests mécaniques, mais ultimement, la complexité des interactions systémiques entre la dimension mécanique du corps et tout ce qui relève de l'émotion, de la relation avec l'environnement, etc. échappe au thérapeute, comme au patient lui-même. Cela échappe, et pourtant il est possible d'en avoir une certaine connaissance, si l'on accepte que la connaissance ne soit pas fondée exclusivement sur l'objectivation et la mesure. Les ostéopathes donnent souvent l'impression d'une grande modestie dans leur perception, par le désir qu'ils ont de ne pas réduire la réalité perçue à ce qu'ils en perçoivent. Leur mode de perception les y encourage[6], à l'inverse d'une forme de connaissance privilégiant l'image et le nombre, car ceux-ci peuvent entretenir l'illusion qu'ils donnent plein accès à la réalité. Une fois mesurée ou rendue visible par l'image, cette réalité existe en dehors de la perception qu'en ont des sujets. James Jealous a pu suggérer[7] qu'une spécificité de l'ostéopathie serait

---

6. En cela elle correspond bien à la perception globale du corps que décrit M. MERLEAU-PONTY, *Phénoménologie de la perception*, Paris, Gallimard, 1945, en particulier dans le chapitre IV, « La synthèse du corps propre », p. 184-190. Le philosophe y décrit le fait que la perception d'une partie de son propre corps ne peut jamais se produire dans l'abstraction du reste du corps, et de la complexité des interactions entre le sujet et son corps. Il semble bien que l'ostéopathie déploie cela dans la relation entre deux sujets.
7. J. JEALOUS, « The Other Pair of Hands », *Alternative Therapies*, janvier 1998, vol. 4, p. 108-109.

cette capacité à intégrer paisiblement l'inexplicable, alors que la médecine le regarde comme de l'inconnu, non encore connu, comme une limite qu'il faut chercher à repousser.

En résumé

Tentons en conclusion de préciser les différences entre la perception médicale et la perception ostéopathique. En médecine, l'examen clinique et paraclinique recherche les signes spécifiques d'une maladie, on peut dire qu'il cherche la maladie dans le malade, et ceci explique que la relation physique entre thérapeute et patient n'y est pas indispensable. Si elle a à sa disposition d'autres moyens de trouver la maladie dans le malade, la médecine peut parfaitement se dispenser de toucher celui-ci. La démarche médicale est analytique, elle tente d'isoler dans les informations à sa disposition celles qui lui seront les plus utiles pour définir un problème qu'elle soit en capacité de résoudre. Notons également que la finalité de la démarche médicale est de soigner la maladie, c'est-à-dire d'apporter de l'extérieur des éléments qui viendront corriger les perturbations qu'elle entraîne, et dans le meilleur des cas éliminer la maladie elle-même. En déclenchant ce traitement, le médecin sait à quels résultats il veut arriver, car il sait ce qu'est la normale.

Il existe une part de la démarche ostéopathique qui relève d'un raisonnement très proche à celui de la médecine, lorsqu'elle se situe dans une approche principalement mécanique. L'ostéopathe ne cherche pas la maladie, mais la dysfonction. Il la recherche par une démarche nécessairement et exclusivement clinique et corporelle. La finalité de cette recherche peut s'exprimer dans des termes équivalents à ceux qui ont été proposés pour la médecine : apporter de l'extérieur, par des manipulations, une correction de la dysfonction à laquelle le corps n'avait plus accès par lui-même. Le mode de pensée est cependant déjà ici très différent de celui de la médecine, car il est systémique et non analytique, il ne peut isoler une dysfonction de l'ensemble des fonctions de l'organisme, et de ce fait ne peut agir ponctuellement sur une fonction, ou un organe sans tenter de prendre en compte les répercussions de cette intervention sur le système. On reste donc ici proche de la démarche médicale, mais certains éléments en sont pourtant différents.

Dans les formes d'ostéopathie qui privilégient une approche fluidique plus que biomécanique, la démarche devient fondamentalement différente, puisque le praticien ne cherche pas des signes, il entre en relation avec le patient, avec une structure dynamique. Il perçoit sans chercher cependant à saisir des éléments immédiatement interprétables, des symptômes qui pourraient, comme en médecine, participer à la construction d'un diagnostic. Il cherche à écouter, et non à déchiffrer ou à décoder le corps. Un ostéopathe me proposait cette distinction suggestive : « La main médicale cherche et la main ostéopathique écoute. » Ceci rend l'ostéopathe beaucoup plus disponible que le médecin à percevoir, et à reconnaître, qu'il est en présence de ce qui ne lui est pas connu, pas encore connu : quelle que soit son expérience professionnelle, il aborde le patient comme un être qui est, et restera pour une part, mystérieux. Et dans le temps de la thérapeutique, il vise, non pas à apporter une force de l'extérieur, mais à entraîner cette structure à explorer elle-même des modalités dynamiques différentes. Il suscite une possibilité de changement, sans savoir quel sera le résultat de ce changement. La notion de normalité laisse ici la place à celle de point d'équilibre, un équilibre dynamique, propre à chaque sujet et jamais définitif. La perception dépasse ici la sensation pour devenir connaissance, dialogue, relation. Et la pensée systémique s'élargit encore pour englober dans le système le patient, son histoire et son environnement, le thérapeute et tout ce qui les entoure, le cosmos...

La perception ostéopathique est donc une forme de connaissance passablement déroutante, qui n'entre aisément dans aucune des catégories courantes de la pensée. Elle associe une grande précision de repérage anatomique avec une attention portée à des dimensions du vivant que la médecine ne connaît pas. Je suis loin d'avoir compris en profondeur cette démarche ; j'en sais cependant suffisamment pour être convaincu qu'il s'agit là d'une forme de connaissance et de thérapeutique qui mérite d'être étudiée pour elle-même. On voit souvent des médecins qui pensent manifester leur bienveillance et leur ouverture d'esprit en reconnaissant l'efficacité de l'écoute, de l'empathie ou du contact physique[8], réduisant ainsi l'ostéopathie à une forme un peu élaborée de massage : il me semble qu'une telle posture est l'expression de la difficulté réelle que constitue l'émergence non seulement d'une pratique, mais d'un mode de connaissance radicalement nouveau. Tenter de le réduire à du connu peut être une manière tentante de ne pas penser la nouveauté.

Une thérapie holistique ou systémique ?

L'ostéopathie se situe parmi les thérapeutiques que l'on désigne facilement comme globales ou holistiques, c'est-à-dire celles qui ont comme objectif de prendre en charge le patient dans son unité. Bien souvent, thérapeutes et patients engagés dans ces démarches soulignent combien la médecine occidentale se focalise sur des éléments du corps, fonction ou organe, en perdant de vue l'unité de la personne et les interrelations entre ces éléments. L'approche holistique recherchée par les patients, ou parfois mise en avant par certains ostéopathes, mérite d'être analysée, d'une part

---

8. Voir par exemple l'intervention du Dr Romestaing citée p. 93.

pour préciser quelle en est la teneur en ostéopathie, et d'autre part pour en mesurer les enjeux et les limites.

Le patient dans sa globalité

Dans certaines médecines complémentaires, la démarche holistique trouve son fondement dans une conception psychologique ou philosophique de l'être humain, ou dans l'insistance sur l'inscription de celui-ci dans un environnement écologique ou énergétique. En ostéopathie, certains discours peuvent avoir ces caractéristiques, mais le fondement de l'approche globale est, comme toujours en ostéopathie, un fondement anatomique.

> « Toutes les parties du corps étant reliées entre elles par l'intermédiaire des tissus organiques qui le composent, le corps constitue une unité fonctionnelle indissociable, ainsi qu'une identité, une spécificité propre à chacun. Dès qu'une structure du corps présente une perturbation dans son fonctionnement, cela retentit sur le fonctionnement de structures situées à distance par le biais de ces corrélations tissulaires[9]. »

Comme nous l'avions constaté dans l'approche des principes, il est impossible à un ostéopathe de penser un os, un organe ou un muscle sans porter son attention sur toutes les formes de continuité que cet élément entretient avec les structures voisines, et sur les connexions fluidiques (sang, lymphe, air) ou électriques (nerfs) qui le mettent en relation avec d'autres structures proches ou lointaines. Cette approche anatomique entraîne une conception du symptôme comme signe prenant lui aussi place au sein d'un système plus global[10]. Il y a là un aspect essentiel de la démarche diagnostique en ostéopathie. Elle entraîne une conception analogue du geste thérapeutique.

C'est ici qu'il faut souligner l'importance épistémologique d'une évolution sémantique repérable chez les ostéopathes français, qui préfèrent parler d'« ajustement » que de manipulation pour décrire leur geste thérapeutique[11]. On pourrait penser qu'une telle évolution du vocabulaire aurait sa source dans un souci de prudence face aux publications sur les dangers de la manipulation vertébrale cervicale. Mais il y a certainement aussi le fruit d'une réflexion plus profonde, qui porte sur l'identité même de l'ostéopathie, la spécificité de sa démarche. On peut parler de manipulation chez le rebouteux qui soigne la dysfonction, le « blocage » d'une articulation précise, le

---

9. Premier principe de l'ostéopathie. Sur le site du ROF : [http://www.osteopathie.org/88-decouvrez-l-osteopathie-definition-et-concept.html] consulté le 22 janvier 2014
10. C. MARTIN, « A. T. Still, un systémicien avant la lettre ? L'ostéopathie à la lumière du raisonnement systémique », *Apostill*, n° 21, Automne 2010, p. 7-11 et n° 22, Hiver 2011, p. 35-42.
11. Voir par exemple P. JAVERLIAT, *op. cit.*, chapitre VIII.

plus souvent dans les suites d'un traumatisme. Mais l'ostéopathe est normalement incapable d'examiner telle articulation et de la traiter sans la situer dans les interactions qui constituent le système structurel et fonctionnel du patient. Aussi il ne s'agit pas tant pour lui de restaurer la fonction normale de cette articulation, sans tenir compte du reste, que d'ajuster cette articulation au fonctionnement optimal du système. E. S. Comstock qui fut un élève de J. Littlejohn à Chicago au début du XXe siècle, raconte ainsi ce qui fut au cœur de sa formation :

> « Ainsi nous voyons une progression constante dans la pensée et l'ampleur du concept d'ostéopathie du Dr Still, sans aucun changement dans le principe fondamental. Aucune école de thérapeutique n'a eu de principe fondamental aussi stable ; aucun des prédécesseurs de l'ostéopathie ne l'a jamais égalée dans la stabilité des bases de la pratique. L'ajustement était le principe fondamental de l'ostéopathie et nous savons que son application contient chaque forme concevable de dysfonctionnement structurel, fonctionnel ou environnemental qui peut affecter l'organisme humain. Le principe général de l'ajustement était divisé en trois grandes catégories, qui sont : (a) structurel, (b) fonctionnel, (c) environnemental. Un traitement par manipulation n'est pas de l'ostéopathie. Un ajustement du rachis n'est pas de l'ostéopathie. Chacun est une part de l'ostéopathie, mais doit en être considéré seulement comme une part. Pour moi, c'est une erreur de parler ou d'écrire à propos de l'ostéopathie et de la chirurgie, ou de l'ostéopathie et de la diététique, ou de l'ostéopathie et de la psychologie, comme s'il s'agissait de méthodes séparées. Pour moi, l'ostéopathie les intègre toutes et quand je donne un traitement ostéopathique, cela signifie pour moi qu'il inclut chacune d'elles sous le principe ostéopathique de l'ajustement[12]. »

Une telle prise de position donne bien la perspective de ce que peut être l'ajustement pour un ostéopathe : pas seulement une remise en fonction ostéo-articulaire, mais une intervention pour aider le patient à être plus ajusté à ce qu'il est, et à l'environnement qui est le sien. Cela peut passer par une intervention d'ordre mécanique, mais sans se limiter à cet aspect.

Bien souvent dans les textes ostéopathiques, on retrouve cet usage de la notion d'ajustement pour désigner ce qui peut permettre au sujet d'accéder à un mieux-être dans ce qu'il est, son propre corps, aussi que dans sa relation à son environnement[13]. Cette articulation entre la structure, la fonction et

---

12. E. S. COMSTOCK, article de 1928 du *Journal of American Osteopathic Association*, cité sans référence dans J. WERNHAM, *The life and times of John Martin Littlejohn*, Maidstone, The John Wernham College of Classical Osteopathy, 1999, p. 25-26. L'archiviste de l'association ostéopathique américaine, consulté, n'a pu retrouver l'origine de ce texte.
13. « L'ajustement de l'individu à son environnement représente le principe de traitement ostéopathique. » Sur le site du ROF : [http://www.osteopathie.org/88-decouvrez-l-osteopathie-definition-et-concept.html] consulté le 22 janvier 2014.

l'environnement procède d'une pensée systémique qui ne peut concevoir qu'un traumatisme, ou qu'un déséquilibre dans l'un des registres soit sans conséquences dans les autres[14].

De la demande holistique à la prise en charge : une question éthique

Parallèlement à la prise de distance de la médecine à l'égard du contact physique avec le corps du patient, on assiste à un fractionnement de l'exercice médical entre de multiples spécialités dont le champ de compétence est de plus en plus spécifique, la somme de connaissances nécessaires pour cette compétence croissant de manière exponentielle. Pour se tenir à jour dans sa spécialité un chef de service en médecine interne avait calculé qu'il lui faudrait lire seize articles par jour. Dans la pratique hospitalière en particulier, chaque médecin avance dans sa recherche sur un champ très précis afin d'y développer sa compétence. Économistes de la santé et spécialistes de santé publique encouragent cette spécialisation en constatant qu'il y a de meilleurs résultats quand la fréquence d'un geste est grande que lorsqu'elle est faible. Tout cela est compréhensible vu du côté de la recherche et de la compétence, mais cela entraîne nécessairement un fractionnement de la prise en charge du patient, qui va se trouver renvoyé d'un spécialiste à l'autre, pris en charge pour ses divers problèmes par des spécialistes qui communiquent plus ou moins entre eux, mais qui, le plus souvent n'apportent pas au patient les éléments permettant à celui-ci de percevoir les relations entre ces divers registres. Quel que soit le perfectionnement des dossiers informatisés et autres outils de communication de l'information entre professionnels de santé, et même si l'on imaginait que le patient ait un accès facile à ce dossier censé lui appartenir, ces outils ne font que transmettre des informations juxtaposées, des données, images ou chiffres, qui ne composent pas une réalité cohérente. Ces pathologies sont-elles concomitantes ou bien ont-elles une relation de causalité entre elles ? Ce nouveau dysfonctionnement est-il dû à la maladie, à son traitement ou à une autre maladie ? Pourquoi telle maladie ou tel traitement entraîne un dysfonctionnement dans une zone du corps qui lui semble bien éloignée ou bien étrangère ? Toutes ces questions qui hantent le malade, et pour lesquelles il ne trouve bien souvent pas d'interlocuteur pour prendre le temps d'y répondre, ne trouvent pas non plus leur réponse dans un dossier

---

14. « L'hygiène de vie revêt un caractère important en ostéopathie. Si l'hygiène a considérablement progressé depuis l'époque des initiateurs de l'ostéopathie, notre mode de vie moderne offre son cortège de maux, aux rangs desquels le stress occupe une place prépondérante. Des chocs émotionnels, des situations stressantes prolongées ou des conditions écologiques défavorables sont susceptibles de perturber la physiologie de l'organisme. Le trouble fonctionnel qui en découlera n'aura pas alors, une origine uniquement mécanique. » Sur le site du ROF : [http://www.osteopathie.org/88-decouvrez-l-osteopathie-definition-et-concept.html] consulté le 22 janvier 2014.

médical, ou dans les courriers qu'échangent dans le meilleur des cas les spécialistes qui prennent en charge le patient. Parfois, l'un d'eux balaie d'un « cela n'a rien à voir » la tentative de cohérence, de relation que le patient tente de proposer entre ses divers ennuis. Par cette attitude, la médecine ne résout rien, car pour le patient, cela a quand même quelque chose à voir, il y a bien un lien, au moins dans le fait que tout cela arrive en même temps au même endroit, c'est-à-dire en son corps. « La biomédecine a produit d'impressionnantes réussites techniques, mais elle ne produit pas d'histoires qui aident à vivre [15]. »

Pour développer la recherche scientifique en médecine, il est apparu nécessaire d'extraire mentalement, d'abstraire la maladie hors du malade, de manière à pouvoir penser la maladie en dehors de son contexte subjectif ou émotionnel. L'importance croissante, déjà notée, des données considérées comme objectives et de ce fait plus fiable que l'examen clinique, données chiffrées ou images numérisées participe de ce mouvement d'abstraction. Ce mouvement d'abstraction qui tend à s'intensifier par la descente, si l'on peut dire, de la maladie dans le registre non seulement microscopique, mais moléculaire, pousse, comme un changement de focale, à la dissociation que nous venons d'évoquer. Dans une telle précision de l'analyse de la maladie, dans cette descente aux profondeurs de l'infiniment petit de la molécule ou du gène, comment garder la possibilité de penser l'unité de la personne humaine, l'interaction entre les dysfonctionnements physiologiques et l'histoire de cette personne?

Le développement de l'attente d'une prise en charge holistique fait volontiers sourire dans les milieux médicaux ; on en souligne, et ce n'est pas sans raison, le caractère fantasmatique et régressif ; on met en garde, et ce n'est pas toujours infondé, contre les risques de dérive éthique qu'un thérapeute assoiffé de pouvoir pourrait développer en réponse à ce désir. Mais il est aussi nécessaire de savoir entendre ce qui se dit dans cette demande, l'immense frustration des patients lassés de jouer les boules de billard, renvoyés qu'ils sont d'un spécialiste à l'autre.

Nécessaire régulation de l'approche holistique ou systémique

Prenons le temps de nous arrêter sur la dimension éthique de cette référence à une approche globale. De nombreux patients sont aujourd'hui en demande d'une approche globale de leur santé et de leur corps et reprochent à la médecine son approche fragmentée entre les spécialités. Face à cette demande, l'ostéopathie fait une proposition d'approche globale, comme le font d'ailleurs bien d'autres thérapeutiques complémentaires.

---

15. D. PETERS, « Is complementary medicine holistic? », dans A. VICKERS (dir.), *Examining Complementary Medicine*, Cheltenham, Stanley Thornes, 1998, p. 138-146. Citation p. 139.

La question centrale est celle de l'articulation entre cette demande et cette proposition.

Dans sa demande d'approche globale, le patient exprime la perception qu'il a de l'unité de sa personne, unité de l'ensemble du corps, unité du corps et du psychisme, interaction entre les événements de sa vie et sa santé etc. On voit mal comment pourrait être récusée une telle attente. La question éthique intervient non dans la demande, mais dans la réponse, de deux manières :
- une proposition thérapeutique peut décrire sa démarche comme globale sans pour autant avoir le projet ou la prétention de prendre en charge toute la personne, dans toutes ses dimensions. Ainsi l'ostéopathie peut être décrite plus comme une démarche systémique que comme une démarche holistique : elle porte son attention sur les interactions qu'elle perçoit au sein des systèmes : la personne comme système, et la personne au sein d'un système. Cependant, elle ne prétend pas apporter un bienfait thérapeutique à chaque élément du système, que ce soit les désordres physiologiques ou les souffrances psychiques. Ici, patient et thérapeute peuvent employer le terme de « global », mais dans un sens différent ;
- il peut être dangereux qu'un seul intervenant prétende assumer l'attente exprimée par son patient d'une thérapeutique globale. Il apparaît alors comme une sorte de sauveur et risque de susciter un attachement aveugle de la part du patient, portant ainsi atteinte à la liberté de celui-ci. Il y a une part de frustration dans le rapport du patient à son thérapeute, quelle que soit la spécialité de celui-ci, qui est le signe du respect de la liberté du patient, et de la conscience que le thérapeute a de ses limites.

Ouverture

Ce premier tour d'horizon permet de comprendre que l'ostéopathie est une approche thérapeutique difficile à classer parmi les pratiques conventionnelles auxquelles elle emprunte une part de ses fondements comme l'anatomie ou la biomécanique, mais dont elle se distingue par son mode de connaissance, et par ses conceptions de la maladie et du soin. Parmi ses caractéristiques spécifiques, il semble possible de reconnaître, au-delà des différences entre les courants au sein de l'ostéopathie : la mise en œuvre d'un diagnostic et d'un traitement exclusivement manuels, sans l'aide d'outils, l'approche systémique du patient, au sein de son environnement, la confiance dans ses capacités d'autorégulation et, d'une façon ou d'une autre une identification entre la vie et le mouvement.

Comment qualifier l'ostéopathie ?

Cette première approche de l'ostéopathie, et de ce qui en constitue la spécificité, est cependant loin d'être satisfaisante. L'ostéopathie y donne sans doute l'impression d'une réalité fuyante, insaisissable, car dès qu'une idée un peu précise semble répondre à une question, soit on trouve aussitôt des formes d'ostéopathies qui ne correspondent pas à ce qui vient d'être affirmé, soit on voit rapidement se profiler des questions encore plus complexes que celle qu'on avait tenté de résoudre.

Deux solutions se présentent alors. On peut en conclure que l'ostéopathie est une réalité inconsistante, et que la difficulté à la définir manifeste clairement qu'elle n'est pas fiable. Comment accorder une place dans le système de santé à une profession qui a tant de mal à dire clairement ce qu'elle fait, et sur quels fondements elle le fait ? Mais on peut aussi réagir en considérant que l'on se trouve en présence d'une réalité si nouvelle qu'elle ne trouve pas dans le vocabulaire et les concepts disponibles dans la culture ce qui lui permettrait de dire ce qu'elle est. Est-ce que le flou conceptuel de l'ostéopathie est le signe de son inconsistance ou l'indication de sa radicale originalité ?

Une médecine et des techniques ?

Lorsque j'étudie des textes portant sur l'ostéopathie et dont les auteurs ne sont pas ostéopathes, je suis souvent surpris par la radicalité des jugements qui sont prononcés, le plus souvent de manière très sévère, et par le contraste entre la référence au fondement nécessaire des pratiques de soin dans des méthodes scientifiques et la mise en œuvre par l'auteur lui-même d'un discours qui assume rarement les exigences méthodologiques qu'il prône. On va parler sans prendre la peine de la moindre discussion d'une « formation fantaisiste[16] », d'« affirmations totalement fantaisistes[17] ». Lorsque la question de l'efficacité du traitement ostéopathique est envisagée, les rares études acceptables du point de vue méthodologique montrent que ce traitement n'apporte pas de résultats supérieurs à ceux des thérapeutiques conventionnelles, médicament ou kinésithérapie. Et pourtant cette équivalence est souvent évoquée comme étant la preuve du manque d'efficacité prouvée de l'ostéopathie. Être aussi efficace que des médicaments prescrits quotidiennement, est-ce manquer d'efficacité ?

---

16. G. NICOLAS, dans L. AUQUIER, G. CREMER, P. MALVY, C.-J. MENKÈS, G. NICOLAS, « Ostéopathie et chiropraxie », Rapport d'un groupe de travail de l'académie nationale de médecine, Paris, 10 janvier 2006.

17. J.-M. LARDRY, *Les professionnels de santé et l'ostéopathie, Complémentarité, déviance ou expédient ?*, Sophia Antipolis, Book-e-book, 2011, p. 59.

Je suis surpris du climat très conflictuel qui persiste autour de l'ostéopathie et par l'intolérance dont font souvent preuve les acteurs du débat les uns par rapport aux autres. Comment se fait-il que des chercheurs qui font inlassablement référence à la science comme fondement de leur démarche récusent sans appel un phénomène qui les surprend et qui ne rentre pas dans leurs catégories, sans chercher à le comprendre ? Pourquoi les chercheurs extérieurs au monde de l'ostéopathie ne regardent pas cette pratique et ce discours comme une question qui leur est posée ? Pourquoi les opinions énoncées dans le milieu médical sur ce sujet manifestent-elles si souvent que leur auteur n'a guère pris le temps de s'informer et se contente d'images plus ou moins folkloriques ? Pourquoi tente-t-on si facilement de clore le débat en faisant appel *in extremis* à la notion de croyance, au besoin de faire confiance, voire au besoin d'une approche magique dans un monde trop technique ? Interrogé par la télévision, un membre du conseil national de l'Ordre des médecins, cherchant pourtant à ne pas entrer en polémique sur ce sujet, ne peut éviter cette assignation de l'ostéopathie au champ de la croyance, pour éviter la question de la nature de l'ostéopathie.

> « Le contact, la capacité d'écoute, la palpation, tout cela crée une confiance et peut avoir un effet bénéfique, ne serait-ce que par cela. Après on peut penser ce qu'on veut, il y aura toujours des patients qui trouveront que le fait d'avoir eu une imposition des mains leur a fait grand bien, mais peut-être que nous sommes trop cartésiens, et que l'on a plus de mal à suivre les théories développées par telle ou telle école d'ostéopathie [18]. »

Quel est le rapport entre l'apprentissage des gestes de l'ostéopathie, dans leur lien précis avec l'anatomie ou la biomécanique, et la pratique, d'ordre rituel, de l'imposition des mains ? Le débat sur l'ostéopathie ressemble bien souvent à un débat religieux, et pas seulement à cause de la place de Dieu chez le fondateur. Lorsqu'ils font référence au besoin que le patient a de croire au miracle, les médecins ne font pas preuve d'un respect immodéré à leur égard et assimilent tous les ostéopathes à des sortes de gourous manipulateurs, alors même qu'ils sont offensés à juste raison que l'on assimile tout médecin hospitalier à un technicien inhumain. Plaçant de façon unilatérale l'ostéopathie dans le registre du croire, ils ne mesurent pas qu'ils adoptent alors eux-mêmes une attitude d'intransigeance qui n'est pas sans rappeler celle de certains croyants. Il semble en effet que la démarche de la plupart des acteurs à ce sujet soit comparable à celle de croyants acceptant avec enthousiasme, ou refusant sans débat, ce qui leur est rapporté, en fonction de leurs croyances et non dans le cadre d'une quête de la vérité : affirmer est parfois plus simple que de se laisser dérouter par des questions inattendues.

---

18. Interview du Dr P. Romestaing, membre du conseil national de l'Ordre des médecins dans l'émission « L'ostéopathie qui nous manipule », France 5, le 25 septembre 2012.

On souligne ainsi facilement la rareté des études scientifiques fiables menées sur l'efficacité de l'ostéopathie ou sur les causes possibles de son pouvoir thérapeutique. Il est possible de tirer de ce constat la conclusion qu'il y a urgence pour les ostéopathes à entrer enfin dans une telle démarche. Mais il serait tout aussi possible d'en conclure que cette situation est le signe de l'inadaptation de l'outil à la tâche. Pourquoi les ostéopathes, si désireux d'une reconnaissance large de leur pratique, n'entrent pas plus massivement dans la pratique d'études randomisées à la manière de la recherche médicale ? Est-ce simplement un manque de moyens financiers ? Cela entre certainement en ligne de compte, mais n'y a-t-il pas une incompatibilité plus fondamentale entre l'ostéopathie et ces modalités de recherche ? Il faudra tenter de creuser cette question[19].

La situation de l'ostéopathie, et le discours que l'on tient sur elle, semblent reposer sur le principe qu'en matière de maladie et de thérapeutique, la référence est la médecine, et que c'est en fonction d'elle, de sa langue et de ses méthodes qu'il faut aborder toute autre proposition. Ceci est compréhensible d'un point de vue sociologique, du fait de la position dominante de la médecine dans la culture occidentale, non seulement pour le traitement des malades, mais de manière beaucoup plus large comme la discipline qui dit ce qui est juste au sujet de l'être humain, de son corps et de sa santé. Mais ce peut être la source d'un grand déficit de réflexion, car cela ne nous rend pas capables d'analyser, avec des outils adaptés, un phénomène émergent, qui vient faire exister dans la culture occidentale des questions et des modes de connaissances qu'elle n'imaginait pas. L'inadaptation des outils intellectuels de la médecine à la recherche sur l'ostéopathie est-elle le signe du caractère anecdotique et fantaisiste de celle-ci ou l'appel à affronter une manière radicalement nouvelle de penser ? L'enjeu est de taille et l'on comprend que certains aient préféré s'en tenir à une position défensive, pointant les faiblesses de l'ostéopathie, car si l'on s'aventure à tenter d'entendre de quoi elle parle, on a vite fait de perdre ses repères et de comprendre l'ampleur des travaux épistémologiques et philosophiques qu'elle peut exiger.

---

19. Voir p. 192.

Deuxième partie

L'HISTOIRE D'UNE RELATION DIFFICILE

> « Il arrive tout naturellement
> que ceux qui croient trop à leurs théories
> ne croient pas assez à celle des autres. »
>
> Claude BERNARD

Les difficultés que l'on peut constater aujourd'hui dans la relation entre la médecine et l'ostéopathie sont un prisme d'analyse très éclairant pour tenter de préciser la spécificité de cette « autre médecine ». Il est nécessaire d'aborder ce dossier complexe tout d'abord de manière historique, pour mettre en lumière la longue histoire de ce débat, ou même de ce « divorce », pour reprendre le terme employé par A. T. Still[1] à propos de la médecine. Dans un second temps, la dimension clairement politique que prend aujourd'hui le débat en France et dans les pays qui développent une reconnaissance de la profession d'ostéopathe sera à analyser comme telle, en particulier comme la remise en question du monopole qui est celui de la médecine, mais aussi et surtout dans son articulation avec une dimension plus profonde et pourtant moins explicite qui est d'ordre épistémologique. Si médecine et ostéopathie ont eu tant de mal à collaborer et à se reconnaître mutuellement, n'est-ce pas parce que leurs méthodes, voire même ce qui fait l'objet de leur activité professionnelle, sont différents tout en étant proches ? Une telle réflexion va permettre de cerner de plus près ce qui fait la spécificité de la démarche ostéopathique.

---

1. A. T. STILL, *Autobiographie*, Vannes, Sully, 1998, p. 290.

Chapitre IV

L'IGNORANCE TOXIQUE : LA MÉDECINE VUE PAR LES FONDATEURS DE L'OSTÉOPATHIE

Historiquement, la première défiance a été exprimée par A. T. Still à l'égard de la médecine et non par celle-ci envers l'ostéopathie. À de nombreuses reprises, il a raconté comment il avait une expérience personnelle de la médecine de son temps, en ayant eu à en subir les traitements dans son enfance, en ayant vu exercer son père et en ayant exercé lui-même durant la première partie de sa vie. Lorsqu'on découvre sous sa plume la manière d'exercer des médecins américains de l'époque, les traitements qu'ils prescrivaient et l'ampleur de leurs échecs, il y a de quoi frémir, et il y a de quoi comprendre la démarche de rupture dans laquelle s'est engagé Still. La médecine de l'époque peut nous apparaître comme très approximative dans trois dimensions pourtant essentielles à son exercice : le diagnostic, le traitement et les institutions.

Le contexte institutionnel

L'ostéopathie est née dans un pays où la médecine n'avait pas le même statut qu'en France. En effet, à l'époque où Andrew T. Still met en œuvre sa nouvelle pratique thérapeutique, il existe un équivalent de l'Ordre des médecins, l'*American Medical Association*, mais cela n'implique pas que tout médecin en soit membre. Si sa fondation[1] date de 1847, elle était loin d'avoir suscité, dans la deuxième moitié du XIXe siècle une organisation globale de la profession et de la formation. En 1904, les études de médecine sont dispensées dans 154 écoles pour l'ensemble des États-Unis, réunissant plus de 24 000 étudiants ; or seulement 7 % d'entre eux avaient un *college degree*,

---

1. Convention du 7 mai 1847 à Philadelphie, Pensylvanie, réunie à la suite d'un appel lancé en 1845 par le Dr Davis, membre de la *New York Medical Association*. Cette première convention s'est donnée pour tâche d'élaborer les premiers principes d'éthique médicale américaine et de définir le contenu des études. [http://www.ama-assn.org], consulté le 8 octobre 2013.

c'est-à-dire le diplôme nécessaire pour entrer à l'université[2]. Il faudra attendre le rapport Flexner, publié en 1910 et mis en œuvre dans les décennies suivantes, pour qu'une réforme de la formation médicale soit entreprise aux États-Unis et que soient supprimées les écoles privées qui étaient le principal lieu de formation médicale jusque-là.

De même, en particulier dans les territoires proches de la frontière, ces terres immenses dans lesquelles avançaient les pionniers, la plupart des médecins se formaient non pas dans une faculté, mais par apprentissage auprès d'un médecin plus expérimenté[3]. Le père de Still était à la fois prédicateur méthodiste et médecin, ce qui ne doit pas amener trop rapidement à le considérer comme une sorte de charlatan religieux : la plupart des médecins exerçant dans le *Middle West* avaient reçu une formation équivalente à la sienne et ne possédaient pas plus de diplôme que lui. Jusque dans les années 1880, aucun diplôme ne marquait l'accès officiel à la capacité de soigner et de prescrire[4].

Cette situation de la médecine aux États-Unis à l'époque de la fondation de l'ostéopathie est indispensable à connaître pour comprendre l'impression de flou que le lecteur français peut ressentir lorsqu'il examine les rapports de la nouvelle discipline avec la médecine. Selon les publications, le père de Still est en effet présenté comme un médecin ou comme un rebouteux. Un ostéopathe parle du père en le désignant comme médecin : « Il bénéficie également de l'expérience de son père, médecin des réserves indiennes[5]. » On ne sera pas étonné qu'une telle désignation ne se retrouve pas dans le rapport de l'Académie de médecine : « Il est le fils d'un pasteur méthodiste, occasionnellement guérisseur, installé dans le nord du Missouri[6]. »

Comme on le perçoit ici, il peut y avoir une dimension idéologique dans le choix du terme employé pour désigner le travail d'Abram Still, mais il est possible d'y reconnaître aussi la difficulté rencontrée par des Français d'aujourd'hui pour désigner cette activité. Cet homme n'était pas rebouteux car il ne faisait pas de manipulations corporelles : il prescrivait légitimement les traitements en usage dans la médecine la plus officielle, sans être cependant docteur en médecine comme on peut l'être aujourd'hui. Et il faut insister sur le fait que ce n'était pas de sa part un choix personnel de se tenir

---

2. Étude du ministère de l'Éducation réalisée en 1904, et résumée par E. R. BOOTH, *History of Osteopathy and Twentieth-Century Medical Practice*, Cincinnati, Jennings and Graham, 1905, p. 225.
3. C. TROWBRIDGE, *Andrew Taylor Still, 1828-1917*, Truman State University Press, 1991, p. 53, traduction française, p. 80.
4. M. KAUFMAN, *American Medical Education: The formative Years 1765-1910*, Westport Conn, Greenwood Press, 1976, p. 201-203.
5. J.-P. GUILLAUME, *Être vivant. L'ostéopathie, nouvelle médecine humaniste*, Paris, Anne Carrière, 2009, p. 34.
6. P. MALVY, dans L. AUQUIER, G. CREMER, P. MALVY, C.-J. MENKÈS, G. NICOLAS, « Ostéopathie et chiropraxie », Rapport d'un groupe de travail de l'académie nationale de médecine, Paris, 10 janvier 2006.

dans une certaine marginalité : par sa formation et sa manière d'exercer, il était représentatif des médecins de son temps et de sa région.

Après avoir appris le métier aux côtés de son père, Andrew T. Still a suivi plus tard, alors qu'il avait une trentaine d'années, quelques cours à l'école de médecine de Kansas City. Il ne va pas jusqu'au diplôme. À quoi correspond une telle école ? À rien qui ressemble à une faculté de médecine : la formation dure deux années, elle comprend des cours qui sont dispensés de novembre à février, et répétés l'année suivante, sans aucun apprentissage clinique et pratique. De nombreuses écoles de médecine proposaient une formation de ce type, et l'obtention du diplôme y était plus liée au prix payé à l'inscription qu'à l'assiduité aux cours. Son abandon d'une telle formation ne doit donc pas être interprété comme celui d'un étudiant qui quitterait aujourd'hui la faculté au milieu de ses études et ouvrirait un cabinet médical. Une telle formation ne l'a pas empêché de servir comme médecin durant la guerre de Sécession, et d'obtenir de l'État du Missouri une autorisation d'exercer[7] comme médecin et chirurgien, en date du 28 juillet 1883. Selon les règles en vigueur à cette époque et dans ce pays, il était donc légitimement médecin. Le décrire comme un rebouteux ou un guérisseur est une prise de position idéologique et pas une affirmation fondée historiquement.

Lorsque, dix ans plus tard, il a développé cette nouvelle méthode thérapeutique qu'est l'ostéopathie, il a mis en place une formation du même type que celle qui était désormais mise en place pour les médecins, par des cours dans un collège et non pas par apprentissage. Lorsqu'il a cherché à obtenir pour ce nouveau métier et pour la formation une reconnaissance officielle, il ne s'est pas adressé à une école de médecine pour en constituer un département ou une spécialisation, mais à l'État du Missouri. On peut constater que la reconnaissance de l'ostéopathie, lorsqu'elle a été faite de manière officielle a été une décision d'ordre politique et non pas d'ordre scientifique. Ce n'est pas par la reconnaissance, selon des méthodes médicales, de la vérité de ses fondements ou de l'efficacité de ses traitements, mais par des décrets que l'ostéopathie est devenue une profession à part entière, dès les origines aux États-Unis, mais également en Grande-Bretagne en 1933 ou en France en 2007.

Bien que cela nous semble très surprenant, il faut donc bien reconnaître que, lorsqu'en 1892, A. T. Still met sur pied la première formation d'ostéopathes sous la forme de deux périodes de quelques mois réparties sur deux années, il met en place un programme d'étude qui semble bien rapide, mais qui ne fait que reproduire le mode de formation des médecins qu'il a connu.

---

7. Publiée en ligne par le site des archives nationales du Missouri.

La pratique médicale

Le système de pensée médical le plus développé aux États-Unis à l'époque de A. T. Still est parfois désigné comme la médecine héroïque, non à cause du courage qu'elle aurait exigé des médecins, mais du fait des souffrances qu'ils infligeaient au patient ! Le diagnostic reposait sur une théorie diffusée par Benjamin Rush, qui voyait dans la fièvre la cause de la plupart des maladies. La fièvre entraînant des constrictions des vaisseaux sanguins et des viscères, le principal traitement consistait à rétablir une libre circulation des fluides par la saignée, le lavement et l'administration d'émétiques.

Cette médecine de la seconde moitié du XIXe siècle reste très marquée par les pratiques thérapeutiques des siècles précédents. Si la préférence des médecins va désormais à des substances chimiques plutôt qu'à des préparations d'ordre magique mêlant toutes sortes de composantes animales et végétales, ils restent cependant très pauvres dans leur arsenal thérapeutique. La saignée reste le traitement vedette, appliqué à tout ce qui apparaît comme étant une forme d'inflammation. Divers produits sont administrés selon les diagnostics, sans que la science médicale de l'époque ne puisse établir un lien entre les caractéristiques chimiques du produit et son éventuel effet thérapeutique. Les manuels présentent ces traitements en se référant à des autorités, parfois jusque dans l'antiquité, autorités médicales qui ont fait part des bons résultats qu'ils avaient obtenus.

Ici encore, il ne faut pas trop vite regarder la médecine du *Middle West* comme particulièrement archaïque. Le médecin français contemporain de A. T. Still pouvait fonder son travail sur un manuel largement diffusé qui vantait, pour le traitement de la diphtérie[8], les mérites du calomel, un dérivé du mercure dont Still fait son ennemi personnel car il empoisonne les malades, leur fait tomber les dents sans leur apporter aucun soulagement. L'auteur de ce manuel, un contemporain de Claude Bernard, signale que ce produit est très utilisé par les médecins anglais. Notons au passage qu'il n'hésite pas à recommander très vigoureusement la saignée abondante lorsque le patient atteint de diphtérie présente des hémorragies digestives...

Still évoque à de nombreuses reprises les trois prescriptions majeures des médecins dont il veut à tout prix se distinguer : le calomel, l'alcool et l'opium. Il attaque vigoureusement les médecins pour les ravages qu'ils font avec ces produits, en particulier les drames familiaux qu'ils suscitent par l'accoutumance à l'alcool et à l'opium dont ils sont eux-mêmes parfois les victimes. Ici encore, la comparaison avec le manuel français est éclairante, car l'opium y fait l'objet d'une prescription assez banale, pas seulement pour lutter contre la douleur, mais comme traitement de nombreuses maladies,

---

8. F.-L.-I. VALLEIX, *Guide du médecin praticien ou résumé général de pathologie interne et de thérapeutique appliquée*, deuxième édition revue corrigée et augmentée, Paris, J.-B. Baillière, libraire de l'Académie nationale de médecine, 1850, t. II, p. 386.

dont la bronchite chronique. La critique de Still porte sur la dangerosité de ces traitements, leur inefficacité, mais également sur l'incompétence avec laquelle ils sont prescrits : il semble bien que quels que soient les signes cliniques, le patient avait de grandes chances d'absorber du mercure, du whisky et de l'opium. Un chercheur a montré que, durant la guerre de Sécession, 61,8 % des prescriptions faites par les médecins militaires comportaient le whisky et le brandy comme seul ingrédient[9]. Lorsque le Dr Hamond fut nommé chirurgien général de l'armée de l'Union, il voulut supprimer de la liste des médicaments les dérivés du mercure comme le calomel, qu'il considérait comme inutile et dangereux. Cela lui valut d'être traduit en cour martiale et jugé coupable de conduite discourtoise, car une telle décision risquait de favoriser la pratique des homéopathes et des botanistes[10].

L'efficacité thérapeutique

Les médicaments prescrits par les médecins contemporains de Still sont dangereux, toxiques et de plus inefficaces. On perçoit bien qu'il serait prêt à accepter que certains traitements puissent être douloureux, voire même potentiellement dangereux, s'ils étaient prescrits avec une grande chance d'efficacité dans les maladies graves. Mais, il est en revanche inacceptable de mettre en péril la santé et même la vie des patients sans obtenir le moindre résultat. « Permettez-moi, écrivait Still, de dire que j'aime les vieux docteurs pour leur loyauté. À cause de leur échec total, je ressens pour eux de la compassion. Je sais que leurs intentions étaient bonnes[11]... »

A. T. Still a donc de bonnes raisons d'afficher une grande réticence à l'égard de la médecine. Son rejet de la prescription médicamenteuse a certainement beaucoup contribué à son attachement à une thérapeutique strictement manuelle, qu'elle soit chirurgicale ou ostéopathique. Mais il faut affiner cette approche contextuelle sur deux points. Le premier qui est la prise en compte d'une critique de la thérapeutique au sein même de la médecine, le second qui est le décalage probable de Still vieillissant par rapport à ce que la médecine était en train de devenir dans les dernières années du siècle.

> « Le dix-neuvième siècle est une période singulièrement marquée par le passage d'un "hyperactivisme" dans le recours aux médicaments à un scepticisme, voire à un nihilisme thérapeutique. À des moments différents selon les sociétés, les médecins auraient ainsi été amenés à bannir de leurs pratiques

---
9. J. H. WARNER, *The Therapeutic Perspective: Medical Practice, Knowledge and Identity in America, 1820-1855*, Cambridge, Harvard University Press, 1986, p. 98-99.
10. C. TROWBRIDGE, *Naissance de l'ostéopathie*, p. 126. Son propos s'appuie sur l'étude de G. W. ADAMS, *Doctors in Blue: The Medical History of the Union Army in the Civil War*, New York, Schuman, 1952.
11. A. T. STILL, *Ostéopathie, recherche et pratique*, trad. P. Tricot, Vannes, Sully, 2009 p. 19.

l'utilisation abondante et intempestive de substances et de traitements violents tels que la saignée et les purgations. Devant les échecs répétés de la "médecine héroïque" et les constats d'inefficacité soutenus par une statistique médicale qui s'organise, le corps médical aurait versé, à des degrés divers, dans la pratique d'une médecine expectante, c'est-à-dire d'une médecine toute entière axée sur la prévention et fondée sur le pouvoir de guérir de la nature. Selon cette position, le recours au médicament pour soigner serait minimal et n'interviendrait que pour soutenir la nature dans son œuvre de guérison ; pour aider en somme le corps à guérir de lui-même et à recouvrer son équilibre. Le primat de la *natura medicatrix* aurait entraîné le rejet d'un arsenal thérapeutique désormais considéré comme inutile et dangereux. Les dernières décennies du XIXe siècle sont pourtant le théâtre d'un renouveau à cet égard. Les progrès de la chimie et de l'étude des effets physiologiques des substances médicamenteuses préfigurent l'entrée dans la modernité thérapeutique que caractérisent l'antibiothérapie, la multiplication des vaccins et le déploiement d'un arsenal capable d'éradiquer des maladies infectieuses contagieuses et mortelles[12]. »

Il est intéressant de trouver dans cette recherche d'histoire de la médecine en Amérique du Nord des idées très proches de celles de Still : remise en cause des thérapeutiques classiques, confiance accordée à la *natura medicatrix*. En revanche, la fin du texte suscite la question de savoir si la médecine contre laquelle continue de se battre Still au moment où il fonde son collège est réellement celle qui est toujours pratiquée autour de lui ? L'obstination dangereuse des prescripteurs de calomel, de whisky et d'opium n'était-elle pas plutôt celle des médecins antérieurs à la guerre de Sécession, contemporains de ceux qui ont été incapables de sauver les enfants de Still de la mort par méningite ?

La difficulté éprouvée par Still à intégrer dans son programme de formation des enseignements médicaux autres que l'anatomie, sa méfiance à l'égard de la physiologie enseignée par J. M. Littlejohn donnent l'impression d'une position farouchement défendue, sur des arguments finalement un peu obsolètes et peu remis en question. Il est important de noter que personne, même parmi les disciples qui se veulent les plus fidèles au fondateur n'a suivi celui-ci dans son intransigeance à l'égard de la médecine et de l'intégration de connaissances médicales dans la formation des ostéopathes. Le combat a probablement paru inadapté car l'adversaire n'était plus le même. N'oublions pas que c'est en 1885 que Pasteur a su soigner la rage, que l'aspirine a été synthétisée en 1893 et qu'en cette fin de siècle l'antisepsie chirurgicale était de pratique systématique, trois signes parmi d'autres d'une évolution de l'efficacité médicale que Still semble avoir méconnue.

---

12. J. COLLIN, « Entre discours et pratique, les médecins montréalais face à la thérapeutique, 1869-1890 », *Revue d'histoire de l'Amérique française*, vol. 53, n° 1, été 1999, p. 61-92.

Il était indispensable de prendre le temps de comprendre ce que Still désigne par les termes de médecine et de drogues, et ce sur quoi porte sa rupture sans appel avec les médecins, pour éviter des anachronismes dans l'application de certains de ses textes à la situation actuelle. Si l'ostéopathie se présentait comme une anti-médecine aujourd'hui avec la virulence des positions de Still sur la médecine de son temps, elle justifierait cette affirmation désabusée de l'Académie de médecine : « L'ostéopathie d'aujourd'hui a conservé cette caractéristique fondamentale [d'anti-médecine], même si la médecine n'a plus rien à voir avec ce qu'elle était il y a 150 ans[13]. »

C'est à cause de la dangerosité et de l'inefficacité totale de la plupart des produits prescrits à son époque qu'il « divorce de l'allopathie[14] » et s'engage dans une démarche thérapeutique radicalement différente. Sa conviction fondamentale au sujet de la présence dans le corps de capacités d'auto-guérison a été renforcée par la constatation de l'inefficacité des pratiques qui cherchaient à apporter la guérison de l'extérieur. Cette situation conflictuelle a pu l'amener à radicaliser son propos sur l'auto-guérison, car on a parfois l'impression, à le lire, que le rétablissement d'une liberté de circulation sanguine viendra à bout de tous les cancers.

Si le rejet par Still de la médecine au nom de son inefficacité dangereuse ne peut être assumé tel quel par les ostéopathes d'aujourd'hui, on ne peut nier que l'on trouve souvent, chez eux et chez les patients qui les consultent une certaine réserve à l'égard de la prescription médicamenteuse, une attention inquiète portée aux effets secondaires des médicaments, effets secondaires que la médecine présente comme un mal nécessaire et que l'ostéopathie regarde parfois comme une raison suffisante pour éviter leur usage.

---

13. P. MALVY, dans L. AUQUIER, G. CREMER, P. MALVY, C.-J. MENKÈS, G. NICOLAS, « Ostéopathie et chiropraxie », Rapport d'un groupe de travail de l'Académie national de médecine, partie II, Paris, 10 janvier 2006.
14. A. T. STILL, *Autobiographie*, Vannes, Sully, 2008, p. 290.

Chapitre V

L'INEFFICACITÉ DANGEREUSE : L'OSTÉOPATHIE VUE PAR LA MÉDECINE

Si l'ostéopathie ne s'est pas montrée tendre envers la médecine à l'époque de sa fondation, la réciproque est également vraie. La différence est peut-être que l'ostéopathie a su évoluer dans son regard sur la médecine et n'en est pas restée à l'opposition frontale que prônait son fondateur, alors que la médecine persiste souvent dans sa difficulté à aborder paisiblement la question de l'ostéopathie. Elle est parfaitement en droit d'adresser des questions à l'ostéopathie, de mettre celle-ci face à ses contradictions ou de l'appeler à affiner ses concepts. Mais elle le fait, depuis plus d'un siècle, d'une manière qui d'une part manifeste souvent qu'il s'agit de la défense d'une position sociale plus que d'un débat scientifique, et surtout qui porte le plus souvent la marque de l'incompréhension profonde de ce qu'est l'ostéopathie chez les médecins. La question est le plus souvent posée en terme d'efficacité et de fondements scientifiques de la discipline, avec une certaine cécité sur la différence profonde de manière de penser entre ostéopathie et médecine. Cette incompréhension n'est pas nouvelle, la première histoire de l'ostéopathie, publiée en 1905, en faisait déjà état : « Il est à peu près impossible pour un ostéopathe de lire un journal médical sans y trouver la preuve de ce que la profession médicale ne saisit pas l'idée ostéopathique et ne comprend pas les principes qui guident son application[1]. »

Le long combat de la Science contre les charlatans

Il faut situer l'hostilité des institutions médicales à l'égard de l'ostéopathie dans le contexte historique plus large de la lutte séculaire de la médecine contre les charlatans. On peut constater en effet que ce combat est très ancien, beaucoup plus ancien que le tournant scientifique de la

---

1. E. R. BOOTH, *History of Osteopathy and Twentieth-Century Medical Practice*, Cincinnati, Jennings and Graham, 1905, p. 226.

médecine au XIXe siècle. Au Moyen Âge déjà, la médecine, enseignée à l'université, se différenciait très vigoureusement des guérisseurs non diplômés. De même, l'ordonnance de Marly par laquelle est institué officiellement le monopole médical en France le 18 mars 1707 commence par cette phrase :

> « L'attention que nous avons toujours eue pour tout ce qui peut contribuer à la conservation et au bien de nos sujets nous a souvent engagés à employer notre autorité pour empêcher que des personnes sans titre et sans capacités ne continuassent d'exercer la médecine sans y apporter souvent d'autres dispositions que l'art criminel d'abuser de la crédulité des peuples, pour s'enrichir aux dépens de la santé et de la vie même des malades qui avaient le malheur de tomber entre leurs mains[2]. »

La différence entre le charlatan et le médecin à cette époque est celle du diplôme et non celle de la rationalité ou de la scientificité. Alors qu'elle prescrivait, encore et pour longtemps, la thériaque[3] et la saignée, la médecine se battait déjà contre les charlatans pour assurer la protection des malades. Ce n'est donc pas son entrée dans une démarche scientifique moderne, au XIXe siècle, qui a suscité le combat de la médecine contre ceux qu'elle considère comme des charlatans, mais une conception beaucoup plus ancienne du pouvoir thérapeutique.

Aux États-Unis, la fondation en 1847 de l'*American Medical Association* s'est faite dans une double perspective : réformer les études médicales et établir la légitimité exclusive des médecins, face aux thérapeutes non-médecins considérés comme des charlatans. Mais que pouvait-on prouver de l'efficacité médicale en 1847 ? La médecine qui ouvre le combat contre les thérapeutes non-médecins, combat dont elle sortira largement gagnante au XXe siècle, est bien celle contre laquelle se battra Still trente ans plus tard. Le combat contre les charlatans est mené à cette époque par des médecins dont les thérapeutiques sont largement inefficaces et pour une grande part dangereuses.

La biomédecine américaine moderne a remporté un singulier succès en excluant les concurrents par la mise en cause de leur légitimité. Ses précurseurs, les « réguliers » du XIXe siècle, établirent leur stratégie pour combattre les homéopathes, les éclectiques et autres concurrents et l'ont codifiée dans le code d'éthique de l'AMA de 1847. Cette dynamique, avec des modifications occasionnelles, a conduit la médecine à son triomphe du début du XXe siècle et est toujours opérationnelle cent cinquante ans plus tard. Mais un chercheur a fait remarquer qu'il est probable que lors de la

---

2. *Édit du Roy portant règlement pour l'étude et l'exercice de la médecine donné à Marly au mois de mars 1707 et registré au parlement le 18 mars 1707*, Paris, J. Quillau, 1728.
3. Médicament prescrit dans de nombreuses maladies, la thériaque était composée d'une soixantaine d'extraits d'animaux (chair de vipère, rognons de castor…) et de plantes. Elle n'a été retirée du Codex qu'à la fin du XIXe siècle.

fondation de l'AMA, les homéopathes avaient pourtant plus les moyens de se structurer en association : comme leur démarche se réclamait d'une attitude scientifique, ce n'est pas faire de l'histoire fiction que de considérer que s'ils avaient su se structurer à temps, cela aurait pu être eux qui auraient été les médecins scientifiques américains, pourchassant le charlatan [4]...

Mais est-il possible de donner une date où le combat pour la défense d'un monopole, au moins en France, aurait laissé la place aux droits de la raison ou de la science ? La question est bien difficile, puisqu'on peut constater avec Isabelle Stengers [5], que la médecine n'a jamais fini de mener ce combat contre les charlatans, alors que la chimie contemporaine n'éprouve plus depuis longtemps le besoin de se démarquer de l'alchimie et que les astrophysiciens n'ont que faire des astrologues. Pourquoi alors les médecins, et en particulier les institutions médicales poursuivent ce combat d'une impressionnante continuité contre les charlatans ? Je propose de laisser pour l'instant cette question ouverte afin de la garder en mémoire en lisant les documents qui permettent de percevoir les enjeux du conflit entre médecine et ostéopathie. Nous tenterons de la reprendre à la lumière de ce dossier.

Aujourd'hui, le regard porté par les médecins sur l'ostéopathie peut être étudié de différents points de vue : nous ouvrirons ce dossier par l'examen des textes publiés par des institutions, l'académie nationale de médecine et le conseil national de l'Ordre des médecins, puis nous examinerons les critiques parfois virulentes présentes dans des publications faites par des médecins à titre personnel. Enfin, nous pourrons relever des signes d'une évolution, en prenant connaissance de trois rapports publiés récemment, qui abordent la question de manière renouvelée, et moins polémique.

La situation de l'ostéopathie dans la société française est en train d'évoluer, de même que le regard porté sur elle par un nombre croissant de médecins. Est-il alors nécessaire d'analyser des textes souvent critiques, qui apparaîtront peut-être bientôt comme les manifestations d'un combat dépassé ? Il me semble que oui, non pas parce que leur contenu va nous apporter des éléments décisifs de réflexion ou parce que l'autorité de ces textes aurait fait de leur publication une étape décisive dans le dialogue entre médecine et ostéopathie. C'est, une fois encore, l'approche méthodologique qui me semble utile ici, car la lecture attentive des textes permet de mesurer combien l'attitude scientifique revendiquée par les auteurs dans leur critique de l'ostéopathie est mise en œuvre avec une rigueur souvent discutable. Cela vient déplacer le débat, qui ne se situe pas entre médecine et science d'une part contre ostéopathie d'autre part, mais entre médecine et ostéopathie, dans leur référence à la connaissance et à la méthode scien-

---

4. P. R. WOLPE, « Alternative Medicine and the AMA », dans R. B. BAKER (ed.), *The American Medical Association*, Baltimore, The John Hopkins University Press, 1999, p. 218-239.
5. I. STENGERS, « Le médecin et charlatan », dans T. NATHAN et I. STENGERS, *Médecins et sorciers*, Paris, Les Empêcheurs de penser en rond, 1995, p. 117-118.

tifique. Une méthode qui va nous apparaître comme bien difficile à mettre en œuvre dans les deux disciplines : il nous faudra tenter de comprendre pourquoi.

Quelques textes institutionnels

En France, la reconnaissance du titre d'ostéopathe par la loi de 2002 et les difficultés de sa mise en application ont suscité des prises de position très explicites des institutions médicales nationales sur l'ostéopathie, alors qu'elles n'avaient souvent évoqué cette pratique auparavant que dans le cadre plus large d'une hostilité à l'égard des médecines alternatives.

Académie nationale de médecine

L'académie nationale de médecine a approuvé le 10 janvier 2006 un rapport intitulé « Ostéopathie et chiropraxie », et préparé par un groupe de travail composé de L. Auquier, G. Cremer, P. Malvy, C.-J. Menkes, et G. Nicolas. Ce texte n'était pas d'une grande rigueur scientifique, mais il est cependant important de s'y arrêter, car il manifeste comment une des plus hautes autorités médicales françaises a pu juger l'ostéopathie, au nom de quels critères et avec quelles méthodes. Il est de plus incontournable, car il est encore aujourd'hui souvent cité par les adversaires de l'ostéopathie.

Le groupe de travail était composé de médecins ; il présente à la fin de son rapport la liste des personnalités qu'il a auditionné : neuf médecins, la plupart chefs de service, et aucun ostéopathe.

Le rapport fait tout d'abord un état des lieux de la formation des ostéopathes et chiropracteurs en France, en distinguant les praticiens issus des études de médecine et formés au cours ou à la suite de leur cursus universitaire, et les non-médecins formés dans des écoles privées d'ostéopathie dont elle qualifie l'enseignement de « fantaisiste », « sans fondement scientifique » et conduisant à « des pratiques considérées comme illégales ». Cependant ces allégations restent non argumentées dans le texte du rapport. Le fait qu'un grand nombre d'écoles d'ostéopathie fasse appel à des médecins et des chirurgiens pour assurer les cours des matières fondamentales ne semble pas connu des auteurs du rapport qui sinon n'auraient pu utiliser de tels termes pour juger l'enseignement donné par leurs confrères.

L'Académie pose également le problème de l'évaluation scientifique des pratiques ostéopathiques. Selon ce rapport, les ostéopathes identifient des lésions à l'origine de la maladie par la palpation, et ces lésions ne sont pas démontrées à l'heure actuelle de manière scientifique, malgré les progrès de la science et de l'imagerie médicale. Il faut reconnaître dans une telle constatation l'application à l'ostéopathie du mode de pensée médical : l'ostéopathe n'identifie pas « des lésions à l'origine des maladies », puisque sa question n'est pas celle de la maladie, mais celles de la fonction et du système que constitue le patient dans et avec son environnement. Il tient compte des maladies dont le patient lui parle, et qui sont du registre de compétence du médecin, mais il n'a pas l'illusion, en trouvant une dysfonction locale de tenir « l'origine de la maladie », la clef qui expliquerait tout et permettrait de tout soigner. On voit également affirmée dans ce texte la supériorité épistémologique de l'image sur la perception physique : l'imagerie médicale ne retrouvant pas trace de ce que prétend trouver la perception, celle-ci est donc invalide.

De même sur le plan thérapeutique, l'Académie évoque la difficulté de la preuve scientifique de l'efficacité dans un domaine où elle estime importants les facteurs de guérison spontanée, de l'effet positif du contact physique avec le soignant et du langage simple utilisé. En prenant l'exemple des manipulations vertébrales ostéopathiques, elle s'appuie sur des études qui concluraient que l'efficacité est au moins égale et, dans certains cas, supérieure aux traitements traditionnels. Dans le même temps elle réfute le caractère insuffisamment scientifique de ces études, et aborde la question des accidents des manipulations vertébrales, rares, mais qui seraient plus nombreux dans le cas où le manipulateur est non-médecin. Il est rappelé que le médecin est le seul autorisé à diagnostiquer et traiter les troubles associés à certains dysfonctionnements.

Sur le plan de la pensée philosophique, l'Académie nationale de médecine se réfère au fondateur de l'ostéopathie, Still, pour expliquer l'opposition entre l'ostéopathie et la médecine. Celui-ci aurait fondé ses recherches et ses réflexions sur son ressentiment à l'égard de la médecine qui n'avait pas pu sauver sa femme et trois de ses enfants de la mort. L'ostéopathie aurait gardé « le caractère d'anti-médecine de ses débuts », tout en cherchant à occuper tout le terrain de la médecine conventionnelle, par son approche diagnostique.

Le succès que rencontre l'ostéopathie aujourd'hui s'explique en partie aux yeux des auteurs par le besoin d'irrationnel du malade, qu'il ne trouve pas en médecine conventionnelle. En répétant que l'ostéopathie et la chiropraxie se basent sur des *a priori* dénués de fondement scientifique, l'Académie suggère de réserver certaines pratiques manuelles aux seuls médecins formés en médecine physique et de réadaptation, et de laisser les autres aux kinésithérapeutes en y intégrant les manipulations ostéopathiques.

En conclusion, l'Académie de médecine cherche donc à la fois à affirmer le caractère d'anti-médecine de l'ostéopathie, à souligner son manque de fondement scientifique, à mettre en valeur les risques qu'elle comporte et dans le même temps à réserver son enseignement et sa pratique à la médecine conventionnelle.

Sept ans plus tard, le 5 mars 2013, l'Académie nationale de médecine publie un nouveau rapport[6] sur les thérapies complémentaires, qui porte principalement sur l'acupuncture, la médecine manuelle (ostéopathie et chiropraxie), l'hypnose et le *tai-chi*. Le ton a considérablement changé, les auteurs prenant acte de l'importance de la demande des patients dans ce domaine, et d'une évolution irréversible de la situation :

> « Force est de constater qu'à l'heure actuelle ces pratiques, dont l'une ou l'autre figure au programme de presque toutes les facultés, dans l'usage de tous les centres d'oncologie, dans celui de la plupart des CHU et, semble-t-il, de nombreux centres hospitaliers et établissements de soins privés sont un élément probablement irréversible de nos méthodes de soins[7]. »

Cette situation sociologique rend difficilement tenable un discours aussi unilatéralement négatif que dans le premier rapport. Cette fois-ci, des praticiens de ces diverses thérapies ont été auditionnés par le groupe de travail. Le terme de « thérapie complémentaire » est privilégié par les auteurs, afin de n'induire aucune confusion avec la médecine qui reste la référence :

> « Le terme de "thérapie complémentaire" nous semble le meilleur car il évite l'appellation tout à fait injustifiée de "médecines" et implique que ces pratiques ne sont que de possibles compléments aux moyens de traitement qu'offre la médecine proprement dite, à laquelle elles ne sauraient se comparer ni se substituer[8]. »

Les quatre thérapies complémentaires sélectionnées font l'objet d'une brève présentation de leurs méthodes et d'une analyse de la littérature relative à leur efficacité. Un long développement sur l'effet placebo suggère que celui-ci est la principale explication des situations où une efficacité est constatable.

La présentation de l'ostéopathie en quelques lignes reste encore assez approximative, mais il faut noter que le rapport reconnaît que Still avait l'autorisation d'exercer comme médecin. La démarche ostéopathique est décrite comme un acte thérapeutique accompli « avec l'aide de Dieu[9] » ce qui est pourtant absolument contraire à l'attitude de Still qui consiste à reconnaître la place de Dieu comme créateur, mais en aucun cas comme acteur dans la relation thérapeutique. Deux ouvrages de Still sont indiqués en référence, dans leur édition d'origine en anglais et non dans les traductions accessibles aujourd'hui en français. La seule référence contemporaine est l'un des articles du Dr Hamonet qui sera analysé plus loin. Viennent ensuite

---

6. D. BONTOUX, D. COUTURIER, C.-J. MENKÈS, « Les thérapies complémentaires. Leur place parmi les ressources de soins », rapport d'un groupe de travail de l'Académie nationale de médecine, Paris, 5 mars 2013, [en ligne].
7. D. BONTOUX, D. COUTURIER, C.-J. MENKÈS, *op. cit.*, p. 24.
8. D. BONTOUX, D. COUTURIER, C.-J. MENKÈS, *op. cit.*, p. 1.
9. D. BONTOUX, D. COUTURIER, C.-J. MENKÈS, *op. cit.*, p. 6.

l'analyse des publications disponibles sur l'efficacité de diverses pratiques ostéopathiques et un tableau assez alarmant de la situation française en matière de formation qui aboutit à un développement inadapté du nombre des professionnels et à un niveau de compétence très hétérogène.
La lecture de ce nouveau rapport laisse une impression mitigée. D'un côté, il conserve une posture assez critique, en manifestant une grande réserve sur les fondements et sur l'efficacité de l'ostéopathie. Mais par ailleurs, il fait preuve, contrairement au précédent, d'un certain intérêt pour la pratique ostéopathique, il ne déconseille pas sa présence dans les hôpitaux et encourage son évaluation scientifique.

Ordre des médecins

Le conseil national de l'Ordre des médecins s'est particulièrement engagé dans le combat contre l'ostéopathie à la suite de la reconnaissance du titre d'ostéopathe par la loi de 2002. Confondant ainsi sa mission déontologique avec un combat qui est plutôt du ressort des syndicats professionnels, le conseil a multiplié les instances officielles et officieuses pour retarder, sinon éviter, la publication des décrets d'application de la loi. C'est à la suite d'une condamnation du gouvernement par le conseil d'État, suscitée par un recours déposé par les organisations professionnelles d'ostéopathes, que ces décrets ont été publiés, plus de cinq ans après la loi.

Ainsi, le 18 mai 2006, donc près d'un an avant la publication des décrets d'application, le conseil tentait de revendiquer un retour en arrière par rapport au texte de la loi de 2002 :

> « Le conseil national de l'Ordre des médecins tient à attirer l'attention sur le projet de décret visant à réglementer la pratique de l'ostéopathie. Il rappelle que sous réserve d'exceptions rares et encadrées, seules les professions médicales sont légalement autorisées à poser un diagnostic (art. 4321-2 al. 3 du Code de la santé publique).
> La loi du 4 mars 2002, dans son article 75 a ainsi créé le titre d'ostéopathe. Précisons que le titre d'ostéopathe est dénué de signification officielle. Il existe pour les patients, une confusion certaine entre un titre et une profession. En France, à ce jour on recense 4 000 médecins titulaires du diplôme interuniversitaire de médecine manuelle et d'ostéopathie obtenu par trois ans d'études supplémentaires, délivré dans 14 facultés. Il existe un grand nombre de kinésithérapeutes ayant suivi un cursus supplémentaire pour acquérir le diplôme d'ostéopathe. Seuls quelques pays reconnaissent officiellement l'ostéopathie, et parmi eux les États-Unis, qui forment des ostéopathes médecins, ayant fait leurs études dans des facultés spécifiques.
> Dans les conditions actuelles, en attendant de connaître par voie réglementaire les définitions du contenu des études et de délivrance du diplôme, le

Cnom exige que l'on réserve le titre d'ostéopathe aux professionnels de santé exclusivement. »

Ce texte, toujours consultable sur le site de l'Ordre des médecins au 11 janvier 2013, est significatif du danger perçu par la profession médicale à l'égard des ostéopathes : ceux-ci ne se contentent pas d'avoir une action thérapeutique, ils la mettent en œuvre en première intention, selon leur propre diagnostic et non pas selon une prescription médicale. L'Ordre des médecins a tenté de jouer sur l'ambiguïté réelle, mais qu'il avait largement contribué à susciter, entre titre et profession. Le grand danger, d'ordre identitaire, est de voir naître, en dehors des cadres classiques, une profession thérapeutique en dehors des professions de santé soumises à l'autorité médicale. Ne se plaçant pas ici sur le terrain scientifique, comme le faisait l'académie de médecine quelques mois plus tôt, l'ordre se tient sur la question professionnelle. Pour lutter contre le développement d'une profession radicalement nouvelle par son statut, il n'hésite pas à mettre en valeur l'exemple des ostéopathes américains dont la reconnaissance comme médecins est loin d'avoir été simple, du fait de l'hostilité radicale de l'AMA, *American Medical Association*, équivalent aux États-Unis de l'Ordre des médecins en France.

Le plus étonnant, est quand même de constater le paradoxe de ces instances professionnelles qui affirment à la fois leur scepticisme sur l'efficacité de l'ostéopathie, ne cessant de mettre en garde le gouvernement et la population contre les dangers d'une telle pratique, et qui exigent cependant que celle-ci ne soit autorisée qu'aux médecins ou éventuellement aux kinésithérapeutes. On ne trouve jamais, sous la plume de ces médecins qui dénoncent l'ostéopathie comme une supercherie dangereuse, la conclusion pourtant logique d'une demande de son interdiction pure et simple. Inefficace et potentiellement dangereuse, elle doit être réservée aux médecins...

Ne pouvant éviter la reconnaissance de la profession par l'État, le conseil de l'Ordre des médecins a cherché par la suite à délimiter le plus clairement possible les deux professions et à veiller à ce qu'aucune ambiguïté ne puisse naître dans l'esprit des patients. Quelques mois après les décrets d'application de 2007, le conseil national de l'Ordre des médecins publiait un rapport sur la possibilité d'envisager des maisons de santé interprofessionnelles. Ce rapport précise d'emblée que : « Ne peuvent être admises des associations de médecins avec les professions dont les contours sont mal définis et pour lesquels la présence de médecins peut servir de caution et entretenir une certaine confusion sur leur champ d'exercice (ostéopathes, par exemple[10]). »

---

10. F. Simon, « Maisons de santé pluriprofessionnelles et déontologie médicale », Rapport adopté lors de la session du Conseil national de l'Ordre des médecins du 12 décembre 2008, [en ligne].

Des prises de position personnelles

Aux côtés de ces prises de position institutionnelles, le débat est également nourri par des publications personnelles faites par des médecins dans des revues scientifiques ou sur internet. Deux exemples méritent surtout d'être étudiés, afin de tenter de comprendre quels sont les griefs de médecins renommés à l'égard de l'ostéopathie, quelle est leur argumentation lorsque celle-ci se développe dans des revues scientifiques et non sur le terrain du combat politique ou de la parole institutionnelle.

L'histoire de l'ostéopathie envisagée par un médecin

Deux publications relativement récentes ont été faites dans des revues médicales par un médecin français, par ailleurs docteur en anthropologie. Leur faible qualité méthodologique en tant que recherche historique et anthropologique sur l'ostéopathie et ses origines inciterait à ne pas leur prêter trop d'attention. Il a semblé cependant utile d'en présenter ici une analyse un peu précise, car cela constitue un bon exemple de ce qu'un médecin respecté peut publier en France dans des revues scientifiques à propos de l'ostéopathie, sans faire l'objet d'aucune remise en question. De tels propos, présentés avec l'autorité d'un médecin hospitalier dont la liste de publications compte plus de 120 titres, contribuent à nourrir les rumeurs les plus infondées, et alimentent la défiance réciproque entre ostéopathes et médecins. Ces articles sont en effet fréquemment cités comme des publications de références par les détracteurs de l'ostéopathie.

Un premier article[11], proposé à la *Revue du rhumatisme* en septembre 2001 a été accepté le 26 avril 2002, soit peu de temps après le vote de la loi du 4 mars 2002 reconnaissant le titre d'ostéopathe en France. L'auteur est un médecin français exerçant en médecine physique et réadaptation aux CHU parisien de Bichat-Claude Bernard et Henri Mondor à Créteil. Docteur en médecine et en anthropologie sociale, il a eu l'occasion de faire un séjour professionnel à proximité des lieux où a vécu A. T. Still, et il présente dans cet article des « recherches historiques » qu'il a menées sur le terrain. Il est très attentif à ne présenter Still que comme une sorte de *guru* adulé par ses successeurs et disciples, n'ayant pas de formation médicale et auteur d'une théorie sans aucun fondement. Cette « enquête prolongée » sur le terrain lui permet de faire connaître à ses confrères, dans une revue de rhumatologie française « les faits qui expliquent le fonctionnement *(sic)* des ostéopathes,

---

11. C. HAMONET, « Andrew Taylor Still et la naissance de l'ostéopathie (Baldwin, Kansas, États-Unis, 1855) », *Revue du rhumatisme*, vol. 70 (2003), p. 91-96. Cet article est la seule référence sur l'histoire de l'ostéopathie citée par le rapport de l'Académie de médecine du 5 mars 2013.

médecins ou non ». La bibliographie de cette enquête prolongée comporte quatorze titres, dont seulement un seul des quatre ouvrages de Still.

Après cette publication dont on peut s'étonner qu'elle ait été acceptée par une revue scientifique, l'auteur a publié exactement le même article en anglais[12], puis a récidivé plusieurs années plus tard, dans la *Revue de Médecine Manuelle Ostéopathie*[13]. Le titre est le même à un mot près ; le texte est largement identique, mais agrémenté de photos ; des documents d'archive sont présentés, sans mention de leur accessibilité sur internet. La bibliographie est la même que sept ans plus tôt, complétée par trois références aux propres publications de l'auteur ; les ouvrages classiques sur la question, comme la biographie de Still par C. Trowbridge n'ont toujours pas été lus. Le ton est toujours aussi ironique à propos de l'ostéopathie, ce qui est passablement surprenant vu le titre de la revue. Les erreurs historiques n'ont pas été rectifiées ; deux exemples parmi d'autres : l'accident vécu par Still durant la guerre de Sécession en 1864 est placé par l'auteur en 1855, et de plus qualifié d'« incident survenu dans l'adolescence » ce qui fait durer celle-ci jusqu'à 27 ans ; les fils de Still sont présentés comme ses frères. Tout cela n'a pas une importance capitale pour l'histoire de l'ostéopathie, certes, mais mérite quand même d'être souligné chez un auteur qui va porter un jugement sévère sur l'ostéopathie au nom de ses recherches historiques personnelles et de la rigueur scientifique. La documentation a fait l'objet d'une sélection non argumentée : ainsi, un ouvrage publié à compte d'auteur en 1938 est la seule source retenue, car « il est certainement le témoignage le plus documenté sur l'histoire de Still et de l'ostéopathie » alors que les témoignages d'ostéopathes qui furent ses élèves seraient à prendre avec précaution car ce sont « des ouvrages qui manquent d'objectivité ». Le ton général de cet article montre combien son auteur est attentif à cette question de l'objectivité.

A-t-il été meilleur anthropologue qu'historien ? On peut en douter quand on constate l'interprétation proposée pour l'intérêt que Still portait aux os :

> « On est en face d'une théorie simpliste, très "mécaniste", uniciste qui explique toutes les maladies par une cause identique comportant, avec des variantes, le même type de traitement. Cette approche apparaît également comme très matérialiste, ne laissant pas de place à la psychologie du malade qui se trouve réduit, pour l'ostéopathe, à un assemblage d'os. La théorie ostéopathique introduit la notion de pouvoir thérapeutique spécifique, propre à l'ostéopathe, seul capable de guérir le désordre du corps et de rendre la santé au malade. »

---

12. C. HAMONET, « Andrew Taylor Still and the birth of osteopathy (Baldwin, Kansas, 1855) », *Joint Bone Spine*, 2003, vol. 70, n° 1, p. 80-84.
13. C. HAMONET, « Andrew Still et la fondation de l'ostéopathie. Contribution historique et anthropologique nouvelle », *Revue de Médecine Manuelle Ostéopathie*, n° 29, 2009.

L'INEFFICACITÉ DANGEREUSE : L'OSTÉOPATHIE VUE PAR LA MÉDECINE

Les éléments de réflexion et d'information déjà rencontrés permettent de s'étonner de ces diagnostics portés par le Dr Hamonet sur l'ostéopathie. Seule en effet une lecture un peu superficielle de la littérature foisonnante de Still peut susciter l'idée que toutes les maladies sont expliquées par une cause identique et font l'objet d'un même traitement. La théorie de Still est loin d'être simplement mécanique, et centrée sur les os, puisque la « loi de l'artère », cette conviction que la libre circulation du sang et de l'ensemble des fluides corporels a une place essentielle dans le système ostéopathique, dès l'origine. Elle s'articule de plus avec un autre principe tout aussi important qui est celui de la capacité d'auto-guérison du corps. Cet autre principe inlassablement répété par Still vient contredire formellement la dernière phrase de notre texte, car ce qui, dans la théorie ostéopathique, est « seul capable de guérir le désordre du corps et rendre la santé au malade », ce n'est certainement pas le pouvoir de l'ostéopathe, mais le corps du patient lui-même, l'intervention thérapeutique venant simplement susciter et soutenir cette capacité qui lui appartient. La confiance dans la capacité du corps à se guérir lui-même est une dimension importante de la médecine depuis Hippocrate. Il aurait été sans doute risqué d'en reconnaître la mise en valeur dans une pratique que le Dr Hamonet veut à tout prix distinguer de la médecine.

Une autre critique présente dans le texte cité, mais également à plusieurs reprises dans l'article, est pour le moins déroutante. Alors que beaucoup, y compris parmi les ostéopathes, sont mal à l'aise avec la place de Dieu dans les propos du fondateur, et avec les liens qu'une part de l'ostéopathie continue d'entretenir avec des pratiques spirituelles, notre médecin stigmatise l'ostéopathie comme une approche très matérialiste du corps humain, ou même, comme il le dit plus loin « une forme caricaturale, restrictive et déformée, purement mécanique, de ce que doit être une bonne pratique de l'Art médical ». Voici que Still, qui est infréquentable pour les uns du fait de son attachement à un mysticisme archaïque, se voit ici révoquer pour son attachement dangereusement matérialiste à une approche mécanique de l'être humain. L'ostéopathie suscite-t-elle par elle-même des réactions si paradoxales ?

À la fin d'une recherche qu'il a qualifiée lui-même d'historique alors qu'elle est loin d'en appliquer les méthodes scientifiques, le Dr Hamonet en vient à la question que pose quand même à la médecine le succès de cette pratique apparemment si critiquable. Il souligne que si les patients se tournent vers de tels thérapeutes, c'est parce que la pratique médicale ne les satisfait pas, en particulier par son manque d'écoute. « De telles méthodes douteuses ne rencontreraient pas un tel succès si les médecins observaient une attitude plus humaine, plus clinique et moins scientiste dans leurs relations avec leurs patients. » Pourquoi donc les patients se tournent-ils vers des pratiques qui viennent d'être présentées comme dramatiquement matérialistes et mécaniques, si c'est d'écoute dont ils ont besoin ? On a bien compris que le Dr Hamonet est hostile à l'ostéopathie, mais il n'est pas certain qu'une lecture attentive de ses recherches sur la question emporte l'adhésion, dans un sens ou dans l'autre, tant son argumentation est approximative. Tout cela a pourtant été publié dans des revues fort respectables pour leurs exigences scientifiques.

Médecine manuelle et ostéopathie

À côté de cette approche qui confond recherche historique et argument d'autorité, on trouve en France des médecins qui adoptent une posture beaucoup plus argumentée pour se différencier de l'ostéopathie, au nom de la médecine manuelle. C'est le cas en particulier d'un praticien hospitalier de Strasbourg, le Pr Vautravers ou du Dr J.-Y. Maigne à l'Hôtel-Dieu de Paris. Ces médecins sont de bons connaisseurs de la question des manipulations vertébrales en rhumatologie ; ils l'abordent de manière médicale, étant en cela très proche des courants les plus biomécaniques de l'ostéopathie. Le Dr Jean-Yves Maigne est le fils du Dr Robert Maigne qui a été l'un des pionniers de la médecine manuelle en France. Voici comment son fils décrit son parcours et sa manière de se situer par rapport à l'ostéopathie :

> « Au début des années 50, il est parti un an en Angleterre dans un Collège d'ostéopathie, une démarche tout à fait exceptionnelle à l'époque. Quand il est revenu, il s'est d'abord installé comme ostéopathe. Très rapidement, il a réfléchi à ce qui était enseigné, il a évolué, et est arrivé à la conclusion que la théorie ostéopathique n'était pas acceptable pour un esprit médical. Beaucoup de choses affirmées par les ostéopathes n'étaient pas confirmées par les faits. Il a donc fait une synthèse entre la rhumatologie et l'ostéopathie. L'abord rhumatologique des problèmes médicaux est celui que nous connaissons : il y a une douleur donc il y a une lésion qui explique logiquement la douleur et le médecin doit rechercher le siège de cette lésion et sa nature. De l'ostéopathie, il a conservé les traitements manuels, mais il a abandonné le raisonnement et les méthodes diagnostiques. Disons qu'il a médicalisé l'ostéopathie et en a fait une discipline complémentaire de la rhumatologie[14]. »

Dans le récit du parcours de ce médecin, on trouve donc exprimé ce qui constitue l'essentiel de la position de certains médecins à l'égard de l'ostéopathie : intégration de certaines techniques dans la panoplie des pratiques manuelles utilisables en médecine, récusation du raisonnement ostéopathique. C'est ainsi qu'une part des médecins membres de la société française

---

14. Interview de Jean-Yves Maigne, [http://www.maitrise-orthop.com/viewPage.do?id=766], consulté le 22 janvier 2014.

de médecine manuelle orthopédique et ostéopathique récuse la validité de celle-ci, malgré le nom de leur association.

La médicalisation de l'ostéopathie suscite des raisonnements fondés sur des images radiologiques et ou sur les résultats mesurables de tests fonctionnels. Nous sommes donc ici en présence d'une recherche de type scientifique dont on peut espérer qu'elle développe des arguments qui ne soient pas d'ordre idéologique.

Dans un article synthétique [15], le Pr Vautravers et le Dr Jean-Yves Maigne distinguent les manipulations vertébrales et les techniques non forcées d'une part et d'autres pratiques ostéopathiques comme l'ostéopathie crânienne, l'ostéopathie viscérale et les manipulations articulaires périphériques d'autre part. Le premier groupe ayant fait l'objet d'études et de méta-études concluantes selon la méthodologie médicale, ces pratiques retiennent toute leur attention; ils mettent cependant sévèrement en garde contre les accidents vasculaires qui peuvent survenir dans les manipulations cervicales. Le deuxième groupe de pratiques est présenté avec de fortes réticences. Pour l'ostéopathie viscérale, les auteurs rapportent une méta-étude Cochrane qui prouve son inefficacité dans les dysménorrhées [16]. Il est un peu surprenant que cette méta-étude qui porte précisément sur l'effet des manipulations vertébrales sur les dysménorrhées soit un argument utilisé pour prouver l'inefficacité de l'ostéopathie viscérale alors que celle-ci est définie par les auteurs comme « techniques externes, cutanées et également articulaires ou musculaires appliquées dans le même métamère que l'organe en cause ». Manipulations vertébrales et ostéopathie viscérale sont deux pratiques différentes et les études portant sur l'une ne prouvent rien au sujet de l'autre. Les manipulations articulaires périphériques sont dans la même situation : aucune preuve scientifique de leur efficacité.

Alerté par cette discordance entre le texte de l'article et la publication citée comme argument bibliographique au sujet de l'ostéopathie viscérale, je suis allé vérifier l'argumentation des paragraphes portant sur l'ostéopathie crânienne. Le Pr Vautravers et ses collègues la présentent ainsi :

> « Il s'agirait d'une restriction de mobilité des structures crâniennes qui perturberait le "flux rythmique du liquide céphalorachidien" : cela aurait un effet néfaste sur la santé. Les thérapeutiques crânio-sacrées permettraient de régler des problèmes musculo-squelettiques, névralgiques, digestifs. Il n'y a aucun résultat scientifique validé concernant l'ostéopathie crânio-sacrée ; tous les éléments disponibles sont de très faible qualité méthodologique ; il

---

15. P. Vautravers, M.-È. Isner-Horobeti, J.-Y. Maigne, « Manipulations vertébrales – ostéopathie. Évidences/ignorances », *Revue du Rhumatisme*, vol. 76 (2009), p. 405-409.
16. M. L. Proctor, W. Hing, T. C. Johnson et al., « Spinal manipulation for primary and secondary dysmenorrhea », *Cochrane Database of Systematic Reviews*, 2006, issue 3, art. n° CD002119.

en est de même pour le "rythme" ou "pouls" crânio-sacré qui serait indépendant des autres rythmes du corps. »

Deux publications sont citées pour soutenir les affirmations de ce paragraphe. Une méta-analyse un peu ancienne (1999) réalisée en Colombie-Britannique est intéressante à consulter car, si elle conclut, comme c'est généralement le cas à propos de l'ostéopathie, qu'elle n'a pas rencontré d'étude méthodologiquement fiable qui prouve l'efficacité du traitement en ostéopathie crânio-sacrée, elle affirme néanmoins clairement, et le texte mérite d'être cité intégralement, l'existence d'un rythme crânien :

> « Onze études ont été rapportées sur les données primaires du mouvement du liquide céphalo-rachidien [17]. Aucune de ces études n'a contribué à la connaissance de la thérapie crânio-sacrée. Cet ensemble d'études apporte des preuves sur les mécanismes physiopathologiques relatifs aux mouvements du liquide céphalo-rachidien pour le diagnostic, le traitement et le contrôle des lésions cérébrales, ainsi que d'autres troubles neurologiques. Les études retrouvées confirment que le mouvement du liquide céphalo-rachidien et la pulsation sont un phénomène clairement observable et mesurable au moyen d'un encéphalogramme, d'un myélogramme, d'un système d'imagerie par résonance magnétique et d'un contrôle de la pression intracrânienne et intraspinale. De plus, des preuves confirment qu'il existe un "pouls" ou "rythme" crânien différent de l'activité cardiaque ou respiratoire. Cependant, les modifications du liquide céphalo-rachidien principalement consécutives à une lésion cérébrale n'ont pas de conséquences sur la santé. »

Cet article affirme donc en effet qu'aucune étude ne permet la compréhension de la thérapie crânienne, ni dans sa pratique, ni dans ses fondements physiopathologiques. Mais en revanche, il affirme tout aussi clairement que des preuves sont apportées sur l'existence d'un mouvement et d'une pulsation du liquide céphalo-rachidien. Or la dernière phrase de l'article français cité précédemment, conclut exactement le contraire, en citant cette étude.

Lorsque les auteurs abordent la question du mécanisme d'action des manipulations vertébrales, dont ils reconnaissent l'efficacité, ils précisent que les connaissances sont pour le moment assez floues :

> « Les hypothèses sont nombreuses mais il n'y a aucune preuve, comme, d'ailleurs, pour de nombreux traitements des lombalgies. L'action antalgique remarquable des manipulations vertébrales peut être d'origine mécanique sur un des éléments du segment mobile ou bien neurologique par contrôle des voies de la douleur. Il existe également une action sur le système nerveux

---

[17]. Voir les références dans le texte de l'article, consultable en ligne [http://www.osteopathie-france.net/images/pdf/cranien/BCOHTAassessment_fr.pdf], consulté le 8 octobre 2013.

végétatif, sur les contractures musculaires. L'effet placebo n'est pas plus ni moins important que dans les autres thérapeutiques. L'effet psychologique est indiscutable. »

Il est donc intéressant de constater qu'en médecine aussi, une pratique thérapeutique peut avoir fait la preuve statistique de son efficacité sans qu'on en connaisse encore très bien l'explication. Et cela n'empêche pas d'y avoir recours pour le bien des patients. On voit également apparaître dans le raisonnement la mention d'un effet psychologique, distinct de l'effet placebo, qui intervient comme une sorte de bouche-trou, sans faire l'objet d'une quelconque définition. La réalité de cet « effet psychologique », les mécanismes de l'effet placebo sont loin d'être clairement décrits et argumentés, mais on les voit toujours apparaître dans le discours médical lorsque celui-ci porte sur des pratiques non-médicales, ou sur des thérapeutiques marginales de la médecine, comme ici les manipulations.

J'ai fait le choix de ne pas aborder dans ce livre le dossier des preuves de l'efficacité des traitements ostéopathiques, car c'est un domaine plus technique, dans lequel des études répondent à d'autres études, sans qu'on trouve vraiment d'argument décisif. Il m'a paru cependant utile d'étudier d'un peu près cette publication scientifique, car une fois encore, l'analyse rigoureuse de sa méthode et de ses sources suscite une impression de trouble. Est-on vraiment dans une argumentation scientifique lorsqu'on cite en bibliographie des publications qui affirment le contraire des idées que l'on est en train de défendre? Comment comprendre quelle est cette méthode scientifique que des médecins reprochent aux ostéopathes de ne pas mettre en œuvre, lorsqu'on les voit élaborer leur propre recherche de cette façon?

Un bref débat sur l'ostéopathie néonatale

Durant l'été 2011, le quotidien *Le Monde* avait consacré une pleine page à l'ostéopathie néonatale[18]. L'article était très louangeur, présentant de manière assez lyrique la pratique ostéopathique comme étant la solution de la plupart des problèmes de santé que peuvent rencontrer les jeunes enfants. Une telle production journalistique estivale ne mériterait pas qu'on s'y arrête si elle n'avait suscité immédiatement des réactions particulièrement vives de la part du milieu médical. Le Dr Jean-Michel Pedespan, neuropédiatre au CHU de Bordeaux a publié le 3 septembre suivant dans le même quotidien une mise au point, qui limite l'éventuel bienfait de l'ostéopathie aux effets psychologiques d'une consultation apaisante :

---

18. P. SANTI, « L'ostéopathie, c'est aussi pour les bébés », *Le Monde*, 26 juillet 2011.

« Les séjours d'hospitalisation en maternité sont de durée de plus en plus brève pour des raisons économiques. Les temps de l'information, de l'éducation se trouvent réduits. Les troubles mineurs du nouveau-né sont mal compris par des parents souvent jeunes et désemparés. Les séances d'ostéopathie devraient être remplacées par des temps d'échanges avec des professionnels beaucoup plus féconds et moins coûteux. Des rencontres avec les parents en dehors du cadre de l'hôpital, de la maternité avec des professionnels pourraient avoir des vertus thérapeutiques équivalentes. »

La référence à la science est mise en œuvre pour récuser le fondement de l'ostéopathie crânienne.

« Son efficacité supposée reposerait sur la mobilité des os de la boîte crânienne et les mouvements du cerveau. La neurophysiologie moderne n'a jamais enregistré le moindre mouvement cérébral. Quant aux os du crâne, ils se soudent progressivement et de façon définitive, ce que mettent en évidence les examens tomodensitométriques réalisés en trois dimensions au cours des premiers mois de vie. »

Curieusement le neuropédiatre évoque à la fin de son texte la possibilité d'une indication de l'ostéopathie crânienne chez l'adulte, mais la récuse ici chez le nourrisson en faisant appel à des notions qui sont loin de trancher le débat, car la soudure définitive des os du crâne ne saurait intervenir dans les premiers mois de la vie.

La défense des victimes de l'ostéopathie

Toujours au nom de la défense des patients abusés dans leur naïveté, et mis en danger par des pratiques dangereuses, un chirurgien orthopédiste lyonnais a été jusqu'à créer une « association de défense des victimes de l'ostéopathie ». Il a également créé un site internet en 2006, qu'il a complété une fois en 2012 par une allusion au rapport de l'Assistance publique-Hôpitaux de Paris, sans précisions sur le contenu de ce texte ; le site a reçu quelques nouveautés en 2013[19]. Les éléments d'histoire de l'ostéopathie sont tirés explicitement des publications du Pr Hamonet, la description de la situation en France est faite par un renvoi au rapport de l'Académie de médecine de 2006. Quelques cas cliniques, toujours les mêmes depuis la création du site, rapportent des histoires de fautes professionnelles inexcusables et ayant entraîné de graves conséquences pour des enfants pris en charge par des ostéopathes incompétents. Il est bien évident que la thérapeutique ostéopathique n'est pas sans risque, comme c'est le cas de l'orthopédie ou de toute thérapeutique efficace. De plus, le corps professionnel des ostéopathes, comme celui des médecins, comporte malheureusement en son

---

19. [http://osteo-stop.com]. Dernière consultation 22 janvier 2014.

sein des praticiens indélicats ou incompétents. La mise en valeur des erreurs de quelques-uns d'un côté comme de l'autre, n'est pas un argument déterminant pour la réflexion sérieuse sur l'ostéopathie, comme sur la médecine. Une « association de défense des victimes de l'ostéopathie », présidée par ce même médecin, a eu durant un temps son propre site[20], en lien avec le précédent. La page d'accueil, non modifiée, comme le reste du site, pendant quatre ans, manifeste l'engagement personnel de ce médecin dans une cause qui lui tient à cœur.

« Étant amené à consulter de plus en plus de patients passés par le circuit très tendance de l'ostéopathie, je constate un nombre grandissant d'erreurs diagnostiques, de retards au *(sic)* diagnostics et aux traitements efficaces, d'abus de confiance. Comme toutes les personnes victimes d'escroquerie, les familles préfèrent passer sous silence leurs errances médicales, se croient des cas isolés, et ne connaissent pas leurs recours. J'ai donc pris l'initiative de créer ce site pour leur donner la parole, les laisser témoigner de leur expérience, leur vécu, sans censure et en respectant leur anonymat. Ceci permettra de constater que cette pseudo-médecine ésotérique qu'est l'ostéopathie n'est pas sans risque sur la santé et tout particulièrement sur celle des enfants[21]. »

L'engagement de ce médecin ne semble pas avoir suscité beaucoup d'adhésions et de développement du combat contre l'ostéopathie, et sa littérature n'apporte rien de significatif au débat, mais comme c'est le seul site en langue française qui se positionne dans un combat aussi explicite contre l'ostéopathie, l'honnêteté intellectuelle imposait sa citation au dossier.

Proche de ce chirurgien, on rencontre la publication à Châtillon-sur-Chalarone d'un livre au titre explicitement critique : *Ostéopathie, thérapie ou imposture ?*, dont l'auteur, le docteur J.-F. Salmochi[22] est responsable d'un D.I.U. de médecine manuelle ostéopathie à Lyon. La première partie du livre est un dossier à charge sur l'ostéopathie, qui est présentée comme une pratique dont le seul objectif est l'enrichissement des thérapeutes. Les critiques pleuvent sur la profession, à un tel rythme que l'on comprend bien que rien ne peut être considéré comme acceptable dans l'ostéopathie : les millions de patients qui y ont recours sont les victimes d'une escroquerie. Si le lecteur résiste au-delà des 55 premières pages, il entre dans une deuxième partie consacrée à un exposé scientifique sur le mal de dos. La principale thérapeutique scientifiquement acceptable dans les cas graves est le port d'un corset : le lecteur ne peut que se réjouir de constater, à partir de la p. 107 que l'un des corsets les mieux conçus est incontestablement un

---

20. [http://osteo-temoignage.com]. Ce site est désormais fermé.
21. [http://osteo-temoignage.com]. Page d'accueil consultée le 27 septembre 2012.
22. J.-F. SALMOCHI, *L'ostéopathie, thérapie ou imposture. Les vraies solutions pour votre dos*, Châtillon-sur-Chalarone, La Taillandrie, 2013.

modèle dont il se trouve que l'inventeur est l'auteur lui-même. Tout cela peut éventuellement susciter une lecture critique, mais cet ouvrage a cependant trouvé des échos positifs dans la presse lors de sa parution.

L'apparition de programmes d'évaluation scientifique

Cette évocation de quelques-unes des publications médicales portant sur l'ostéopathie en langue française ne prétend pas à l'exhaustivité ; elle ne cherche pas non plus à démontrer une hostilité générale de la profession à l'égard de l'ostéopathie, ce qui serait profondément inexact. Mais j'ai été assez dérouté, en explorant un peu sérieusement l'argumentation et la bibliographie de quelques articles publiés par des médecins hospitaliers reconnus, dans des revues scientifiques sérieuses, de voir comment les sources étaient citées comme des arguments en faveur de positions qui leur étaient cependant contradictoires. Quand on met en cause une pratique au nom de la rigueur scientifique et de l'honnêteté méthodologique, comment peut-on se permettre de tels procédés ? Comment les revues scientifiques peuvent-elles accepter la publication de ces études sans vérifier la cohérence du texte avec sa bibliographie ? Les études sur l'efficacité ou les fondements de l'ostéopathie posent presque toutes de gros problèmes de méthode, mais cela ne justifie pas que, pour les critiquer, tous les coups soient permis.

C'est justement sur cette question de l'évaluation scientifique que l'on peut constater une évolution récente de la situation, mais à partir de décisions institutionnelles. En effet, si la reconnaissance de l'ostéopathie par l'État a suscité des réactions institutionnelles ou personnelles hostiles dans le milieu médical, il faut cependant noter qu'aux côtés de réticences toujours bien ancrées, on peut aussi constater le développement d'un dialogue et d'une collaboration concrète au service des patients, entre médecins et ostéopathes. Cette collaboration étant le plus souvent d'ordre très pratique, elle laisse peu de traces pour le moment dans les publications et il est très difficile d'en évaluer l'importance. En revanche l'année 2012 a marqué une étape, au moins en langue française, dans la situation de l'ostéopathie et dans le regard que porte sur elle le milieu médical conventionnel. Deux publications ont en effet marqué une évolution considérable, par la mise en œuvre de procédures classiques d'évaluation scientifique portant sur l'ostéopathie. De telles recherches cliniques, souhaitées par beaucoup d'acteurs de l'ostéopathie rencontrent de réelles difficultés de mise en œuvre, car il est très difficile d'en trouver le financement. Une grande part de la recherche clinique est financée directement ou indirectement par l'industrie pharmaceutique : celle-ci n'a pas de curiosité particulière au sujet de l'efficacité potentielle des thérapeutiques manuelles. Lorsque la recherche est financée sur des fonds publics, il est fréquent que des projets concernant l'ostéopathie se trouvent exclus des programmes de recherche clinique pour non-conformité avec l'objet ou avec la méthode du programme, soit par défaut de définition de la part des ostéopathes, soit du fait du décalage entre les manières de penser de l'ostéopathie et celles de la médecine conventionnelle. Notons cependant que sur dix projets de recherches portant sur les médecines complémentaires financés entre 2007 et 2011 par des fonds publics au sein de l'AP-HP, trois portaient sur l'ostéopathie [23].

L'évaluation de l'efficacité de l'ostéopathie par l'Inserm

Une équipe de l'Inserm, dont les travaux portent principalement sur la santé mentale dans une perspective de santé publique, a publié le 30 avril 2004 un volumineux rapport sur l'efficacité de la pratique de l'ostéopathie [24]. Cette même équipe avait travaillé précédemment sur la chiropraxie. Après une présentation de l'ostéopathie, de son approche et de ses différences avec la médecine manuelle et avec la chiropraxie, les auteurs ont concentré leur travail sur une revue de la littérature scientifique à propos de l'efficacité des pratiques ostéopathiques, selon des méthodes d'évaluation des publications en usage dans la recherche médicale actuelle. Ils ont retenu dans un premier temps 49 publications d'essais randomisés sur l'ostéopathie, sélectionnés à partir de la base *Medline,* parmi lesquels ils n'ont pu conserver que 19 études qui correspondaient aux critères d'inclusion, la plupart des autres portant sur des nombres de patients trop faibles pour être significatifs. Ces chiffres donnent une idée de la rareté des publications scientifiques sur l'ostéopathie : dans la littérature scientifique internationale, seuls 19 articles sont considérés comme utilisables dans une étude scientifique [25]. À ce premier corpus ont été jointes trois méta-analyses Cochrane qui portent sur des manipulations vertébrales dans les lombalgies. Enfin l'équipe a reçu de la part de plusieurs institutions ostéopathiques de nombreuses publications, parmi lesquelles elle a retenu 9 essais randomisés répondant à ses critères d'inclusion. L'ensemble de ces 28 études fait l'objet d'une présentation détaillée qui porte sur l'efficacité du traitement ostéopathique et sur la survenue d'effets indésirables. La conclusion constate les limites des études publiées, et leur décalage fréquent par rapport à la littérature médicale de recherche :

> « En ce qui concerne les douleurs d'origine vertébrale, un nombre plutôt limité d'études comparatives et randomisées ont été réalisées pour évaluer l'ostéopathie. La plupart de ces études présentent de réelles limites méthodo-

---

23. « Médecines complémentaires à l'Assistance publique-Hôpitaux de Paris », Rapport du Pr Jean-Yves FAGON et du Dr Catherine VIENS-BITKER, mai 2012, [en ligne]. Annexe X, p. XXXIX.
24. C. BARRY, B. FALISSARD, « Évaluation de l'efficacité de la pratique de l'ostéopathie », Inserm 669, [en ligne].
25. C. BARRY, B. FALISSARD, *op. cit.,* voir p. 45 la description des études retenues.

logiques (absence d'allocation des traitements en aveugle, critère d'efficacité subjectif, etc.). Il faut cependant noter la grande difficulté qu'il y a à mener ce type d'évaluation de façon indiscutable, tout au moins dans un contexte de soin de ce type. Les résultats sont inconstants, certaines études ne montrent pas d'efficacité supérieure des manipulations ostéopathique par rapport à un groupe contrôle bénéficiant, par exemple de manipulations factices, d'un traitement médical classique ou de conseils hygiéno-diététiques. Certaines études montrent, elles, un intérêt modeste de l'ostéopathie en addition d'une prise en charge habituelle[26]. »

À la suite de cette conclusion mitigée, intervient une conclusion générale dont on peut noter la prudence et la relative ouverture en faveur de l'ostéopathie :

« L'ostéopathie regroupe un ensemble de pratiques diverses proposées par des professionnels bénéficiant de formations hétérogènes. L'ostéopathie propose des réponses non chirurgicales et non médicamenteuses à des troubles fonctionnels fréquents ; cette discipline est donc susceptible d'intéresser un grand nombre de patients. Les réponses apportées par l'ostéopathie sont potentiellement efficaces dans les douleurs d'origine vertébrale, mais sans supériorité prouvée par rapport aux alternatives plus classiques. Dans les autres indications, on ne peut conclure en l'état actuel des études disponibles. Des événements indésirables rares mais graves peuvent survenir lors de manipulations des vertèbres cervicales. »

Les chercheurs de l'Inserm ont effectué leur travail selon les méthodes en vigueur et n'en ont pas tiré de conclusion qui permette de trancher le débat. Les résultats ne sont pas probants, mais ils ne sont pas non plus insignifiants. Ce travail a été présenté à deux experts en épidémiologie, en vue d'une évaluation critique. Cette évaluation n'a pas non plus apporté d'éléments clairs, puisque l'un des experts[27] conclut assez sobrement en soulignant les limites méthodologiques de la plupart des études publiées, sauf une qui met en valeur l'efficacité des manipulations, tandis que l'autre expert tire des conclusions beaucoup plus radicales :

« En conclusion ce rapport permet d'affirmer que le traitement ostéopathique n'a aujourd'hui aucune indication scientifiquement validée. Il souligne aussi que la tolérance et la sécurité du traitement ostéopathique sont particulièrement mal évaluées et que les accidents neurologiques attribuables aux manipulations cervicales ne sont pas anecdotiques soulevant la question d'un encadrement strict voire d'une interdiction de ces manipulations eu égard au bénéfice apporté. Plus généralement il fait apparaître

---

26. C. BARRY, B. FALISSARD, *op. cit.*, p. 86.
27. Rapport du Dr I. Boutry, dans C. BARRY, B. FALISSARD, *op. cit.*, p. 182.

d'une manière saisissante le décalage existant entre le niveau de validation des pratiques ostéopathiques leur danger potentiel et la floraison des installations de ces praticiens observée actuellement en France[28]. »

Lorsqu'on n'est pas soi-même très familier des méthodes de la recherche, on reste un peu perplexe devant le fait qu'un tel travail puisse donner lieu à des conclusions aussi différentes. Il y a de quoi aussi se poser quelques questions sur cette mise en valeur des rares accidents liés à des manipulations cervicales, comme étant de potentiels arguments en vue d'un encadrement très strict de l'ostéopathie, sans que les accidents regrettables intervenus lors de traitement ostéopathique soit analysés d'une part en fonction de la profession du thérapeute, car d'autres études montrent qu'il s'agit dans la plupart des cas de médecins ou de kinésithérapeutes, mais pas d'ostéopathes exclusifs, et d'autre part en fonction des accidents de même gravité qui pourraient être occasionnés par les traitements classiques dans le traitement des mêmes pathologies. L'existence d'accidents liés aux anti-inflammatoires par exemple n'excuse en rien les accidents éventuels de l'ostéopathie, mais si leur fréquence s'avérait beaucoup plus forte, on pourrait considérer que le recours à l'ostéopathie est justifié car moins risqué. Ce sont pistes de recherche qui mériteraient d'être ouvertes, mais ces comparaisons ne sont pas encore faites.

Dernière perplexité devant ce rapport de l'Inserm, la présence, après la conclusion des chercheurs et les rapports des experts de quelques pages intitulées « droit de réponse » dans lesquelles la parole est donnée à des ostéopathes, dont deux sont des cadres de l'un des principaux syndicats professionnels. Faut-il se réjouir qu'on leur donne la parole, ce que l'académie de médecine n'avait pas fait ? Ou s'étonner qu'un travail scientifique comporte un droit de réponse, comme si ses auteurs avaient conscience du fait que leur méthodologie et leurs conclusions laissent la place à un débat qui serait plus d'ordre politique que scientifique ? Est-ce qu'une étude scientifique sur les anti-inflammatoires comporterait des pages de droit de réponses ouvertes à un président de syndicat des pharmaciens ou un représentant d'une association de patients ? Cette ouverture finale du document à un débat qui ne répond plus du tout aux normes méthodologiques énoncées dès le départ n'est-elle pas un signe du fait que la recherche scientifique lorsqu'elle se porte sur l'ostéopathie se trouve devant un objet qui lui échappe pour une part ? Si la quasi-totalité des études publiées ne sont pas acceptables d'un point de vue méthodologique, est-ce le signe que l'ostéopathie doit investir massivement dans la formation en ce domaine pour devenir capable de produire des études présentables, ou est-ce une question posée sur l'adaptation de ces méthodes à l'objet qu'est l'ostéopathie ?

---

28. Rapport du Pr Joël Coste, dans C. BARRY, B. FALISSARD, *op. cit.*, p. 185.

L'évaluation des médecines complémentaires dans les hôpitaux de Paris

« Médecines complémentaires à l'Assistance publique-Hôpitaux de Paris[29] » : on pourrait imaginer qu'un tel titre soit celui d'un article à sensation qui dévoile la présence de thérapeutiques non orthodoxes dans les hôpitaux parisiens. Cette publication n'est pourtant pas le fait d'un journaliste en mal de copie, puisqu'il s'agit d'un très sérieux rapport établi à la demande de l'Assistance publique elle-même, et publié en mai 2012. Cette vénérable institution a en effet, et c'est sans doute une première en France, voulu établir un bilan aussi exhaustif que possible des soins relevant des médecines complémentaires pratiqués aujourd'hui dans ses établissements. Soulignons qu'elle a non seulement demandé cette enquête mais qu'elle l'a publiée, et qu'elle souhaite maintenant mettre en place un programme de recherche afin d'évaluer ces pratiques, de mettre un terme à des expérimentations qui s'avéreraient douteuses, de promouvoir celles qui semblent intéressantes, et de résoudre les problèmes administratifs qui s'opposent à leur développement. Il s'agit là d'un événement majeur dans l'évolution du paysage médical français.

Pour ce qui concerne spécifiquement l'ostéopathie, qui figure en tant que principale « offre de traitement physique manuel[30] » parmi les quinze offres de médecine complémentaire organisées par des établissements de l'AP-HP, il faut noter une recommandation faite par les auteurs du rapport, et qui vise à débloquer la situation administrative actuelle qui empêche les ostéopathes d'intervenir dans les hôpitaux faute de cadre administratif et comptable adapté :

> « Il est possible de faire intervenir, avant clarification des statuts dans l'institution, des professionnels "ostéopathes exclusifs", titulaires d'un diplôme agréé, dans le cadre de soins et de travaux de recherche clinique sur la base d'un contrat[31]. »

Alors que le rapport insiste sur la nécessaire mise en œuvre d'une politique de recherche clinique en vue de l'évaluation de l'efficacité des pratiques complémentaires[32], il est à souligner que cette ouverture d'une possibilité de collaboration de l'AP-HP avec des ostéopathes exclusifs soit recommandée « avant clarification des statuts ». Les auteurs du rapport ont sans doute pris conscience de la complexité de la situation institutionnelle de l'ostéopathie en France et ils ont eu la sagesse de ne pas lier l'ouverture

---

29. Rapport du Pr Jean-Yves FAGON et du Dr Catherine VIENS-BITKER, mai 2012, [en ligne].
30. *Idem*, p. 14.
31. Recommandation 16b, p. 6.
32. En écho à ce rapport, j'ai tenté de mettre en valeur l'éthique comme une modalité d'évaluation des médecines complémentaires tout aussi nécessaire que celle de leur efficacité : J.-M. GUEULLETTE, « Évaluation des médecines alternatives », *Études*, n° 4182, février 2013, p. 173-184.

des portes de l'hôpital aux ostéopathes avec la structuration de la profession qui risque de nécessiter de longues années.

Les recommandations du Centre d'analyses stratégiques

Le centre d'analyses stratégiques est l'organisme qui a pris la suite du Commissariat général du Plan, auprès du premier ministre, afin de faire des propositions et de fournir des analyses prospectives pouvant aider le gouvernement dans ses décisions. Il a publié en octobre 2012 une note d'analyse[33] sous le titre *Quelle réponse des pouvoirs publics à l'engouement pour les médecines non conventionnelles* ? Les experts attribuent cet engouement à trois causes, car les patients sont aujourd'hui « confrontés aux effets secondaires des traitements, au manque de temps des soignants ou à l'absence de remèdes efficaces aux maux du quotidien ». Présentant cette croissance de la demande à l'égard des approches complémentaires, aux premiers rangs desquelles on trouve ostéopathie, acupuncture et homéopathie, comme un fait social qu'il ne s'agit pas de stigmatiser, mais d'entourer des garanties de sécurité que peuvent apporter les pouvoirs publics, ils en concluent qu'il faut « d'une part, s'assurer de l'innocuité de ces techniques, encadrer la pratique et la formation des thérapeutes. D'autre part, il s'agirait d'organiser l'intégration de ces médecines au système de santé, lorsqu'elles peuvent contribuer, en complément des soins conventionnels, à une prise en charge des patients plus complète ». Face à un phénomène que la médecine pourrait considérer comme marginal, le propos du centre d'analyse stratégique est donc de permettre aux pratiques complémentaires de sortir de cette marginalité, en considérant que leur intégration dans le système de soin, avec ses modalités de régulation, serait un bienfait pour le patient en répondant à sa demande et en lui apportant des garanties d'encadrement de ces pratiques. Une proposition politique novatrice, donc, qui suggère que l'on pourrait décider que, « dans un contexte financier contraint », la guerre est finie et qu'est venu le temps de la collaboration complémentaire pour le bien de patient. L'intérêt de cette collaboration est souligné en particulier aux deux extrêmes que sont les pathologies lourdes et la prise en charge des effets secondaires de leurs traitements d'une part, et les situations où la médecine ne parvient pas à poser de diagnostic d'autre part. Il y a ainsi deux extrêmes du champ d'action de la médecine, soit lorsqu'elle porte très lourd, soit lorsqu'elle ne sait pas ce qui est à prendre en charge dans la demande du patient. C'est lorsque la médecine touche particulièrement à ses limites qu'elle a, de ce fait, besoin d'aide pour le bien du patient

Ce rapide tour d'horizon d'un certain nombre de prises de position des institutions médicales et politiques, ainsi que de quelques médecins

---

33. Centre d'analyses stratégiques, Note d'analyse n° 292, [en ligne].

montre que la situation est probablement en train d'évoluer. Après un temps de confrontation hostile entre les deux professions, sans doute lié à la nouveauté des questions posées par la pratique de l'ostéopathie[34], et au caractère insaisissable de son discours, il semble que l'on voit se développer aujourd'hui une attitude plus pragmatique, qui prend au sérieux l'ampleur de la demande des patients et l'organisation très progressive de la profession et de la formation en ostéopathie. Deux questions me viennent à l'esprit devant cette évolution.

Quelle va être la réponse des ostéopathes à ces mises en demeure de développer des formes de recherche qui soient fiables ? Devront-ils infléchir leurs pratiques pour leur permettre de rentrer dans les méthodes de la recherche médicale ou sauront-ils imaginer des modèles adaptés ?

Il apparaît de plus en plus clairement et explicitement que, depuis de nombreuses années, l'industrie pharmaceutique n'a pas inventé de molécule vraiment nouvelle et qu'elle met sur le marché des médicaments nouveaux pour des raisons purement commerciales. Dans le même temps, de nombreux dossiers récents manifestent que la surveillance du médicament, et l'attention portée aux risques qu'il comporte ne sont pas satisfaisants. Dans un tel contexte, auquel s'ajoutent les difficultés économiques, est-ce que la place accordée aux pratiques thérapeutiques non médicamenteuses va évoluer ? Est-ce qu'une véritable complémentarité va devenir possible entre elles et la médecine, selon les cas, selon les maladies ? Une discipline comme l'ostéopathie peut évoluer sous la forme d'un outil que des médecins pourraient avoir à leur disposition, aux côtés du médicament, ou sous la forme d'une profession distincte, complémentaire non seulement pour le soin, mais aussi pour la prise en charge de première intention dans un certain nombre de cas.

---

34. Voir par exemple le point de vue de François Laplantine : « L'un des intérêts des médecines parallèles, mais pas toutes, est de réintroduire dans le champ de l'interprétation la question du lien du malade à son environnement et notamment à son environnement social alors que ce lien est occulté dans le modèle biomédical. Ce n'est d'ailleurs pas un oubli, c'est une occultation volontairement revendiquée par une conception objectiviste de la maladie. » F. LAPLANTINE, *Anthropologies latérales, entretiens avec J. Lévy*, Montréal, Liber, 2002, p. 54.

Chapitre VI

FAUT-IL ÊTRE MÉDECIN POUR SOIGNER ?

Envisageons maintenant le conflit entre médecine et ostéopathie par son côté le plus rude, celui des procès intentés contre des ostéopathes jusqu'en 2002 pour délit d'exercice illégal de la médecine. Si ces procès, ou leur menace, ont certainement constitué une épreuve pour ceux qui les ont vécus, il ne faut pas non plus en exagérer l'ampleur, leur nombre est resté très faible par rapport au nombre de personnes qui exerçaient déjà l'ostéopathie, et les condamnations ont presque toujours été d'ordre symbolique. C'est en effet un rôle symbolique que semblaient jouer ces procès, car la justice n'avait apparemment aucunement le projet d'éradiquer la pratique de l'ostéopathie en les mettant en œuvre. Dans une situation de non-droit où une pratique se développait rapidement sans aucune régulation par l'État et sous les critiques de la médecine, il était nécessaire sans doute de donner quelques gages aux institutions médicales, tout en ne lançant pas une offensive massive, qui aurait été incompréhensible par l'opinion publique, et en contradiction avec toutes les recommandations internationales. Si je propose de rouvrir cette question, ce n'est pas pour réveiller un passé révolu, mais ici encore, pour tenter de mettre en lumière ce qui est sous-jacent au conflit entre deux professions. Il faut s'arrêter sur l'exercice illégal, car cela peut nous aider à comprendre le fondement du monopole d'exercice, et peut-être à préciser quelles sont, ou quelles devraient être les frontières de ce monopole. Pour cela la comparaison avec l'histoire de la psychanalyse va être éclairante.

La question de l'exercice illégal de la médecine, un délit pour lequel les ostéopathes pouvaient être condamnés en France jusqu'en 2002, nécessite d'être abordée de manière plus large que sa seule définition juridique. Si un tel délit a pu être inscrit dans le code pénal sous une forme qui interdit à quiconque n'est pas titulaire du doctorat en médecine de poser un diagnostic et de prescrire un traitement, c'est donc que l'on a eu la conviction en France que seul un médecin peut accomplir ces deux actes d'une manière qui ne soit pas dangereuse pour les patients. Soulignons bien qu'il s'agit d'une situation française et que d'autres pays ont connu, ou connaissent, une tradition de pluralisme médical, qui reconnaît le droit à l'existence pour des thérapeutes non-médecins. En France, et dans plusieurs pays d'Europe, c'est le monopole médical qui est de règle. C'était le cas en Autriche à la fin du XIXe siècle, cette décennie pendant laquelle Freud mettait au point la psychanalyse pendant que Still de l'autre côté de l'Atlantique mettait en place un enseignement de l'ostéopathie. Sur ce point comme sur d'autres, les deux professions ont bien des points en commun : dès leur naissance, elles ont eu des difficultés avec les médecins car elles ont été pratiquées très rapidement par des médecins et des non-médecins.

Le rapprochement entre l'ostéopathie et la psychanalyse est souvent stimulant par les questions qu'il permet d'aborder de manière originale. La question du statut du thérapeute dans les deux disciplines – Doit-il être médecin ? Est-il là pour exécuter une prescription médicale en appliquant une technique thérapeutique ? –, cette question a été présente dans l'histoire des deux disciplines dès leur origine, car il s'agissait dans les deux cas, d'ouvrir dans la dernière décennie du XIXe siècle, une voie thérapeutique qui entretenait des liens étroits avec la médecine mais qui ne se fondait pas dans les cadres habituels de la profession. Dans les deux cas, la nouvelle thérapeutique peut être pratiquée par un médecin comme par un non-médecin, et ceci est à souligner d'emblée : nous n'avons pas affaire ici à des pratiques tellement hétérogènes avec la médecine qu'il soit impensable qu'un médecin y ait recours dans le cadre habituel de son exercice. Et pourtant, dans les deux cas, les fondateurs considèrent qu'il n'est pas nécessaire d'être médecin pour l'exercer. Il est possible d'établir d'autres points de comparaison entre ostéopathie et psychanalyse, sur lesquels il faudra revenir, comme la question de la pratique exclusive, est-ce qu'on *est* ostéopathe ou psychanalyste, ou est-ce que ces méthodes peuvent être utilisées, parmi d'autres présentes dans l'arsenal thérapeutique disponible ? De nombreux points communs sont également à étudier du côté de l'évolution sociologique de la profession, car dans les deux cas, le rapport au fondateur est important pour valider la démarche personnelle, mais la profession a cependant de grandes difficultés, dès l'origine, pour trouver son unité.

La proximité des deux démarches, non seulement au plan historique, mais dans les questions qui sont posées, invite à regarder de près le texte [1] où Freud aborde de façon explicite la question de la pratique de l'analyse par des non-médecins, *Psychanalyse et médecine*. Il n'est pas inutile, d'ailleurs de souligner qu'une telle analyse est désignée en sous-titre du texte par le terme d'« analyse profane », ce qui laisse perplexe sur le caractère sacré qu'aurait une analyse pratiquée par un médecin. Est-ce un hasard – ou un

---

1. S. FREUD, *La question de l'analyse profane*, [1925], dans *Œuvres complètes*, t. 18, Paris, PUF, 2002. C'est de ce texte que sont tirées toutes les citations suivantes. Il est également consultable en ligne.

signe de plus de cette proximité des deux démarches avec une démarche d'ordre spirituel[2] – si dans ce texte S. Freud prend comme exemple la libre pratique de la *Christian Science*, une pratique à l'égard de laquelle A. T. Still a éprouvé lui aussi le besoin de situer l'ostéopathie[3].

Médecins et charlatans

Dans le combat séculaire contre les charlatans, la légitimité de l'exercice de la médecine trouve son fondement dans la capacité à produire un diplôme valable. Mais Freud propose une autre signification au terme de charlatan.

Incompétence ou absence de diplômes ?

S. Freud analyse la notion de charlatan en soulignant qu'on peut l'utiliser pour désigner deux sortes de personnes : soit celles qui exercent la médecine, ou plus exactement une activité thérapeutique, sans avoir le diplôme requis, ce qui constitue un exercice illégal de la médecine, soit celles qui exercent une activité thérapeutique dont elles n'ont pas les compétences.

> « Permettez-moi de donner au mot "charlatan" le sens auquel il a droit au lieu de son sens légal. Pour la loi est un "charlatan" quiconque soigne des malades sans pouvoir produire un diplôme médical d'État. Je préférerais une autre définition : charlatan est celui qui entreprend un traitement sans posséder les connaissances et capacités nécessaires. Me basant sur cette définition, j'oserai prétendre que – et ceci pas seulement en Europe – les médecins fournissent à l'analyse un contingent considérable de charlatans. Ils exercent souvent l'analyse sans l'avoir apprise et sans y rien comprendre. »

Et il ne se prive pas de mettre en valeur le fait que le diplôme ne signifie pas nécessairement la présence des compétences, en particulier lorsqu'on parle de pratiques thérapeutiques qui ne relèvent pas de la pratique courante d'une médecine généraliste. Dans ces situations, le diplôme n'est pas une garantie de sécurité pour le patient, ni d'efficacité du traitement.

---

2. On peut rappeler ici la formule surprenante employée sur internet par Aurélie Haroche, lors d'un débat suscité par la publication dans *Le Monde* d'un article sur l'ostéopathie néonatale : « L'ostéopathe est-il en passe de devenir le prêtre du XXIe siècle, comme le fut le psychanalyste au siècle dernier ? » sur le site [http://www.jim.fr/en direct/pro societe/e-docs/00/01/EC/75/document actu pro.phtml], publié le 9 août 2011, dernière consultation le 22 janvier 2014.
3. « Si, parce que je dénonce les drogues, vous me prenez pour un scientiste chrétien, retournez chez vous, prenez une dose de raison et débarrassez vous de telles notions. » A. T. STILL, *Autobiographie*, Vannes, Sully, 2008, p. 214.

Plus loin dans le texte, il soulignera que le monopole de la profession médicale n'est pas une réalité intangible et qu'en Autriche même, il a existé à une époque relativement récente des autorisations d'exercer données à des thérapeutes traditionnels au nom de leur compétence, en dehors de tout diplôme :

> « En Autriche, du temps de la monarchie, on accorda plus d'une fois à de notoires "guérisseurs" l'autorisation expresse, *ad personam*, d'exercer la médecine, de par la conviction qu'on avait de leur capacité. C'étaient surtout des rebouteux de village, et la caution en était chaque fois une des si nombreuses archiduchesses d'alors. Mais il en devrait pouvoir être de même dans les villes et pour d'autres motifs, avec une garantie d'ordre exclusivement technique. »

Inefficacité, dangerosité de pratiques incompétentes

Le raisonnement de Freud met en valeur une question importante, suscitée par l'ampleur du champ de compétence de la médecine. Si le diplôme est une garantie portant sur les connaissances et les capacités thérapeutiques du médecin dans le cadre de la médecine générale, d'un exercice courant portant sur des maladies banales et mettant en œuvre des traitements largement répandus, il est moins évident qu'il garantisse une même sécurité lorsqu'il s'agit de parties de la médecine qui sont de pratique moins courante. Elles nécessitent non seulement des connaissances, mais une forme d'entraînement que le diplôme ne garantit pas. Il est bon que les étudiants en médecine reçoivent une forme de culture générale portant sur tous les domaines de la médecine, mais peut-on raisonnablement exiger d'eux un niveau de compétence générale qui soit une garantie pour tous les patients ? Freud souligne que le seul diplôme de docteur en médecine ne peut garantir une compétence de bon niveau dans des domaines très spécifiques.

Cela peut donner à réfléchir sur la manière dont certaines institutions, et certains médecins ostéopathes mettent en valeur la sécurité qu'apporte au patient le fait de se faire soigner par un ostéopathe médecin. Un tel propos est compréhensible s'il se contente d'insister sur la capacité qu'a un médecin de diagnostiquer une maladie nécessitant un traitement lourd, voire urgent, alors que la demande du patient était formulée du côté de l'ostéopathie. Nous aurons l'occasion de revenir sur ce point[4], car la formation actuellement donnée dans des écoles sérieuses permet à l'ostéopathe non-médecin d'avoir des connaissances suffisantes pour ce type de diagnostic d'exclusion. Mais cette position me semble surtout fragile par l'impasse qu'elle pratique le plus souvent sur la compétence ostéopathique spécifique

---

4. Voir p. 169.

des médecins. Lorsqu'on met si facilement en valeur les risques potentiels de certaines manipulations ostéopathiques, comment ne pas s'inquiéter de la compétence de médecins qui ont fait un DU d'ostéopathie leur permettant d'exercer après quelques centaines d'heures de cours théoriques et une expérience pratique parfois réduite à presque rien ? En comparaison, il faut rappeler qu'un élève qui sort d'une école sérieuse a passé la moitié de ses cinq années de formation en cours de pratique et a traité en consultation clinique près de deux cents patients.

La formation médicale prépare-t-elle à la psychanalyse ?

Il en est ainsi de la psychanalyse : en quoi les études de médecine préparent-elles à la pratique de cette forme très particulière de thérapeutique ? C'est la question que se pose Freud dans la suite du texte.

Les connaissances médicales sont « unilatérales »

Attentif à la souffrance psychique, Freud constate que les connaissances reçues en faculté de médecine sont adaptées à une forme de thérapeutique, qui nécessite une maîtrise de l'anatomie ou de la chimie, mais qu'elles ne préparent pas le futur médecin à la prise en charge de formes de maladies qui ne relèvent pas de cette façon de penser.

> « Il faut considérer que le médecin reçoit dans les facultés une instruction qui est à peu près le contraire de ce qu'il faudrait comme préparation à la psychanalyse. Son attention y est dirigée vers des faits objectifs démontrables, d'ordre anatomique, physique, chimique, de la vraie compréhension et du juste maniement desquels le succès de l'action médicale dépend. Le problème de la vie y est ramené à ce point de vue, du moins autant qu'il est possible d'expliquer jusqu'à ce jour ce problème d'après le jeu des forces démontrables aussi dans la nature inorganique. »

Ce raisonnement peut aider à penser que l'être humain peut faire l'objet de plusieurs points de vue, de plusieurs modalités d'approche dont chacune a sa valeur dans son adaptation à un type de souffrance vécue par le patient. La question qu'il posait à l'occasion du développement de la psychanalyse aux marges de la médecine s'avère être une question beaucoup plus large, celle de la coexistence pacifique, et de la reconnaissance réciproque entre des points de vue différents sur l'homme, lorsque ces points de vue usent de méthodes diagnostiques et thérapeutiques profondément différentes.

> « L'enseignement médical est évidemment excellent. Quand on reproche à celui-ci d'être unilatéral, il faut d'abord trouver le point de vue d'où ce caractère devienne un reproche. Toute science est en effet unilatérale et

doit l'être, puisqu'elle doit concentrer sa recherche sur des méthodes, des aspects, des faits particuliers. Ce serait un non-sens, que je ne voudrais pas faire mien, que de mettre en balance une science avec une autre. La physique n'enlève rien de sa valeur à la chimie, elle ne peut pas plus la remplacer que l'être par elle. Et tout particulièrement unilatérale est certes la psychanalyse, science de l'inconscient psychique. Le droit à l'unilatéralité ne doit donc pas être contesté aux sciences médicales. »

À cette première dimension de la connaissance médicale, qui est un point de vue spécifique sur l'être humain, Freud ajoutera plus loin un autre argument qui est celui de l'évolution du savoir médical dans le temps. Ce qui est récusé comme farfelu à une époque peut devenir une méthode largement pratiquée quelques décennies plus tard. Ce fut le cas de l'hypnose, comme il le rappelle à juste titre :

« L'histoire de l'hypnotisme est-elle, en une autre direction, un précédent permettant de prévoir le sort de l'analyse ? Quand j'étais jeune *dozent* en neuropathologie, les médecins fulminaient avec la dernière violence contre l'hypnotisme, le stigmatisaient "charlatanerie", œuvre du démon et intervention des plus dangereuses. Aujourd'hui ils ont monopolisé le même hypnotisme, l'emploient sans crainte comme méthode d'exploration et bien des spécialistes des nerfs voient encore en lui l'arme principale de leur arsenal thérapeutique. »

La psychanalyse fait appel à d'autres connaissances que la médecine

Freud constate que le « nerveux », le « névrosé » est un patient qui met en échec la médecine, par la complexité de son comportement, par la présence simultanée en lui d'un désir de guérir et d'une résistance à la guérison. Ces malades emplissent les cabinets médicaux et pourtant la médecine ne peut rien pour eux avec les instruments diagnostiques et thérapeutiques qui sont les siens.

« Le point de vue que nous cherchons se trouve ailleurs, si, nous détournant de la médecine scientifique, nous abordons l'art pratique de guérir. Le malade est un être compliqué, bien fait pour nous rappeler que les phénomènes psychiques, si difficiles à saisir, ne peuvent pas être effacés à notre gré du tableau vital. Le névrosé est certes une complication peu souhaitable, un embarras autant pour la médecine que pour la justice ou pour l'armée. Mais il existe et regarde particulièrement la médecine. Or, la médecine ne lui rend pas hommage, et ne fait pour lui rien, mais rien du tout. »

Ce que Freud disait du nerveux ou du névrosé, ne pouvons-nous l'appliquer à cette foule de malades qu'aujourd'hui on désigne par d'autres termes, comme celui de fonctionnel, mais qui sont dans une situation similaire ? Ils sont affectés d'une souffrance réelle, qui perturbe leur vie professionnelle, familiale, affective, mais lorsqu'ils présentent cette souffrance à un médecin, celui-ci est totalement démuni, aussi bien au plan diagnostique que thérapeutique[5]. Le débat engagé par Freud avec la médecine de son temps est très proche de celui que suscite l'ostéopathie : le recours à la notion d'exercice illégal de la médecine est-il suffisant pour clore le débat si on constate qu'il existe des thérapeutes compétents qui obtiennent des résultats significatifs, en particulier pour les patients devant lesquels la médecine reste démunie ? Ce ne sont pas les pathologies les plus graves qui remplissent les salles d'attente des ostéopathes, de même que ce n'était pas les psychoses sévères qui ont suscité la naissance de la psychanalyse. Mais ce n'est pas parce qu'une maladie n'est pas mortelle, ce n'est pas parce qu'un mal-être ne porte pas de nom scientifique en médecine qu'il faut laisser les patients à eux-mêmes sans tenter de les soulager.

> « Tout ceci serait encore passable, si l'enseignement médical ne faisait que fermer les médecins à la compréhension des névroses. Il fait plus : il leur en donne une idée fausse et nuisible. Les médecins, dont l'intérêt pour les facteurs psychiques de la vie n'a pas été éveillé, ne sont que trop enclins à les traiter avec dédain, et à en plaisanter comme de choses peu scientifiques. C'est pourquoi ils ne peuvent rien prendre vraiment au sérieux de ce qui touche à ces facteurs psychiques, et pourquoi ils ne ressentent pas les obligations qui pour eux en dérivent. Ainsi ils apprennent, profanes qu'ils sont, à être sans respect pour l'investigation psychologique, et prennent leurs devoirs à la légère. Ils doivent certes soigner les névropathes, ce sont donc des malades qui s'adressent au médecin, et sur qui il convient sans cesse d'essayer de nouveaux traitements. Mais à quoi bon se donner pour cela la peine d'une longue préparation ? Cela ira tout seul ; qui sait d'ailleurs ce que vaut ce qu'on apprend dans les instituts analytiques ? Et moins ils comprennent, plus ils sont entreprenants. Seul le vrai savant est modeste, car il sait combien insuffisant est son savoir. »

Freud ici poursuit sa réflexion critique sur l'attitude des médecins à l'égard des névrosés. Plutôt que de reconnaître que ces patients présentent des troubles que la médecine ne prépare ni à diagnostiquer, ni à traiter, les médecins de l'époque se permettaient apparemment une grande liberté thérapeutique à leur égard, considérant sans doute que la pathologie n'étant pas grave, à leurs yeux, elle justifiait des audaces qu'ils ne se seraient pas autorisées devant une pathologie mettant en jeu le pronostic vital. Comme le faisait Still quelques années avant lui, Freud ne se contente pas d'entrer en débat avec les médecins qui le critiquent en mettant en valeur la compétence

---

[5]. P. Cathébras, *Troubles fonctionnels et somatisation. Comment aborder les symptômes médicalement inexpliqués*, Paris, Masson, 2006.

d'analystes non-médecins, il contre-attaque, si on peut dire, en soulignant que dans le domaine d'intervention des analystes, certains médecins peuvent être dangereux, par incompétence.

> « Ce que le médecin analyste fait avec son "nerveux" est si peu frappant qu'on n'y peut trouver matière à reproche. Il n'a employé ni instruments, ni médicaments, n'a fait que parler avec son malade, qu'essayer de le persuader, ou de le dissuader d'une chose ou de l'autre. Cela ne peut donc nuire, surtout si on eut soin d'éviter de toucher à des sujets pénibles ou émouvants. Le médecin analyste qui s'est tenu à l'écart de l'enseignement rigoureux de notre école ne manquera pas d'essayer d'améliorer l'analyse, de lui arracher ses crocs venimeux, de la rendre acceptable aux malades. »

S'il existe des situations où une forme de libération est vécue de manière presque immédiate dans une consultation d'ostéopathie, comme dans une séance de psychanalyse, il faut bien reconnaître que ce sont des démarches thérapeutiques qui instaurent une certaine temporalité, moins longue certes en ostéopathie qu'en psychanalyse, car le traitement n'y nécessite pas des rendez-vous fréquents pendant des mois ou des années. Mais dans les deux cas, le patient peut reconnaître après coup que quelque chose change en lui dans la suite d'une séance, comme si l'effet de celle-ci se prolongeait dans le temps. Cela va de pair avec le fait que lors de la séance elle-même, le patient peut avoir eu l'impression d'une grande banalité, il peut n'avoir ressenti aucune amélioration de son état. Freud souligne que ces situations ne doivent pas être utilisées pour critiquer cette forme de thérapeutique, et l'on pourrait ici ajouter à son argumentation que bien des thérapeutiques médicamenteuses nécessitent une longue durée pour manifester leur efficacité, comme c'est le cas avec les antidépresseurs par exemple. Mais il souligne aussi que ceci ne doit pas être un prétexte qui autorise les médecins à s'inspirer de ces thérapeutiques pour tenter de mettre au point leur propre manière de faire. Combien de médecins se risquent à quelques interprétations d'ordre analytique dans leur dialogue avec le patient, ou utilisent « un peu d'ostéopathie » dans les consultations antidouleur. Il est intéressant de remarquer que dans les deux cas, ces nouvelles formes de thérapeutiques apparaissent comme potentiellement dangereuses pour la médecine, et que celle-ci tente de leur « arracher leurs crocs venimeux » comme dit Freud, en les assimilant, puisqu'elle n'arrive pas à les supprimer.

À la fin du texte, Freud souligne qu'exiger que la formation analytique fasse suite aux études médicales rendrait celles-ci extrêmement longues et que cela serait inutile, car les domaines de compétence et de connaissance ne se recouvrent que partiellement entre les deux activités thérapeutiques.

> « L'enseignement analytique embrasserait aussi des branches fort étrangères au médecin et dont il n'entrevoit pas même l'ombre au cours de l'exercice

de sa profession : l'histoire de la civilisation, la mythologie, la psychologie des religions, l'histoire et la critique littéraires. S'il n'est pas bien orienté dans tous ces domaines, l'analyste demeure désemparé devant un grand nombre des phénomènes qui s'offrent à lui. Par contre, la part la plus considérable de ce qu'enseigne l'École de médecine ne peut lui servir de rien. [...]
Il est injuste, et contraire au but visé, de contraindre celui qui désire libérer son prochain du tourment d'une phobie ou d'une obsession à faire d'abord l'immense détour de toute la médecine. »

Des connaissances, mais aussi une expérience

Contrairement à la formation classique d'un médecin, Freud souligne que la formation d'un analyste ne se limite pas à l'assimilation de connaissances, mais doit nécessairement comporter une analyse personnelle.

« Avant tout s'impose à l'analyste le devoir d'avoir été analysé à fond lui-même, afin d'être capable d'accueillir sans préjugés les éléments analytiques que lui apportent les autres. »

La compétence analytique repose donc sur une formation classique, qui lui permet d'avoir des connaissances soit dans le registre médical, soit dans un registre plus culturel, comme celui de la littérature ou des religions, mais aussi sur une expérience personnelle dans laquelle il a accepté de faire lui-même le chemin thérapeutique sur lequel il accompagnera ses patients par la suite. Pour que les interprétations que propose l'analyste soient « indépendantes des particularités personnelles », par exemple, il est nécessaire que celui-ci ait acquis une bonne conscience de ses propres particularités, de son propre fonctionnement psychique, afin d'avoir suffisamment de distance critique pour distinguer ce qui a sa source chez le patient et ce qui vient du thérapeute. Une telle lucidité ne s'apprend pas dans des cours, mais sur le divan. « L'analyse à laquelle tous les candidats d'un institut didactique doivent se soumettre eux-mêmes est en même temps le meilleur moyen de s'éclairer sur leurs aptitudes personnelles à exercer une profession qui exige d'eux tant de qualités. »

Ici encore, nous pouvons noter une grande proximité d'attitude avec l'ostéopathie, puisque dans sa formation, l'étudiant ostéopathe ne se contente pas d'apprendre des connaissances, ou des techniques, il passe une grande partie de son temps de formation sur la table, dans la posture du patient, ressentant dans son propre corps l'effet des techniques qu'il emploiera par la suite. La différence avec l'analyse est que dans le cas des cours de pratique ostéopathique, l'objectif n'est aucunement thérapeutique pour ceux qui sont patients ce jour-là. Bien au contraire, les étudiants souffrent souvent des conséquences de ces manipulations parce qu'ils doivent les subir à une grande fréquence, et alors que leur état de santé ne les justifie pas. Dans le cas de l'analyse didactique, on n'est pas dans ce type de travaux pratiques les uns sur les autres, mais dans une réelle démarche thérapeutique permettant au futur thérapeute d'être aussi libre que possible à l'égard de ses propres névroses afin de pouvoir envisager de traiter d'autres patients.

Ouverture : Combat politique ou débat épistémologique ?

Il n'y a donc pas seulement un combat politique entre médecine et ostéopathie, qui serait une sorte d'affrontement entre deux systèmes cohérents, en lutte pour partager un pouvoir qui est détenu par l'un des deux sous forme de monopole depuis trois siècles. Ce combat existe, mais il ne doit pas masquer un débat plus profond, moins explicite mais peut-être plus intéressant, et dont chacune des professions ne pourra faire l'économie. L'ostéopathie peine à se définir et à se situer par rapport à la médecine, qu'elle ne peut ignorer mais dont elle doit se différencier[6]. Elle est née dans la proximité de la médecine, et elle a dès son origine puisé dans les connaissances médicales pour développer sa formation : elle ne peut donc se définir de manière totalement autonome, ou sur la base de fondements radicalement autres, comme peut le faire la médecine chinoise ou la médecine ayurvédique. L'ostéopathie se réfère à la même anatomie que la médecine occidentale et elle est attentive aux découvertes de la médecine dont elle peut profiter. Le premier historien de l'ostéopathie, en introduisant son chapitre consacré aux premiers combats de la médecine contre la reconnaissance de l'ostéopathie, soulignait cette proximité des deux professions :

> « C'est la profession médicale qui a rendu possible l'ostéopathie. En effet, l'ostéopathie se situe dans la droite ligne des progrès scientifiques réels dans la connaissance des structures et des fonctions du corps humain. L'ostéopathie est l'héritière naturelle de tout ce qui a été, au long des siècles, établi de manière indiscutable par la pratique médicale[7]. »

Jusqu'à présent, la médecine a mené un combat défensif de son pouvoir et dans certains pays de son monopole, par le biais de ses institutions, mais il lui faudra un jour affronter, peut-être sous la pression des patients eux-mêmes, les fragilités de sa propre épistémologie et l'écart croissant entre ses méthodes et l'attente des patients. On ne peut que se réjouir de constater que si, au plan des institutions, et de certaines publications, le dialogue a encore une tonalité assez conflictuelle, sur le terrain de nombreux exemples

---

6. S. TYREMAN, « Osteopathy: physiotherapist with time or pratictionner with Healing hands? », dans A. VICKERS (ed.), *Examining Complementary Medicine*, Cheltenham, Stanley Thornes Publishers, 1998, p. 124-137. Voir p. 125.
7. E. R. BOOTH, *History of Osteopathy and Twentieth-Century Medical Practice*, Cincinnati, Jennings and Graham, 1905, p. 221.

de collaboration paisible entre médecins et ostéopathes se développent, parfois jusqu'au partage de locaux communs. De même, il n'est pas insignifiant de constater que le catalogue d'une grande maison d'édition médicale comme Maloine consacre presque autant de pages de son catalogue à l'ostéopathie qu'à la médecine interne.

C'est surtout en cela que ce débat est intéressant, et qu'il ne doit pas être réduit à un conflit d'ordre politique. L'émergence de l'ostéopathie, et sa large ratification par le public, vient poser à la médecine des questions que celle-ci ne veut peut-être pas aborder par elle-même : pas seulement celle du temps passé et de l'écoute du patient, souvent mis en avant pour expliquer le succès de l'ostéopathie par les médecins eux-mêmes, mais celle du pouvoir, celle de la vérité scientifique, celle du bien fondé d'un fondement exclusif de la médecine dans une forme de démarche scientifique. Plus on tente de comprendre ce qu'est l'ostéopathie, plus on en vient à percevoir qu'elle met en jeu une démarche qui est profondément différente de celle de la médecine, tout en partageant avec celle-ci les mêmes fondements : c'est cette articulation complexe qu'il faut maintenant analyser.

141

Troisième partie

MÉDECINE ET OSTÉOPATHIE : INTERROGER MUTUELLEMENT NOS MANIÈRES DE PENSER

Parmi les pratiques thérapeutiques complémentaires ou alternatives, l'ostéopathie est probablement celle qui est la plus proche de la médecine avec laquelle elle partage une grande part de ses conceptions anatomiques et nosographiques, au point que de nombreuses études anthropologiques sur les médecines alternatives n'incluent pas l'ostéopathie dans leur champ de recherche et portent leur intérêt sur des pratiques plus exotiques ou plus ésotériques. Le patient français qui consulte un ostéopathe n'a pas toujours le sentiment de faire ainsi une démarche qui soit très différente de celle qui le conduit chez son médecin. Pourtant, malgré ou à cause de cette proximité, le dialogue est souvent difficile entre les deux professions, et il est intéressant de tenter de comprendre cette difficulté, car elle met en lumière des spécificités de la médecine et de l'ostéopathie, dans leurs modes d'exercices et de formation.

Les ostéopathes qui ont connu les heures difficiles des conflits avec l'ordre des médecins, et même les procès pour exercice illégal, peuvent voir d'un mauvais œil que l'on remette en valeur la différence entre les deux professions. D'autres peuvent aspirer à une définition de leur profession qui ne soit pas dépendante de la médecine. La réflexion proposée ici ne l'est pas dans une perspective polémique, et encore moins corporatiste. Elle est née assez spontanément en moi dans la découverte progressive de l'ostéopathie, car celle-ci m'a permis de prendre conscience de manière plus fine de ce qui caractérisait ma formation médicale et la forme de pensée qu'elle suscite. C'est en effet dans cette confrontation avec une autre forme de pensée thérapeutique que j'ai commencé à me poser des questions sur la pensée médicale, car en médecine, il est bien rare que l'on s'arrête pour tenter de savoir comment l'on pense. Georges Canguilhem l'avait déjà noté : « N'est-il pas surprenant que l'enseignement de la médecine porte sur tout, sauf sur l'essence de l'activité médicale, et qu'on puisse devenir médecin sans savoir ce qu'est et ce que doit être un médecin[1] ? »

Voulant comprendre la manière de penser des ostéopathes et des médecins, je me suis trouvé assez embarrassé, car du côté des ostéopathes

---

1. G. Canguilhem, « Thérapeutique, expérimentations, responsabilité », dans *Études d'histoire et de philosophie des sciences*, Paris, Vrin, 1983, p. 390.

l'explicitation d'un processus intellectuel est difficile, et extrêmement variable d'un praticien à l'autre, ou d'un courant à l'autre, et du côté des médecins, il existe peu de publications sur l'épistémologie médicale. La médecine n'a pas éprouvé le besoin d'énoncer une définition de ce qu'elle est, comme elle l'a fait pour la santé dans le cadre de l'OMS. Elle ne prend que rarement du recul avec sa manière de penser, et se trouve de ce fait déstabilisée lorsque l'émergence d'autres thérapeutiques l'appelle à rendre compte de ses propres fondements.

Chercher à préciser ce qui caractérise le mode de réflexion et d'action de chacune de ces deux professions peut aider à mieux définir ce que chacune peut apporter au patient, et les limites de son approche. Une telle recherche permet aussi de mieux comprendre pourquoi le dialogue a été souvent difficile, les démarches étant à la fois profondément différentes et en même temps si proches par certains côtés. Le vocabulaire est souvent le même dans les deux professions, mais affecté parfois d'un sens très différent, comme c'est le cas pour des termes simples comme « diagnostic », « fonctionnel », ou « palpation », ce qui peut donner l'impression que l'on se comprend alors qu'on est dans des logiques différentes. C'est tout cela qui mérite d'être analysé, pour aider à un véritable dialogue et non pour opposer.

Chapitre VII

TROIS DIFFÉRENCES FONDAMENTALES

Il est possible de reconnaître des différences profondes entre médecine et ostéopathie dans trois registres, la formation, l'objet même de la profession, et sa manière de penser. C'est la différence de formation qui m'est apparue d'emblée, la découverte des modalités de formation des ostéopathes m'ayant fait prendre conscience de la manière dont moi-même j'avais été formé dans mes études initiales de médecine.

Une différence de formation

S'il est vrai que la première formation marque l'esprit définitivement et entraîne une façon de penser ou de se comporter qui restera présente quelle que soit l'expérience ultérieure, il est essentiel, dans cette réflexion, de s'arrêter sur les modalités de la formation des médecins et des ostéopathes, car la différence est considérable entre les deux, on pourrait presque dire dès la première semaine de formation. Or ceci n'est jamais analysé, d'un côté comme de l'autre.

Mais ce n'est pas dans le contenu des programmes qu'il est le plus intéressant d'aller chercher des éléments de comparaison, car une grande partie des disciplines entrant dans la formation d'un ostéopathe est soit rigoureusement identique à celle d'un médecin, comme c'est le cas pour l'anatomie ou l'embryologie, soit comparable quoique moins développée, comme pour la sémiologie et la pathologie. En revanche, l'écoute de plusieurs étudiants en ostéopathie a suscité chez moi une véritable stupéfaction, en me faisant prendre conscience, trente ans plus tard, de principes qui avaient présidé à ma propre formation médicale sans que je m'en sois rendu compte, et sans que jamais de tels principes n'aient été énoncés ou argumentés. J'en arrive aujourd'hui à la conviction que si l'ostéopathe et le médecin ont des représentations si différentes du corps et de la relation thérapeutique, cela est inscrit en eux par les modalités de leur formation.

La première approche du corps

Pour un étudiant en médecine, la première approche du corps passe par l'anatomie. Celle-ci est apprise dans un premier temps sur des représentations qui étaient dans ma génération les dessins en couleur du Rouvière, qui sont aujourd'hui celles des images en 3D des divers supports informatiques à leur disposition. Dans les deux cas, ce sont des images. Dans un deuxième temps, l'étudiant en médecine peut confirmer ce qu'il a déjà appris, par la pratique de la dissection. Pendant longtemps, le premier corps que l'étudiant en médecine approchait était donc celui d'un mort, et c'était souvent la première fois de sa vie qu'il voyait un mort. Cela a un peu évolué depuis la mise en place d'un petit stage hospitalier en début de seconde année pour ceux qui ont réussi le concours. Les étudiants y restent très spectateurs, mais ils approchent cependant le corps des malades, pendant quelques jours.

Ce n'est qu'un ou deux ans après que débute vraiment l'apprentissage de l'examen clinique, sur des malades de l'hôpital. Le corps, ce sont donc dans un premier temps des images, puis le corps d'un mort, et ensuite le corps des vivants. Le corps, pour un étudiant en médecine, ce n'est donc jamais son propre corps, mais le corps des autres. Les connaissances qu'il a pu acquérir par sa propre expérience de la maladie, ou du sport, ne lui sont pas utiles pour ses études. Le corps vécu est considéré plutôt comme un obstacle pour une formation médicale qui privilégie l'objectivation scientifique : il doit être mis à distance.

J'ai été stupéfait, lorsque j'ai commencé à discuter avec des étudiants en ostéopathie qui, dans les premières années, étaient en plein apprentissage de l'anatomie, de constater que dès qu'ils me parlaient d'un os ou d'un muscle, ils le touchaient sur leur propre corps tout en en parlant. Un tel geste ne se voit jamais chez un étudiant en médecine. Tout simplement parce que l'étudiant en médecine de deuxième année peut savoir par cœur le trajet d'un muscle ischio-jambier, ses points d'insertion sur le bassin, le tibia et la fibula, sans avoir aucune idée de la manière dont il peut retrouver ce muscle par la palpation ni de la façon de le mobiliser pour en comprendre la fonction. Abordée par l'image et sur le corps d'un mort, l'anatomie médicale est l'anatomie des autres et non la mienne, et c'est une anatomie aussi immobile que l'image, et que la mort.

L'implication corporelle dès la formation

La plupart des professions de santé[1], sauf les médecins, imposent dans leur processus de formation une part plus ou moins importante d'entraî-

---

1. Une première approche de cette réflexion a été publiée sous le titre « Une fragilité différente selon les professions de santé », dans B. UGEUX (éd.), *La fragilité, faiblesse ou richesse ?*, Paris, Albin Michel, 2009, p. 151-165.

nement des étudiants les uns sur les autres. Étudiants en soins infirmiers, étudiants kinésithérapeutes ou ostéopathes passent de longs moments à pratiquer sur leurs camarades les gestes qu'ils auront à faire pour leurs patients ; ils sont alors alternativement patients et soignants.

« Un étudiant en ostéopathie me racontait que dès sa première semaine de cours, il avait vécu des temps d'observation mutuelle : un étudiant était debout, en sous-vêtements, et l'autre devait noter tout ce qu'il observait comme particularités de postures, comme asymétries, etc. Par la suite, et très rapidement, ont commencé les cours de pratique, dans lesquels l'étudiant "praticien" s'exerce à la palpation d'abord, à la manipulation ensuite sur l'étudiant "patient", jusqu'à ce qu'ils intervertissent les rôles. »

De la même façon, psychothérapeutes et psychanalystes ne peuvent exercer leur activité sans avoir eux-mêmes vécu cette expérience comme patient suivi par un autre thérapeute. Tout cela n'arrivait jamais dans les études de médecine, jusqu'à une date très récente. Bien des années après mes études, ces questions me sont venues à l'esprit, et il n'est pas neutre qu'elles me soient restées étrangères pendant près de trente ans : même si la formation commence à évoluer sur ce point, comment se fait-il qu'en médecine, on n'apprenait presque jamais les uns sur les autres les gestes de l'examen clinique ? Pourquoi cela semble-t-il absolument normal qu'un patient hospitalisé se fasse palper la fosse iliaque ou écouter les carotides dix fois durant son séjour à l'hôpital alors que les mêmes gestes sembleraient déplacés s'ils étaient proposés aux étudiants comme devant être pratiqués les uns sur les autres ? Pourquoi ce sont les patients qui doivent supporter les maladresses de nos premiers électrocardiogrammes ou de nos premières intraveineuses et non pas nous-mêmes ?

Il me semble que cette différence de formation peut participer à la réflexion sur la différence profonde de positionnement du praticien à l'égard du patient dans les métiers de la santé. Un médecin a fait des études dans lesquelles il est très peu amené à imaginer qu'il est, lui aussi, un malade en puissance, que son corps est semblable à celui des malades qu'il examine. Il a fait toute sa formation clinique initiale debout, face à des patients allongés. Un kinésithérapeute ou un ostéopathe, ont passé dans leur formation autant de temps dans la posture du patient que dans celle du praticien ; un psychanalyste est nécessairement passé sur le divan. Cela ne peut pas être sans conséquence sur la manière de se situer par rapport aux patients que l'on est amené à traiter par la suite.

« Une patiente d'une cinquantaine d'années devait subir une ponction-biopsie du foie dans le cadre d'un bilan digestif. L'hépatologue lui ayant affirmé, pour la rassurer, qu'il n'y avait pas à s'inquiéter car "ce n'était rien du tout", la patiente lui a abruptement demandé s'il avait lui-même subi un tel examen pour pouvoir affirmer cela. Le médecin a été visiblement dérouté par une telle question, et même choqué qu'elle ait imaginé que sa parole puisse devoir être fondée sur une expérience personnelle. »

Combien de médecins devenus malades et hospitalisés, et moi le premier, ont alors pris soudain conscience avec stupéfaction de la douleur ou de l'inconfort suscités par certains gestes ou certaines habitudes hospitalières.

Les différences de conception de la formation ne peuvent pas être sans conséquence sur la manière de se situer par rapport aux patients que l'on est amené à traiter par la suite. Dès les premières semaines de leur formation, les étudiants en médecine sont entraînés à regarder le corps, par le moyen des images, comme un objet qui leur est extérieur, et même étranger, alors que les étudiants en ostéopathie sont dans un incessant aller et retour entre leur propre corps et celui du patient. Ces différences de formation entraînent une différence profonde de posture intellectuelle. Alignant sa démarche sur celle des sciences, la médecine vise l'objectivation, c'est-à-dire la constitution d'un objet posé en face de soi afin de pouvoir faire porter sur lui une analyse dans laquelle la personnalité de l'observateur intervient le moins possible.

Dans les professions où la formation comporte une plus forte implication de l'étudiant, la pratique intègre une part de subjectivité, ce qui ne signifie pas une expression de la fantaisie ou de l'émotion personnelle, mais une posture de soin dans laquelle le thérapeute est impliqué en tant que sujet, car l'acte thérapeutique est marqué par la manière de percevoir et d'agir propre au sujet. De plus le geste y est regardé dans sa dimension relationnelle au moins autant que dans sa rigueur technique.

Pas de geste accompli qui n'ait été ressenti

En lisant la biographie de W. G. Sutherland rédigée par sa femme, j'ai été impressionné et un peu effrayé par les expérimentations qu'il a voulu faire sur lui-même afin d'approfondir sa connaissance des mouvements crâniens dont ses études d'anatomie et sa pratique clinique lui avaient fait pressentir l'existence. Voulant avoir une connaissance des effets de pressions localisées sur telle ou telle partie du crâne, il lui a semblé indispensable de les ressentir sur lui-même. Voilà déjà une attitude intellectuelle qui n'est pas naturelle à un médecin. Mais il nous conduit plus loin que la seule question d'une expérimentation sur soi :

> « Je dois être moi-même cobaye, confie-t-il à son épouse, c'est le seul moyen pour moi de savoir. Si les expériences étaient faites sur d'autres, ils éprouveraient des sensations, des sentiments, auraient des réactions. Ils pourraient

les interpréter pour moi et je pourrais obtenir de l'information, oui, mais je ne connaîtrais pas vraiment[2]. »

Une telle attitude me semble très caractéristique de l'ostéopathie : la connaissance n'y est accessible que par l'expérience personnelle. Tant que l'ostéopathe n'a pas ressenti dans son propre corps, il peut recevoir des informations, mais il « ne connaît pas vraiment ». Il y a là une différence profonde de manière de penser, puisque la médecine, au contraire, cherche à fonder son raisonnement sur des connaissances communes, accessibles à tout médecin, vérifiables par l'expérience. Mais ici le terme d'expérience est employé au sens scientifique d'un processus réitérable et falsifiable, et non pas au sens d'une expérience personnelle. Depuis Descartes, le scientifique a pris l'habitude de considérer que les sens peuvent être trompeurs. La connaissance doit se développer par des voies aussi objectivantes que possible : imagerie médicale et équipements de laboratoires apparaissent alors comme les sources fiables d'information sur le corps humain.

Assimiler des connaissances est le fondement de la connaissance pour le médecin, et c'est bien cela qui est le cœur de ses années de formation initiale. L'ostéopathe apprend lui aussi : il reçoit des cours théoriques, sa formation n'est pas de type initiatique. Mais tant qu'il n'a pas vécu dans son propre corps ce dont il est question, il peut considérer, comme Sutherland, qu'il ne « connaît pas vraiment ». Un autre des pères fondateurs de l'ostéopathie, John Littlejohn, a eu une formation très variée, puisqu'il a commencé par des études de théologie et a été pasteur, puis, après sa rencontre avec A. T. Still, a fait une formation en ostéopathie, mais aussi en médecine, où il a reçu le doctorat en 1902 à Dunham College. Il publie en juillet 1898 un article dans lequel il exprime bien cette place essentielle de l'expérience dans la formation de l'ostéopathe :

> « Si tout professionnel peut être un penseur indépendant, le médecin se doit de l'être. Aucun homme ne peut reconnaître un savoir comme sien tant qu'il n'est pas devenu une part de sa nature et il n'a de véritable savoir scientifique que s'il l'a atteint par son expérience personnelle. L'autorité éminente que l'on peut citer n'a aucune importance si, en plus de l'autorité de la personne citée, il n'y pas l'expérience de la personne qui la cite. Sinon il est comme une machine. Et l'automatisme est encore plus dangereux en ostéopathie qu'en médecine[3]. »

L'expérience personnelle est essentielle, mais elle ne dispense pas de la connaissance reçue dans l'enseignement. L'ostéopathie ayant le souci d'une

---

2. A. SUTHERLAND, « Avec des doigts qui pensent », dans W. G. SUTHERLAND, *Textes fondateurs de l'ostéopathie dans le champ crânien*, trad. H. Louwette, Vannes, Sully, 2002, p. 61.
3. J. LITTLEJOHN, article de juillet 1898 sans titre, cité par J. WERNHAM, *The life and times of John Martin Littlejohn*, Maidstone, The John Wernham College of Classical Osteopathy, 1999, p. 24.

adaptation très fine de ses traitements à la spécificité de chaque patient, elle ne peut se contenter d'être l'application à l'aveugle d'un savoir théorique. Seule l'articulation entre ce savoir et une compétence personnelle nourrie par l'expérience permet à l'ostéopathe de ne pas se limiter à administrer des protocoles de traitement, mais d'être un véritable thérapeute.

L'expérience nécessaire au développement de cette compétence est pour une part une expérience professionnelle, et ici on retrouve ce qui existe aussi en médecine. Lorsqu'il a rencontré beaucoup de situations différentes, le thérapeute, médecin ou ostéopathe, est capable de percevoir ce qui constitue la spécificité de tel ou tel patient et d'adapter son traitement en conséquence : cela ne s'apprend pas dans les livres. La formation d'un ostéopathe conjugue l'acquisition de connaissances, dont beaucoup sont communes avec la médecine, avec le développement d'une expérience sensorielle. L'ostéopathe ne cesse d'affiner sa perception en alternant, même une fois engagé dans la vie professionnelle, des expériences dans lesquelles il cherche à percevoir dans la posture du thérapeute, et d'autres moments dans lesquels il tient la place du patient. Ceci n'est pas simplement lié à une organisation pratique de la formation, dans laquelle l'entraînement nécessiterait que certains participants servent de cobayes pour les autres. L'élève ostéopathe, ou l'ostéopathe confirmé, qui s'allonge sur une table pour un temps de pratique mené par un collègue n'est pas simplement au service de celui-ci, il est lui aussi en pleine activité de perception, d'observation. C'est ainsi que toutes les techniques thérapeutiques de l'ostéopathie ont été vécues avant que d'être pratiquées sur des patients. Certains étudiants disent même qu'ils préfèrent être d'abord patients dans l'apprentissage d'une nouvelle technique avant de la pratiquer eux-mêmes sur leur binôme, car ils ne peuvent la pratiquer qu'après l'avoir ressentie dans leur propre corps.

« Lors d'une journée de formation continue pour des médecins, où je devais parler du développement des médecines alternatives, j'ai tenté de faire entendre cette différence importante, dès la formation initiale, à mes confrères. La réaction de certains fut particulièrement vive, et l'un d'entre eux a tenté de montrer l'inanité de mon propos en prenant l'exemple d'actes particulièrement invasifs de la pratique médicale : il était bien évident que les étudiants en médecine n'allaient pas pratiquer des ponctions lombaires ou des biopsies hépatiques les uns sur les autres. »

La question restait pourtant possible à poser, à propos de beaucoup d'autres gestes cliniques moins douloureux et sans effets secondaires potentiels. Rappeler vigoureusement l'impossibilité éthique de pratiquer des gestes dangereux sur des étudiants est-ce suffisant pour justifier l'absence totale de pratique les uns sur les autres ? Y a-t-il là un interdit qui est vraiment d'ordre éthique ? N'est-il pas plutôt d'ordre symbolique, car il serait difficile pour un médecin, ou pour un étudiant en médecine de se mettre, même temporairement, dans la situation symbolique du patient ? Le caractère explosif de la réaction de mes chers confrères suggère que cette piste mérite d'être creusée : s'il fallait à tout prix réduire mon hypothèse à néant, n'était-ce pas parce qu'il leur semblait insupportable de s'imaginer comme patient ?

Une différence d'objet

Est-il possible d'approcher la différence entre la médecine et l'ostéopathie et l'éventuelle spécificité de celle-ci en précisant de quoi s'occupent médecins et ostéopathes ? Si les uns et les autres rencontrent des personnes que les uns désignent comme des malades, et les autres comme des patients, est-ce dans le même but ? Cherchent-ils les uns et les autres à soulager leurs semblables, par des méthodes différentes, ou bien est-ce fondamentalement la finalité de leur activité qui est différente ?

Maladie et santé

À en croire certains ostéopathes, on tient là une manière efficace de montrer la différence profonde entre ostéopathie et médecine, celle-ci ayant pour objet le traitement de la maladie alors que l'ostéopathie aurait pour mission la préservation de la santé. Une telle distinction des démarches n'est pas spécifique de l'ostéopathie, puisque d'autres systèmes thérapeutiques, depuis la médecine hippocratique jusqu'à la médecine chinoise, se reconnaissent une telle finalité. Elle ne me semble pas très opératoire pour affiner la compréhension des différences entre médecine et ostéopathie, car une part importante de la médecine est aussi de l'ordre de la préservation de la santé. De plus, les ostéopathes peuvent rendre service à des patients atteints de maladies caractérisées, même si le traitement de celles-ci n'est pas de leur ressort.

Mais cette différence d'objet est cependant intéressante à creuser car elle pointe vers une différence dans les manières de penser. Lorsque les ostéopathes disent que les médecins s'occupent des maladies et eux pas, ils parlent d'une différence beaucoup plus large, et plus profonde qu'une simple distinction méthodologique entre une attitude curative et une attitude préventive.

La médecine s'est peu à peu focalisée sur la maladie par un processus de type platonicien, qui procède par abstraction : partant de la réalité matérielle, l'examen clinique et paraclinique, le corps du patient, elle cherche à en extraire les idées qui lui permettront de penser la maladie, en établissant un diagnostic et une thérapeutique. Cette abstraction fait sortir la maladie du corps et de l'histoire du malade au point de pouvoir perdre toute relation avec celui-ci. Elle peut être constatée aujourd'hui à toutes les étapes de la recherche scientifique : aussitôt prélevés, les échantillons biologiques sont anonymisés, le nom du patient remplacé par un numéro. De même dans les essais thérapeutiques, l'identité du patient – et ici il faut entendre bien plus que son état civil, mais sa singularité, son statut de sujet unique – est autant que possible ignorée pour faire de lui le membre anonyme d'une cohorte aussi homogène que possible, dans laquelle les singularités sont considérées comme gênantes. L'opération de simplification du monde, nécessaire à son intelligibilité, passe par l'objectivation. La singularité est alors vue comme un brouillage de l'explication du réel, puisqu'elle perturbe la mise en valeur de lois générales.

L'ostéopathie ne procède pas en développant un concept analogue à celui de maladie. Car la fonction à laquelle elle porte toute son attention est indissociable du sujet. Ici encore, l'ostéopathe a une démarche qui est proche de celle du psychanalyste : l'un comme l'autre résistent à poser un diagnostic sur leur patient, car ils sont attentifs à la manière dont un sujet singulier élabore son propre équilibre, peut-être précaire, peut-être générateur de souffrance. Certes, chez l'ostéopathe, comme chez le médecin, la fonction a un substrat anatomique et physiologique, elle n'est pas seulement représentation et processus psychique. Le corps selon Still est une machine, dont on peut étudier le fonctionnement et les dysfonctionnements. Mais, déjà chez Still, une telle approche purement corporelle et mécaniste se trouve déplacée par une autre représentation qui est celle du corps capable de lutter par lui-même contre la maladie, ce qui le distingue radicalement de la machine. Aborder le corps par le biais de la notion de fonction, c'est l'observer dans sa dynamique, et donc dans la capacité qu'a le sujet à s'accommoder de certaines dysfonctions, à les contourner, ou à la résoudre. Si l'on peut reconnaître une différence d'objet entre médecine et ostéopathie, il faut donc la trouver non pas dans la distinction entre prévention et traitement, mais entre maladie et dysfonction.

Des conceptions différentes du fonctionnel

L'ostéopathie porte son activité thérapeutique sur les dysfonctions, elle prend en charge le fonctionnel. Voilà des formulations bien souvent utilisées par les ostéopathes, en particulier lorsqu'ils se présentent à des patients qui connaissent peu leur pratique et qui s'adressent à eux pour la première fois. En délimitant ainsi, par souci d'honnêteté, le champ de leur intervention, les ostéopathes ne mesurent peut-être pas suffisamment combien ils prennent une position épistémologique qui situe leur discipline dans un champ différent de celui de la médecine. Ceci mérite d'être étudié d'un peu plus près, car bien loin d'être une simple délimitation du champ d'intervention, de telles affirmations pointent vers des éléments essentiels de la définition de l'ostéopathie.

– En mettant en avant le registre de la fonction et de la dysfonction, l'ostéopathe exprime clairement que les altérations profondes de la structure, comme les fractures, par exemple, ne sont pas de son ressort.

– De même, en face de pathologies graves, tumorales ou dégénératives, l'ostéopathie ne prétend pas avoir une action curative directe sur la maladie, mais peut cependant intervenir au plan fonctionnel, en tentant de limiter les conséquences de la maladie sur diverses fonctions corporelles.

Cette clarification du champ d'action de l'ostéopathie ne devrait pas rencontrer beaucoup de contradicteurs. Elle a été cependant présentée en deux étapes épistémologiquement différentes. La première use de la notion de fonction comme d'une limite, en disant que l'ostéopathe ne va pas au-delà. La seconde manifeste au contraire que la prise en charge fonctionnelle est sans limites : elle justifie l'intervention ostéopathique, on pourrait presque dire en toutes circonstances, puisque même dans les situations où elle sait ne pas pouvoir être curative, l'ostéopathie se sait capable d'apporter un bienfait au patient.

Il y a ici un des points majeurs d'ambiguïté du discours ostéopathique : lorsqu'il affirme, sous la pression de la critique médicale, n'être qu'une approche fonctionnelle de l'être humain et ne lui proposer qu'une thérapeutique d'ordre fonctionnel, il semble se limiter à une prise en charge de problèmes mécaniques. Mais il emploie un vocabulaire qui fait entendre au médecin que son activité consiste en la gestion de ce qui n'existe pas. En effet les ostéopathes semblent souvent insuffisamment conscients du fait que le terme de « pathologie fonctionnelle » est utilisé couramment en médecine pour désigner ce qui n'a pas d'existence avérée, démontrable anatomiquement, ce qui ne peut être référé à une maladie dûment reconnue.

En médecine, un symptôme fonctionnel est un signe subjectif rapporté par le malade. Les symptômes fonctionnels se distinguent ainsi des signes physiques recueillis par le médecin lors de son examen. Fonctionnel est donc ici équivalent de subjectif. Mais la médecine emploie également le terme de fonctionnel pour désigner des pathologies pour lesquelles elle n'a pas d'explication ni en terme de lésion tissulaire, ni en termes de physiopathologie établie. On utilisera alors le terme de « fonctionnel » de façon interchangeable avec celui de « symptôme médicalement inexpliqué » proposé par les Anglo-Saxons, mais plus neutre car ne préjugeant pas de la psychogénèse souvent implicitement sous entendue en français par le terme de fonctionnel[4].

Le médecin parle ainsi de « douleur fonctionnelle » lorsqu'il ne constate à l'examen et sur les images aucune lésion somatique, aucune cause

---

4. P. CATHÉBRAS, *Troubles fonctionnels et somatisation. Comment aborder les symptômes médicalement inexpliqués*, Paris, Masson, 2006, p. 2.

mécanique vraisemblable. Il parle de « colopathie fonctionnelle » lorsque les douleurs abdominales de son patient ne relèvent d'aucune pathologie identifiée. Il peut même, par lassitude sans doute, parler d'un « malade fonctionnel », lorsqu'il a épuisé toutes ses compétences diagnostiques sans trouver de cause à la douleur ou au mal-être et qu'il rêve de passer la main à un psychothérapeute pour que celui-ci prenne en charge cette douleur qu'il n'a pas les moyens d'identifier.

Or dans le propos ostéopathique, il semble bien que ce terme de « fonctionnel », employé pour délimiter le champ de l'intervention, soit pourtant le signe d'une forme de prise en charge qui se situe dans un autre registre que celui de la médecine en général, et que celui que la médecine désigne par ce terme de « fonctionnel » en particulier. En effet, l'approche ostéopathique de la fonction est centrée sur le sujet, c'est-à-dire sur la manière spécifique dont ce sujet singulier met en œuvre telle fonction. La marche de l'un n'est pas identifiable à la marche de son voisin. Il n'y a pas une et une seule formule pour tenir son rachis en équilibre, mais de multiples manières de tenir debout. Cette formule, cette manière d'être et donc de mettre en œuvre la fonction est propre à chaque sujet ; elle est en interaction étroite avec la manière dont le sujet est constitué. C'est là l'un des principes fondateurs de l'ostéopathie, celui de l'interaction étroite entre structure et fonction. Lorsque Still l'énonce, dans le sens unique d'un gouvernement de la fonction par la structure, il semble énoncer un principe mécanique, mais il met en place un fondement anthropologique majeur de sa discipline : il n'est pas possible de parler de la fonction à la façon dont le médecin parle de la maladie, car la fonction dépend de la structure, et donc de la singularité de la structure du sujet examiné. La maladie est décrite par abstraction de la singularité, afin que l'on puisse parler de « la maladie », la décrire et l'étudier, abstraction faite des conditions spécifiques à « tel malade » ; en revanche la fonction ne peut être envisagée par abstraction de la structure avec laquelle elle interagit.

Fonction ou abstraction

Ce raisonnement sur le rapport entre structure et fonction dans l'ostéopathie apparaît comme la source d'une manière de penser fort différente de celle de l'abstraction médicale. Ne peut-on y trouver des éléments de réponse à un autre lieu d'ambiguïté du discours ostéopathique, qui participe à la difficulté qu'éprouve la profession à se définir ? En effet, la mise en valeur de la dimension mécanique de l'intervention ostéopathique, que ce soit dans les représentations communes qui décrivent l'ostéopathe comme « celui qui fait craquer », ou dans les représentations plus officielles qui présentent l'ostéopathie comme une thérapie manuelle visant à corriger les dysfonctions corporelles, cette approche mécanique laisse dans l'ombre un aspect pourtant fondamental de l'expérience ostéopathique. Le patient en effet ne risque pas d'avoir l'impression d'être chez une sorte de mécanicien, lui qui se voit interroger sur son histoire, sur le contexte dans lequel il vit actuellement ou sur son alimentation, lui qui accepte d'être approché et touché non seulement par les mains, mais aussi par le corps même du thérapeute, lui enfin qui va souvent entendre de celui-ci des paroles qui lui indiqueront des hypothèses d'explication de ses troubles, ou des conseils sur son mode de vie. La séance d'ostéopathie déborde largement l'intervention purement mécanique, car celle-ci est sans doute impossible sur l'être humain. L'ostéopathie n'est pas une psychothérapie à médiation corporelle, mais elle peut en avoir les effets : elle peut permettre au patient d'évoluer dans ses représentations de son corps, de sa douleur ou de son histoire. Elle lui propose bien souvent d'établir des liens, une cohérence dans le récit morcelé de sa vie. Portant son attention sur la fonction, ou sur les fonctions, évaluant comment le patient les met en œuvre de manière singulière, l'ostéopathe est le thérapeute du singulier, là où le médecin, en particulier dans les spécialités les plus pointues et les plus marquées par les méthodes de la recherche, est engagé dans une démarche objectivante qui le tient à distance du singulier et donc du sujet.

La distance entre les deux professions est donc ici particulièrement importante car elle porte sur ce qui est au cœur de la démarche thérapeutique dans les deux cas. Pour la médecine, le fonctionnel est secondaire, jusqu'à lui apparaître parfois comme sans réalité, car elle porte son attention sur une ontologie de la maladie, abstraite du sujet. Pour l'ostéopathie, la fonction est au cœur de la démarche, et c'est elle qui conduit le thérapeute à porter l'essentiel de son attention sur le sujet, dans sa spécificité. En cela elle est authentiquement thérapeutique et ne saurait être identifiée à une simple démarche de bien-être, comme avait voulu le faire ceux qui voulaient la rapprocher des soins prodigués par les esthéticiennes. Elle est thérapeutique, car elle prend en charge le sujet souffrant, pour lui permettre de trouver de nouvelles modalités fonctionnelles d'adaptation à la vie[5].

Le patient rejoint dans son corps souffrant

L'ostéopathie est une pratique corporelle avant d'être une théorie. Elle part de la pratique et d'une pratique bien spécifique, qui repose sur les « doigts qui pensent », selon l'expression de Sutherland, sur la perception physique par les doigts du praticien de limitations de mobilité, ou de micro-mouvements non décelables par la plupart des appareils de l'ingénierie médicale. En revanche, la médecine s'éloigne de plus en plus du corps, ou

---

[5]. G. CANGUILHEM, « Une pédagogie de la guérison est-elle possible ? », dans *Écrits sur la médecine*, Paris, Le Seuil, coll. « Champ freudien », 2002, p. 69-101.

pour être plus précis, le corps du médecin s'éloigne de plus en plus du corps du patient. Beaucoup de consultations médicales se déroulent aujourd'hui sans examen clinique. Les données cliniques laissent de plus en plus la place dans la démarche diagnostique à celles de l'imagerie médicale et aux dosages biologiques.

> « Un homme de 52 ans m'a raconté qu'il a fait au mois de juin une crise de colique néphrétique ; il s'est présenté aux urgences de l'hôpital le plus proche où la douleur a fait l'objet d'une prise en charge immédiate et efficace. Un scanner pratiqué quelques heures plus tard a montré l'existence d'une lithiase urinaire d'un diamètre qui excluait son élimination spontanée. Plusieurs techniques ont été mises en œuvre pour tenter de détruire puis d'extraire la lithiase ; deux anesthésies générales ont été pratiquées, l'une en juillet, l'autre en septembre. Une fois la lithiase extraite, le patient consulte son ostéopathe en pensant qu'il sera peut-être utile de bénéficier de ses soins au sortir de cet épisode inflammatoire et douloureux qui avait duré près de deux mois et demi. Sur la table, lorsque l'ostéopathe commence son traitement, le patient prend conscience qu'aucun médecin au cours de ce long cheminement thérapeutique, n'avait posé les mains sur son ventre. »

Une telle situation est assez caractéristique de la pratique actuelle de la médecine : le scanner est sans doute plus efficace que la palpation pour confirmer le diagnostic de colique néphrétique et donner une idée précise de la taille du calcul et de sa localisation. Mais cette approche technique et efficace a suscité un parcours thérapeutique dans lequel jamais le patient n'a été rejoint dans son corps souffrant par un geste qui n'est pas seulement un geste technique, mais aussi un geste d'humanité.

La chirurgie elle-même y « met de moins en moins les mains », mais privilégie la médiation de la caméra de l'endoscopie au point que le chirurgien n'est plus nécessairement présent dans la salle d'opération, voire dans l'hôpital, des interventions pouvant être menées à distance par internet[6]. La pratique ostéopathique ne peut imaginer une telle évolution ; elle repose sur l'implication corporelle, et donc personnelle, du praticien non seulement dans le geste thérapeutique, et cela différencie plus radicalement encore l'ostéopathe du médecin ou du chirurgien, mais aussi dans la démarche diagnostique.

À la fois séduits et frustrés par cette évolution de la pratique médicale, certains patients se tournent assez naturellement vers d'autres formes d'activité thérapeutique qui les rejoignent plus directement dans leur corps, et dans leur corps souffrant. Le contact corporel est alors le signe d'une prise

---

6. M.-C. POUCHELLE, « Quelques touches hospitalières », *Terrain*, n° 49, 2007, [en ligne]. URL : [http://terrain.revues.org/5651], consultée le 22 janvier 2014.

en compte de l'expérience du sujet, d'une approche du corps qui n'est pas strictement objective, au sens où elle voit en lui plus qu'un objet mesurable.

« Si les ostéopathes semblent être les soignants les plus engagés dans un "corps à corps" thérapeutique, tous les soignés ici rencontrés, évoquent de façon centrale cette dimension du contact corporel comme lieu de l'innovation thérapeutique associée aux thérapies alternatives. Même si le corps à corps se fait seulement avec les mains du soignant, ou encore même "à distance", c'est bien de rencontre corporelle dont il est question. [...] Cette insistance souligne l'importance de l'implication corporelle du soignant comme du soigné dans une grande partie des thérapies ici mentionnées (sauf peut-être l'homéopathie). Le(s) corps est le lieu de l'engagement dans l'alternative, c'est-à-dire, de l'engagement dans une autre façon de se soigner, qui ressemble à la recherche d'une autre façon d'être, d'une autre façon d'être avec l'autre, d'une autre façon de communiquer, de lire, de comprendre, de percevoir, de voir[7]. »

La médecine est orientée, dans son fonctionnement hospitalier et dans la structuration de sa formation, vers la prise en charge efficace de pathologies graves. Les avancées de la médecine ont porté principalement sur les victoires qu'elle a remportées sur des maladies qui étaient constamment mortelles jusqu'à une époque récente. Si l'on ne peut que se réjouir de ces avancées, il reste possible de poser la question du reste, de tout ce qui constitue l'inconfort du quotidien, de la pathologie chronique qui est invalidante sans être dangereuse. De plus, certaines études[8] font état d'une proportion de 20 à 30 % des consultations médicales portant sur un « symptôme médicalement inexpliqué » ; cette proportion, il faut le noter, est sensiblement la même en médecine générale et en consultation de spécialité. Dans la moitié des cas environ, les patients porteurs de ces symptômes inexpliqués présentent également des troubles de l'humeur ou un trouble anxieux[9]. Tout ce mal-être relève-t-il d'une méthode fondée sur l'objectivation scientifique ? Ne bénéficierait-il pas de thérapeutes mieux préparés à mettre en œuvre une relation thérapeutique ? C'est peut-être l'une des questions majeures que l'ostéopathie et les autres approches complémentaires posent à la médecine.

Cette étape de la recherche peut être nourrie par la distinction lacanienne entre besoin, demande et désir, que J.-P. Lebrun a appliquée de manière fort éclairante à la médecine. Elle peut permettre de nommer

---

7. A. MARCELLINI, J.-P. TURPIN, Y. ROLLAND, « Itinéraires thérapeutiques dans la société contemporaine », *Corps et culture*, n° 5, 2000, § 39 [en ligne].
8. L. WILEMAN, C. MAYL, C. CHEW-GRAHAM « Medically unexplained symptoms and the problem of power in the primary care consultation: a qualitative study », *Family Practice*, vol. 19, n° 2, 2002, p. 178-182 et P. CATHÉBRAS, « Plaintes somatiques médicalement inexpliquées », *Médecine*, vol. 2, n° 2, 2006, p. 72-75.
9. Voir P. CATHÉBRAS, *Troubles fonctionnels et somatisation. Comment aborder les symptômes médicalement inexpliqués*, Paris, Masson, 2006, p. 10.

de manière plus précise ce qui est en jeu lorsque le médecin répond à la plainte par le médicament et l'ostéopathe par son approche corporelle. Il commence par distinguer le besoin, qui porte sur un objet et qui est satisfait une fois cet objet atteint, et la demande qui s'adresse à quelqu'un, et qui est sous une forme ou une autre une demande d'amour. Le désir naît de l'écart entre besoin et demande. Il ne se limite pas au besoin, car il ne porte pas nécessairement sur un objet réel. Il ne s'identifie pas non plus à la demande car contrairement à celle-ci il n'est pas nécessairement formulé, adressé à l'autre. Il peut bien au contraire porter sur l'autre sans parole, sans dialogue.

> « Cette structuration proprement consécutive à ce que l'être humain est être de langage n'est pas sans déterminer ce qu'il en est de la demande adressée à un médecin. Ainsi donc en même temps que le patient s'adresse au médecin, sa demande vise au-delà de ce qu'elle sollicite, et cela de par la structure même de ce qu'une demande est irréductible à un seul besoin[10]. »

Dans la suite de son raisonnement, il souligne que l'évolution scientifique et pharmacologique de la médecine pousse celle-ci à penser que l'objet médicament est la réponse à la demande du patient, écrasant par là même le fait que celle-ci était aussi porteuse d'un désir qui peut être celui de la reconnaissance, par exemple. L'objet thérapeutique qu'est le médicament, peut, dans un tel système, tenir une fonction à la fois totalisante et illusoire. Il apparaît comme la réponse à la demande, comme la solution, mais cette réponse est frustrante, car elle identifie la demande à un besoin qu'un objet pourrait combler. « Être rejoint dans son corps souffrant » par le geste de l'ostéopathe est une forme d'attente qui se décale un peu de celle qui s'adresse à un médecin prescripteur de médicament. Si l'ostéopathe conçoit son action à la manière dont le médecin considère sa prescription, il a de grandes chances d'entretenir les mêmes illusions et les mêmes frustrations. Le geste ostéopathique n'est pas plus *la* réponse à la souffrance humaine que le médicament. En revanche, si prenant conscience de cette complexité de la demande, les professionnels du soin entrent dans une complémentarité assumée de leurs approches, ils permettent à leur patient de faire entendre leur demande dans les divers registres qui la constituent.

Une différence de méthode

Chez l'ostéopathe, le patient est dans un premier temps écouté lors d'un dialogue qui ressemble à celui qu'il peut avoir avec son médecin : il présente le motif de sa consultation, sa manière de raconter l'histoire de sa douleur ou du symptôme qui l'amène à demander de l'aide, il répond à des questions qui vont porter non seulement sur ce symptôme mais plus

---

10. J.-P. LEBRUN, *De la maladie médicale*, Bruxelles, De Boeck Université, 1993, p. 52.

largement sur son mode de vie, son alimentation, son histoire personnelle. Dans un deuxième temps, le patient se met en sous-vêtements et s'approche de la table d'examen, le praticien le regarde évoluer, observe sa manière de se tenir, de s'asseoir, lui demande parfois d'accomplir quelques gestes, puis il l'invite à se placer sur la table d'examen et entre dans la partie à la fois diagnostique et thérapeutique de la séance, durant laquelle ses mains ne vont guère quitter le corps du patient. Pour tenter de comprendre ce qui se passe, ce qui est en jeu dans une consultation ostéopathique, il m'est assez naturel de partir de ce que je connais de l'examen clinique pour, dans un deuxième temps, chercher à préciser ce qui serait spécifique de l'approche ostéopathique. À la suite de l'analyse déjà tentée à propos de la perception ostéopathique[11], cette étape permettra peut-être de préciser une différence dans la manière de penser des deux professions.

Notons d'emblée la différence suggérée dans cette introduction : lorsque l'ostéopathe approche le corps du patient, il perçoit et il traite, dans le même mouvement, là où le médecin n'a aucun effet thérapeutique immédiat dans son examen clinique. Le triptyque classique de la pensée médicale, signes-diagnostic-traitement, ne connaît pas en ostéopathie une répartition chronologique aussi clairement identifiable, puisque le fait d'entrer en relation avec le corps du patient a déjà une portée thérapeutique. Il est capital de prendre en compte cette dimension de l'ostéopathie pour comprendre en particulier que les protocoles d'évaluation utilisés en médecine, et qui tendent à faire abstraction du thérapeute, sont inopérants en ostéopathie. On met volontiers en avant la subjectivité de la perception ostéopathique pour en récuser la rationalité, mais il faut tout autant souligner cette intrication entre l'observation et le traitement, qui fait qu'aucune observation ne peut être répétée par divers thérapeutes sur un même patient, comme si la précédente n'avait pas eu lieu. Plusieurs étudiants en médecine peuvent se succéder pour écouter le cœur d'un même patient et ils entendront la même chose, les symptômes auscultatoires n'étant pas influencés par l'écoute. On est ici typiquement dans une démarche d'objectivation : ce qui est observé chez le patient est placé devant les observateurs comme si c'était un objet posé, comme si c'était en dehors du patient. En revanche, plusieurs ostéopathes se succédant auprès du même patient ne percevront pas la même chose, car chacun des observateurs sera entré en interrelation avec le patient et aura suscité des changements, même s'il n'a pas voulu pratiquer de geste à visée thérapeutique.

Qu'est-ce que l'examen clinique en médecine ?

L'examen clinique est la recherche d'une connaissance, par l'interprétation de signes recueillis dans le corps du patient par le corps du médecin.

---

11. Voir p. 60.

Jusqu'à une époque récente, tous les sens du médecin étaient ainsi mis en œuvre. Dans l'évolution actuelle de la médecine, on peut constater un appauvrissement de cette sensorialité médicale au profit presque exclusif de la vue qui se porte sur des images et sur des chiffres, à distance du corps du patient. Les modalités du processus diagnostic ont changé, parce que le processus lui-même prenait de plus en plus de distance avec le sujet, qu'il soit patient ou médecin. Il est utile de préciser cette évolution, car elle permet de mieux percevoir la différence d'attitude entre médecine et ostéopathie.

Dans son histoire, la médecine a développé une capacité de connaissance approfondie par l'examen clinique. Les informations y sont apportées au médecin par ses sens, principalement la vue, l'ouïe, le toucher et l'odorat, mais on a pu aller jusqu'au goût, lorsque Thomas Willis goûtait les urines des diabétiques pour y rechercher le sucre (1674). Le médecin regarde/ examine, écoute/ausculte, touche/palpe et interprète ses sensations à l'aide de ses connaissances sémiologiques. Celles-ci sont premières : découvrant un foie palpable, le médecin se pose immédiatement la question de savoir si celui-ci est ferme ou dur, ce qui orientera son diagnostic vers la cirrhose ou vers le cancer. Écoutant un cœur, il cherche à percevoir les diverses variations de son et de rythme propres aux pathologies cardiaques. Dans sa formation clinique, il a été amené à écouter, voir et palper des patients porteurs de pathologies fortement symptomatiques, afin de pouvoir reconnaître plus tard ces symptômes, lorsqu'il les rencontrera *a minima*, ou mêlés à d'autres. Dans la démarche médicale qui est celle des deux derniers siècles, cette démarche clinique, qui demande du temps et de l'attention, est complétée, ratifiée par l'approche anatomopathologique : sur le vivant par l'intervention chirurgicale et la biopsie, sur le malade décédé par l'autopsie[12]. Dans cette démarche clinique, les chiffres et les images ne font que confirmer ou infirmer les hypothèses suscitées par l'interrogatoire et l'examen clinique.

Depuis la fin des années 1950, l'imagerie médicale a commencé à prendre une place croissante, jusqu'à être primordiale. Destinée dans un premier temps à confirmer la clinique, elle a pris de plus en plus la place de celle-ci. L'interrogatoire et l'examen clinique devenus aujourd'hui très succincts, ont pour seule finalité de permettre de déterminer quelles images vont être demandées, avec la conviction que l'image apportera une connaissance claire de la vérité. Si l'attention est attirée vers le foie, il faut demander une échographie, sans se soucier de savoir s'il est palpable ou non, et encore moins s'il est ferme ou dur. Il en va de même des examens complémentaires dans le registre biologique et biochimique ; ici le lien avec la clinique est parfois encore plus distendu, du fait de la pratique de bilans passant en

---

12. Sur cette démarche clinique, on ne peut que renvoyer, bien sûr, à M. FOUCAULT, *La naissance de la clinique*, Paris, PUF, 1963.

revue de nombreux dosages, mis en œuvre dans tous les cas, quels que soient les symptômes.

On peut constater, d'un point de vue anthropologique, que le gain de précision de cette évolution méthodologique s'est accompli au prix d'un double appauvrissement.

D'une part, le contact corporel entre le patient et le thérapeute n'est plus nécessaire au diagnostic médical. De nombreuses consultations peuvent se dérouler sans examen clinique, et de nombreux diagnostics être posés devant un écran d'ordinateur, à distance du patient et sans relation avec lui. Devenus image ou chiffre, le corps et la maladie sont des objets, détachés du sujet malade. « La main cède du terrain à l'œil et à la machine qui prendra en charge le corps. Et les médecins croient en cette imagerie nouvelle[13]. »

Cette dernière phrase mérite qu'on s'y arrête, tant elle peut être déroutante, non seulement pour les médecins, mais dans la culture occidentale actuelle. Il semble bien en effet, que l'imagerie médicale apporte des informations qui ne font pas l'objet d'une démarche de croyance, puisqu'elles rendent l'invisible visible. Ce qui est l'objet de cette croyance commune, mais peu interrogée, ce ne sont pas les données, apparemment irréfutables, de l'imagerie, mais l'idée même que cette manière de penser le corps, de se représenter l'être humain, est satisfaisante. Elle est même si satisfaisante que le médecin ne pense plus l'image comme une représentation. Lorsqu'on regarde une photo, on s'extasie sur le fait que la personne aimée qu'elle représente s'y retrouve bien. Lorsqu'on s'exclame devant la photo : « c'est vraiment lui », on dit tout, sauf que cette photo c'est lui. On est parfaitement conscient que l'image n'est pas la personne. Une telle distance est loin d'être aussi claire dans l'imagerie médicale. Lorsque le médecin présente une image d'IRM à son patient en lui disant : « vous voyez, votre problème, c'est cette calcification, ici », la calcification est bien sûr l'image, c'est bien elle qui fait problème. Le doigt du médecin la désigne, sur l'image, et pas sur le corps. Et ni lui ni le patient ne prennent la peine de préciser que c'est une image. Personne n'irait dire devant une IRM « c'est vraiment lui, cette image… ». Par la médiation de ces outils diagnostiques, le corps du médecin s'est trouvé éloigné de plus en plus du corps du patient, au point de ne plus considérer le contact corporel comme nécessaire au diagnostic. Leurs corps ont été évacués de la démarche, de la relation, au point qu'il leur semble à l'un et à l'autre que la réalité se trouve sur l'image et non dans les corps.

Le diagnostic médical s'élabore sans le malade, le discours de celui-ci n'étant plus au cœur de la démarche diagnostique, et sa présence corporelle étant superflue. L'image a plus de présence que son propre corps, car elle permet de voir ce que le corps cache dans la profondeur de ses

---

13. C. MASSON, « L'image en médecine : us et abus. L'image n'est pas la réalité », *Cliniques méditerranéennes*, n° 76, 2007, p. 61-75. Citation p. 64.

ténèbres. Mais on oublie trop vite qu'elle est une image, et qu'elle n'est pas le corps. Entre l'image et le corps il y a la même différence qu'entre le symptôme (exprimé par le patient) et le signe (constaté par le médecin, soit par l'examen, soit par l'interprétation des propos entendus) : la présence du sujet. Le patient, son corps et son discours, ont été mis à l'écart du processus diagnostique, l'imagerie médicale et les techniques de laboratoire en évacuent désormais aussi le corps du médecin.

Autre appauvrissement, le médecin n'est plus impliqué que par un seul de ses sens, la vue, et il accorde toute sa confiance à ce qui est vu, image ou résultat chiffré, en considérant qu'il se situe de cette façon dans le maximum d'objectivité[14]. Ce qui est vu peut être vu à plusieurs, et peut être mesuré : cela semble suffire à garantir l'objectivité de la démarche. Face au pouvoir objectivant de l'image, ce qui est entendu à l'auscultation ou perçu à la palpation semble bien fragile et subjectif. Quant à ce que le patient peut raconter de son histoire, cela paraît le plus souvent comme trop soumis à l'aléatoire du psychisme par rapport aux réalités physiques ou biologiques. Le scientifique a la volonté de matérialisation de ce qui est pourtant en grande partie immatériel. Une telle façon de procéder n'apporte pas seulement au médecin le bénéfice de ce qu'il considère comme des données objectives. Elle a aussi l'immense mérite de répondre à certaines attentes du patient, en lui apportant la confirmation de ce qui est considéré culturellement comme la réalité de sa maladie : celle-ci ne siège pas dans son imagination. Elle est bien réelle : puisqu'on voit bien là, sur la photo, la calcification qui est cause de la douleur, on ne risque plus de lui affirmer qu'il n'a rien ou que c'est fonctionnel. C'est le triomphe du modèle ontologique mis en lumière par François Laplantine[15], cette manière de penser la maladie dans laquelle celle-ci peut être décrite comme un être qui a une existence propre, et qui de ce fait se distingue du sujet qui en est porteur.

Le diagnostic médical s'est donc développé par une mise à distance progressive du sujet. En premier lieu le sujet malade, dont le propos descriptif et narratif est écouté avec précaution. Depuis Thomas Syndenham, la médecine a fait la différence entre les symptômes cardinaux de la maladie, ceux qui sont présents chez tous les patients atteints de la même maladie, et les symptômes idiosyncrasiques liés à la constitution singulière du patient, à son tempérament, à son état psychique et émotionnel[16]. Dans l'opération de classification qu'est le diagnostic, l'attention du médecin doit se porter sur les signes cardinaux, qui fondent le diagnostic. Poser un diagnostic,

---

14. Voir par exemple R. POTIER, « L'image du corps à l'épreuve de l'imagerie médicale », *Champ psychosomatique*, n° 52, 2008/4, p. 17-29 et le dossier publié par la revue *Recherches en psychanalyse*, 2009/8.
15. F. LAPLANTINE, *Anthropologie de la maladie*, Paris, Payot, 1992^2 [1986], p. 58 et suiv.
16. S.-J. REISER, « Diagnostic », dans D. LECOURT (dir.), *Dictionnaire de la pensée médicale*, Paris, PUF, 2004, p. 328-333.

c'est donc reconnaître dans le patient ce qu'il a de commun avec d'autres patients atteints de la même affection. Si l'on peut parler de la même affection, c'est que la maladie a une existence propre, une identité que l'on peut reconnaître dans le patient, quel que soit ce patient. Et si ce sont les signes cardinaux, communs à tous, qui sont importants, cela signifie qu'il ne faut pas s'attarder sur la manière spécifique qu'a ce patient d'être malade. Dans un deuxième temps, c'est le contact entre les deux sujets que sont le patient et le médecin qui va être progressivement rompu par le développement des outils techniques de diagnostic, dont le premier est le très célèbre stéthoscope de Laënnec, suivi un siècle plus tard par la radiographie, l'électrocardiogramme, les dosages biologiques... Ces outils ont eu comme premier objectif de permettre aux sens du médecin de prolonger leurs investigations à l'intérieur du corps du patient, principalement par l'audition et la vue. Mais ensuite ils ont été beaucoup plus loin, en prenant le pouvoir. Conçus dans un premier temps comme compléments de l'approche sensorielle, ils l'ont bien vite remplacée en se présentant comme plus fiable qu'elle. Leur fiabilité est fondée sur leur apparente objectivité, le diagnostic n'est plus dépendant des sens, plus ou moins défaillants du médecin, mais il repose sur des images et des chiffres que plusieurs peuvent étudier de la même façon. Cette place est devenue si prépondérante que le sujet qu'est le médecin tend à s'effacer lui aussi du diagnostic, l'idéal étant la perspective du diagnostic rigoureusement objectif que pourrait produire l'informatique. Cette mise en valeur de l'objectivité des résultats d'analyse et des images fait complètement l'impasse sur la présence, plus discrète qu'en clinique certes, mais bien réelle, du sujet et de ses choix subjectifs à toutes les étapes du processus : conception de l'outil, étalonnage, interprétation des résultats.

> « Aucun doute n'est possible, les malades seuls permettent la médecine, mais celle-ci n'en tend pas moins à voler ensuite de ses propres ailes ; elle ira jusqu'à guetter les prodromes et à favoriser les dépistages, épiant même les signes avant-coureurs. Existeraient alors des maladies – latentes ou potentielles – sans malades. On ne peut pas ignorer aussi l'actuel retournement, en ce sens que la médecine, si elle dépend originairement de la séméiologie, subtilement et incessamment indicatrice, ne cesse pas aujourd'hui de pouvoir la juger. Lorsque les épreuves organiques, l'imagerie, ne correspondent pas aux signes, ceux-ci perdent de leur signification, en la circonstance, existeraient des malades, aux douleurs assurément tenaces et polymorphes, mais sans maladie. Ainsi, les commencements d'une discipline, ce socle où elle a pris corps ne peuvent plus tenir à eux seuls le rôle de fondement ; désormais on diagnostique surtout à partir des dosages et des instruments. Le médecin, d'ailleurs, avec ses yeux attentifs, sa main et son esprit, ne va pas aussi loin que les capteurs de l'usine hospitalière ; il tend à ne pouvoir jouer que le rôle de sentinelle, et parfois même capable de semer l'alarme à tort ou de ne pas

prévenir d'un mal sournois qui avance. Seule, la cité médicale, équipes et équipements lourds, peut assurer et assumer la bataille pour la guérison [17]. »

Cette évolution de la manière de pratiquer la médecine, et de la manière de penser en médecine, explique pour une large part l'incapacité de certains médecins à pouvoir entendre le propos ostéopathique, puisque celui-ci, à rebours de l'histoire médicale, tend à privilégier l'approche sensorielle du patient par le thérapeute, en se concentrant sur un sens, le toucher, qui n'est plus celui auquel les médecins font désormais confiance. L'ostéopathe prétend-il arriver par ses sens à une connaissance de la situation fonctionnelle de son patient aussi précise que celle qu'apporte l'ingénierie médicale ? Voilà une démarche qui semble s'engager à rebours de l'évolution.

Le toucher serait pour l'ostéopathe ce que la vue est pour le médecin : une telle lecture de la différence entre ces deux médecines est éclairante mais n'est pas suffisante. Car les médecins réagissent souvent en affirmant que le propos ostéopathique relève de l'imaginaire, puisque les médecins, qui examinent eux aussi leurs patients, ne perçoivent pas ce que les ostéopathes prétendent percevoir. La différence entre les deux métiers ne réside en effet pas seulement dans la différence du sens qui est privilégié pour connaître l'état du patient, toucher ou vue, elle réside également dans l'apprentissage qui développe ou non un tel sens, puis dans la manière de penser à partir de ce qui est perçu.

Le processus intellectuel du diagnostic médical

Si on s'engage dans une comparaison directe entre la connaissance médicale et la connaissance ostéopathique, on arrive très vite à une situation de blocage : les médecins vont ironiser sur le fait que les ostéopathes « constatent » que telle ou telle structure bouge, par exemple, alors que les médecins « savent » qu'elle ne bouge pas. D'où leur mise en demeure à l'égard des ostéopathes : prouvez-nous par des méthodes scientifiques, c'est-à-dire nos méthodes, l'existence de ce que vous placez au fondement de votre intervention thérapeutique. Un tel débat fait l'impasse sur ce qui est la différence essentielle, au plan épistémologique entre la démarche de la médecine occidentale actuelle et celle de l'ostéopathie : le mode de connaissance et donc la manière de penser.

Le texte de François Dagognet que nous venons de lire à propos de l'évolution de la médecine depuis Claude Bernard a, dans un premier temps, soutenu la réflexion sur la mise à distance du corps du patient comme de celui du médecin, aboutissant à cette forme de médecine sans sujet que nous connaissons aujourd'hui, où diagnostic et thérapeutique sont assurés par ce corps collectif qu'il nommait la « cité médicale », l'hôpital, avec ses

---

[17]. F. DAGOGNET, *Philosophie de l'image*, Paris, Vrin, 1984, p. 135.

plateaux techniques, ses équipes spécialisées, vaste usine qui produit du diagnostic à distance des malades, et parfois bien avant que ceux-ci ne se sachent malades. Mais il nous faut y revenir pour entendre ce que le philosophe lyonnais peut nous permettre de comprendre aussi sur le processus intellectuel qu'est le diagnostic médical. Dans la même publication, il utilisait cette image forte de Claude Bernard sortant la maladie du malade pour la transporter au laboratoire afin de pouvoir, enfin, l'étudier sérieusement.

« Claude Bernard est hostile à la seule clinique, parce qu'elle clôt la maladie sur elle-même. Il convient moins de l'observer ou de l'identifier que de la transporter à tout prix au laboratoire, de l'exporter, de la mettre ailleurs et, si possible, au dehors ; elle tend naturellement à s'incruster et à s'enfermer dans l'organisme individuel. Le simple fait de communiquer la maladie à un animal récepteur, voire même à un autre sujet la tire déjà en quelque sorte d'elle-même, lui enlève sa troublante épaisseur. On ne maîtrise bien que ce qu'on transvase : il faut donc l'objectiver, si possible, la reproduire *in vitro*[18]. »

La maladie, pour la médecine, peut être étudiée si elle est placée à distance de l'organisme individuel, et des notes spécifiques que celui-ci lui imprime. Ce n'est pas le singulier qui intéresse la recherche médicale, c'est au contraire le commun entre les malades. Écoutant les symptômes rapportés par le patient, le médecin les traduit dans sa langue, ce qui fait qu'un malade qui pourrait regarder par-dessus l'épaule du médecin verrait instantanément dans les notes de celui-ci ses urines rouges devenir hématurie et son saignement de nez, épistaxis. Il y a là bien plus qu'une traduction du langage commun en langage technique : il y a une sorte d'épuration, de purification du discours, pour le libérer de tout ce qui porte la marque personnelle du sujet qui l'énonce, les comparaisons qu'il fait avec des expériences passées, les images qu'il utilise pour tenter d'exprimer ce qu'il ressent, les tentatives d'élaboration étiologique auxquelles il se risque en mettant en relation les événements, en racontant les symptômes selon une chronologie qui fait sens à ses yeux.

Le médecin entend ce discours et le traduit[19]. Il écoute les symptômes et en fait des signes qui vont l'orienter dans son examen clinique et paraclinique vers la recherche des signes indubitables de telle maladie. Ayant acquis par sa formation une connaissance de la maladie, le médecin peut reconnaître la présence de celle-ci dans le malade, même lorsque le malade

---

18. F. DAGOGNET, *Philosophie de l'image*, Paris, Vrin, 1984, p. 115.
19. « En substituant l'analyse objective de ses conditions de possibilité au tout, vécu par le sujet vivant, de son pouvoir de "faire face à", on substitue une langue à un mode d'expression auquel on refuse la dignité de langue. Le médecin n'est pas loin de penser que sa science est une langue bien faite, alors que le patient s'exprime en jargon. » G. CANGUILHEM, « Une pédagogie de la guérison est-elle possible ? », dans *Écrits sur la médecine*, Paris, Le Seuil, coll. « Champ freudien », 2002, p. 82.

n'en a pas encore conscience, comme dans le cas du dépistage. F. Dagognet pouvait décrire la possibilité d'une médecine travaillant sans malades : ceci ne s'applique pas seulement à la recherche médicale, mais également, et c'est plus troublant, aux processus de diagnostic contemporains, voire même à certaines techniques thérapeutiques où le chirurgien peut intervenir à distance par internet. C'est donc le processus diagnostique de la médecine qui comprend nécessairement cette mise à l'écart du sujet, et non pas seulement une évolution technologique récente. J.-P. Lebrun fait très finement remarquer que le symptôme, en particulier lorsqu'il est raconté, a valeur de signifiant, car il renvoie à un sujet (le malade), tandis que le signe renvoie à une chose (la maladie).

> « Le sujet, nous dit Lacan, est ce qui est représenté par un signifiant pour un autre signifiant. L'être du sujet est donc condamné à ne plus être atteint mais seulement à se faire représenter. Et c'est ce sujet-là qui est exclu du discours médical, car lorsque le médecin entend un patient parler de sang dans les urines, il entend ce symptôme comme un signe, c'est-à-dire comme ce qui représente quelque chose (la maladie) pour quelqu'un (le médecin), et non comme un signifiant, à savoir comme ce qui représente le sujet, pour un autre signifiant. Dans son activité de médecin, ce dernier réduit le symptôme à un signe et de ce fait exclut le sujet. Il ne s'agit pas ici de prendre péjorativement pour cible cette dimension de l'acte médical, mais de s'apercevoir que c'est cette exclusion du sujet qui lui assure son efficacité ; c'est cette exclusion elle-même qui lui permet de généraliser, de raccrocher la particularité du symptôme d'un chacun à l'ensemble du savoir dont il dispose et dès lors à intervenir judicieusement[20]. »

Le symptôme est traduit en signe, un signe qui renvoie dans le meilleur des cas à une maladie et une seule. Cela signifie que la démarche intellectuelle du diagnostic médical comporte cette confrontation de la situation clinique aux connaissances que le médecin a au sujet des maladies. Pensons aux relations étroites que la nosologie moderne, la classification des maladies, a entretenu à ses débuts avec la botanique : il s'agissait de classer les maladies comme on le fait avec des plantes dans un herbier. Lorsqu'on a constitué un herbier, cela permet d'identifier la plante que l'on rencontre en la comparant aux plantes que l'on connaît déjà et que l'on a classées. Cela explique que la démarche diagnostique soit une forme d'étiquetage : le médecin a en tête des étiquettes possibles et il cherche les éléments qui lui permettront de choisir celle qui correspond le mieux à la situation. L'examen clinique est alors une enquête, une recherche de signes, ceux que l'on s'attend à trouver en fonction d'une hypothèse suscitée par

---

20. J.-P. LEBRUN, *De la maladie médicale*, Bruxelles, De Boeck Université, 1993, p. 47.

l'interrogatoire, ceux qui vont fonder le diagnostic différentiel entre les maladies qui pourraient expliquer la présence de tel ou tel signe.

L'ostéopathe pose-t-il un diagnostic ?

Cette question est d'une complexité redoutable, car il est très difficile de la poser en restant dans le registre épistémologique et en faisant abstraction de sa dimension sociologique, voire juridique. En effet, au moins en France, les ostéopathes sont habitués à éviter de s'exprimer de cette façon, car faire un diagnostic sans être docteur en médecine constitue un acte d'exercice illégal de la médecine, au même titre que prescrire ou mettre en œuvre un traitement[21]. L'ostéopathe d'un certain âge, qui a mené une partie de sa vie professionnelle avant la loi de 2002, est habitué à déjouer le piège et répondra non à cette question, non pas pour des raisons épistémologiques, mais pour vivre en paix. Or la reconnaissance du titre d'ostéopathe a suscité désormais une situation presque inverse : pour récuser leur classement dans les professions paramédicales, qui entraînerait la nécessité d'une prescription médicale pour la mise en œuvre d'un traitement ostéopathique, les ostéopathes revendiquent haut et fort le fait qu'ils ont une démarche complète, comportant une étape diagnostique, et qu'ils ne sont pas seulement des soignants, mettant en œuvre une technique de soin. Mais ce faisant, ils ne précisent pas trop de quoi ils parlent lorsqu'ils emploient le terme de diagnostic.

Le propos de ce livre étant de chercher systématiquement à approfondir ce qui se joue philosophiquement en deçà des débats professionnels ou des conflits corporatistes, il est nécessaire de tenter de préciser ici l'ambiguïté de la question. Peut-on dire qu'un ostéopathe pose un diagnostic comme le fait un médecin ? Dans ce cas, il y a des raisons de comprendre que les relations entre les deux professions soient orageuses, si une part de leur exercice est identique. Ou doit-on comprendre que ce qu'un ostéopathe désigne par diagnostic, comme processus de raisonnement et comme résultat de ce processus, est profondément différent du processus diagnostique de la médecine ? Les deux pistes de recherche sont à creuser.

Dans un premier temps de leur consultation, les ostéopathes sérieux ont en effet une démarche similaire à celle d'un médecin. Ils pratiquent en effet ce qui, suivant les courants, porte des noms rigoureusement antinomiques, soit diagnostic d'opportunité [du traitement ostéopathique], soit le diagnostic d'exclusion, c'est-à-dire qu'ils éliminent l'hypothèse d'une patho-

---

[21]. « Exerce illégalement la médecine toute personne qui prend part habituellement ou par direction suivie, même en présence d'un médecin, à l'établissement d'un diagnostic ou au traitement de maladies, congénitales ou acquises, réelles ou supposées, par actes personnels, consultations verbales ou écrites ou par tous autres procédés quels qu'ils soient. » Art. L4161-1 du Code de la santé publique.

logie grave relevant de soins médicaux et non de l'ostéopathie. Lorsque certains médecins accusent les ostéopathes d'être incapables de repérer la présence de telles pathologies, ils le font le plus souvent à tort, en tous cas pour les ostéopathes formés dans des écoles fiables, puisqu'une part considérable des cours leur permet de connaître suffisamment de sémiologie médicale pour être capable de suspecter la présence d'une pathologie qui ne relèverait pas de l'ostéopathie et nécessiterait une prise en charge médicale : maladies cardiovasculaires, cancérologie, endocrinologie, etc. La démographie médicale en France suscitant de plus en plus de consultation d'ostéopathes en première intention par des patients qui ont du mal à obtenir un rendez-vous médical, il est capital que les ostéopathes aient cette compétence diagnostique, comme doivent l'avoir les infirmiers ou les kinésithérapeutes, afin de réorienter les patients en cas de nécessité, et même en cas de doute. Cela dit, il s'agit bien d'un diagnostic d'exclusion permettant au praticien de se déclarer incompétent sur la pathologie qui lui est présentée, et de déclencher la prise en charge adéquate, parfois dans l'urgence. Ce diagnostic n'entraîne pas d'action thérapeutique de la part de l'ostéopathe ; il porte sur les pathologies majeures et non sur les maladies rares. Sa démarche suit la même méthode que celle qu'emploie un médecin, la recherche dans le malade des signes de la maladie pour pouvoir nommer celle-ci.

Cependant le processus diagnostique chez l'ostéopathe ne se limite pas à ce diagnostic de type médical lui permettant le cas échéant de réorienter son patient. La thérapeutique qu'il va mettre ensuite en œuvre n'étant pas la même pour tous les patients, elle doit être adaptée à ce que l'examen a permis de percevoir de la situation. Est-ce qu'ici l'ostéopathe pense comme un médecin ? Si l'on regarde le processus, on pourrait avoir l'impression que oui : il fait un examen clinique, pratique quelques tests sur les zones ou les articulations qui attirent son attention, puis met en œuvre ce qui lui semble adapté pour traiter son patient. Mais si l'on songe au résultat du processus, qui est en médecine la nomination d'une maladie et son attribution au patient, on constate qu'en ostéopathie, les choses sont différentes. Lors d'une conférence devant la *Society of Science* de Londres, le 17 juillet 1900, J. M. Littlejohn a tenté de définir la spécificité du diagnostic ostéopathique :

> « Le principal point qui distingue notre école moderne des anciennes écoles de médecine est la prééminence accordée au diagnostic scientifique. La base scientifique de l'ostéopathie dans le champ du diagnostic est l'un des plus grands progrès des temps modernes. Ce diagnostic est physique et mécanique aussi bien que chimique et physiologique. Le diagnostic doit être à la fois physique et scientifique. Nous disons bien physique avant scientifique, car il n'est pas fondé sur des symptômes mais sur l'étiologie. Nous n'éliminons pas les symptômes, car un symptôme est utile si nous pouvons l'utiliser pour

remonter de la situation à sa source ou sa cause. Nous utilisons le symptôme comme un sentier qui nous conduit à la cause ou aux causes de la maladie[22]. »

Le propos n'est pas des plus clairs, on ne comprend pas forcément pourquoi le diagnostic est « physique avant d'être scientifique puisqu'il n'est pas fondé sur des symptômes mais sur l'étiologie ». En revanche, il est éclairant de voir où le processus diagnostic aboutit : son fruit n'est pas la nomination d'une maladie, comme en médecine, mais la désignation d'une étiologie. Curieusement l'ostéopathe apparaît ici comme un thérapeute qui attache plus d'importance au fait de savoir *pourquoi* le patient est malade, sans prendre vraiment la peine de dire *de quoi* il est malade. Ceci ne doit pas nécessairement être considéré comme une forme de désinvolture de sa part, mais aussi comme un positionnement différent de celui de la médecine. L'ostéopathie ne connaît pas de classification de maladies comme la médecine en a développé, à l'école de la botanique. La structure de manuels d'ostéopathie pour étudiants[23] m'est apparue de ce point de vue très significative en comparaison avec des manuels de médecine. On ne trouve pas dans les tables des matières de chapitres répartis par grandes familles de maladies, mais par secteurs anatomiques. L'organisation de la pensée est géographique et non pas nosographique, car le raisonnement ne vise pas à nommer une maladie, entité explicative de l'ensemble des symptômes. Le raisonnement médical, par la prise de distance déjà évoquée, cherche à sortir une maladie du malade, au point de pouvoir étudier la maladie en dehors du malade, sur des images ou des échantillons biologiques. Elle réattribue secondairement la maladie au malade, sous la forme d'une étiquette, d'une énonciation portant sur une réalité dont le patient est porteur. La maladie est une idée, et une idée forte puisqu'elle a une existence dans la pensée en dehors de son inscription dans le singulier. L'ostéopathie ne connaît pas de maladie de cette façon, et c'est en cela que son diagnostic est très déroutant pour un médecin, c'est un diagnostic qui n'aboutit pas à la nomination d'une maladie, mais à l'appréciation de l'état fonctionnel singulier du sujet à un moment donné. Cet état fonctionnel peut être cause d'une maladie, au sens médical, mais ce n'est pas sur ce point que va penser et agir l'ostéopathe.

« La dysfonction somatique est le diagnostic distinctif de l'ostéopathie. Et cela la rend unique dans la médecine contemporaine. L'ostéopathie la considère

---

22. J. M. LITTLEJOHN, « Osteopathy, a new view of science of therapeutics, Adress delivered before the Society of Science, London, July 17th 1900 », dans T. E. HALL et J. WERNHAM, *The contribution of John Martin Littlejohn to osteopathy*, Maidstone, J. Wernham College of Osteopathy, 2007, p. 20.
23. Ont été étudiées de ce point de vue les tables des matières des manuels suivants : E. DiGiovanna, S. Schiowitz (ed.), *An osteopathic Approach to Diagnosis and Treatment*, Philadelphia, Lippincott-Raven, 1997 ; T. DUMMER, *A textbook of Osteopathy*, Hadlow Down, JoTom Publications, 1999.

comme essentielle à sa pratique, alors qu'il ne s'agit pas d'une pathologie organique, mais d'un déficit fonctionnel[24]. »

S'il reconnaît à l'examen l'existence de dysfonctions, principalement dans le système musculo-squelettique, mais aussi dans les tissus mous, selon le type d'ostéopathie pratiquée, il va tenter de comprendre quelle est celle qui peut être considérée comme primaire, à l'origine des autres dans des interactions systémiques. Son intervention thérapeutique se portera alors sur cette dysfonction, en partant du principe que le corps aura la capacité de poursuivre par lui-même une réorganisation fonctionnelle générale, à partir de cette réorganisation locale. La sélection de la dysfonction sur laquelle portera le traitement semble se faire selon deux modalités, selon les cas, ou selon les ostéopathes. Soit elle est de l'ordre du raisonnement : le praticien constate l'existence de plusieurs asymétries, limitations de mobilités ou différences de texture des tissus, et il fait appel à ses connaissances pour tenter de comprendre quelles relations les unissent, et quelle peut être la dysfonction source des autres. Soit il laisse le corps du patient lui présenter la dysfonction qui nécessite un traitement prioritaire. J'étais en effet étonné d'entendre régulièrement l'idée qu'il faut traiter la dysfonction qui apparaît lorsqu'on pose les mains. Je me demandais s'il n'y avait pas là une possibilité d'erreur car ce qui fait le plus de bruit pourrait ne pas être le plus important. Mais un ostéopathe m'a répondu qu'il fallait penser en fonction du principe d'autorégulation du corps : si une dysfonction se manifeste en premier, c'est que le corps du patient la présente au praticien parce que c'est celle qui a besoin de traitement. Ici le praticien ne cherche pas à approfondir les chaînes de causalité.

Le diagnostic ostéopathique ne vise pas la reconnaissance dans le patient d'une maladie connue par le thérapeute et envisagée par celui-ci comme une hypothèse dont il faut trouver des arguments dans le corps du patient. L'examen du patient ne va donc pas être une recherche de signes auquel le thérapeute pense *a priori*, du fait de son hypothèse, mais une manière de se mettre à l'écoute du système qu'est le patient, afin de percevoir comment ce système fonctionne ou dysfonctionne. Apparemment, les gestes de l'examen physique semblent très similaires dans les deux professions, mais ils ne participent pas à une démarche intellectuelle identique.

Une thérapeutique sans médiation

Si la différence entre les démarches diagnostiques de la médecine et de l'ostéopathie est assez délicate à décrire, la différence des méthodes thérapeutiques est plus facile à caractériser. La différence diagnostique entre

---

24. K. E. NELSON, « Diagnosing Somatic Dysfunction », dans K. E. NELSON, T. GLONEK (ed.), *Somatic Dysfunction in Osteopathic Medicine*, Philadelphia, Lippincott Williams & Wilkins, 2007, p. 12.

maladie et dysfonction trouve son prolongement dans la thérapeutique. La médecine porte son effort thérapeutique sur la maladie, dont elle vise la disparition ou au moins un certain équilibre. Et ce n'est que secondairement que dans certains cas elle met également en place des traitements qui visent plus le malade que la maladie, comme dans les soins de rééducation ou dans la prévention des effets secondaires de certains traitements. L'ostéopathie, en traitant la dysfonction, traite le patient dans une approche systémique qui l'empêche de se concentrer exclusivement sur telle ou telle zone. Elle le fait aussi dans la conviction que c'est le corps lui-même qui est le principal artisan de la guérison. Le traitement ostéopathique n'a pour fonction que de lui indiquer le chemin, de le renforcer dans sa capacité d'autorégulation, sans faire le travail à sa place.

On peut constater une autre différence au plan thérapeutique, dans le fait que le traitement ostéopathique est toujours sans médiation, accompli par le seul thérapeute sans l'aide d'aucun outil. « Soigner avec les mains » est même souvent pour les ostéopathes une définition rapide de leur profession. En revanche, le médecin ne traite jamais sans médiation. La consultation classique se conclut par la rédaction d'une ordonnance. Celle-ci devra être présentée à un pharmacien, première médiation, qui délivrera des médicaments, deuxième médiation. Dans certains cas, l'administration du médicament nécessitera une intervention infirmière. Dans les rares cas où le médecin intervient lui-même dans son cabinet, comme dans certaines interventions dermatologiques rapides, il ne le fait pas dans un contact direct avec le corps du patient, il met des gants, un champ opératoire, et utilise des instruments pour inciser et pour recoudre. Dans le cas de la chirurgie, ces médiations techniques sont encore plus importantes, et ceci a tendance à se développer : on imaginerait mal un chirurgien définir sa profession comme une manière de soigner avec les mains.

Cette description d'une manière de soigner sans médiation ouvre la voie d'une réflexion éthique : sans médiation peut s'exprimer par le terme « immédiat ». La médecine connaît par exemple la distinction entre l'auscultation « médiate », avec un stéthoscope et l'auscultation « immédiate », par l'oreille du médecin collée sur la poitrine du malade. Mais immédiat, en français a aussi et surtout le sens d'une action sans délai, ou d'un effet apparaissant sans délai après l'action. Même si la plupart des traitements ostéopathiques ne produisent leur plein effet qu'au bout de quelques jours, il arrive aussi, et cela contribue grandement à leur réputation, que la douleur cède en un instant, sur la table de pratique. Un tel résultat ne peut être imputé qu'aux mains du thérapeute, puisqu'aucun autre intervenant n'a pris part au traitement et qu'aucun instrument ou médicament n'a été utilisé. Cela peut susciter une admiration et une confiance aveugle de la part du patient, qui devra rencontrer une attitude éthiquement prudente chez le praticien.

Chapitre VIII

MÉDECINE ET OSTÉOPATHIE DEVANT LA SCIENCE

Après avoir pris le temps de préciser les différences profondes qui permettent de distinguer les postures diagnostiques et thérapeutiques respectives de la médecine et de l'ostéopathie, ne serait-il pas utile de les placer en présence de la science, tiers auquel l'une et l'autre se réfèrent inlassablement? La médecine critique l'ostéopathie au nom de la science, et l'ostéopathie entretient avec la science des relations d'attraction-répulsion particulièrement complexes.

De même que la médecine, et peut-être à cause des défis que celle-ci lui adresse, l'ostéopathie est tenue de clarifier aujourd'hui son rapport à la science. Au nom de la science en effet, la médecine récuse le plus souvent la validité de la démarche ostéopathique, en constatant que cette démarche thérapeutique ne fournit pas de preuve de son efficacité selon des méthodes scientifiques et qu'elle n'est pas fondée sur des données habituellement acceptées par le milieu scientifique. Cette interpellation est légitime pour une part, puisqu'en effet l'ostéopathie ne s'exerce pas selon les processus d'objectivation qui sont ceux de la médecine. Mais la question qui doit être posée est celle de cette conception positiviste de la science qui considère que seule l'objectivation est source d'une approche rationnelle du réel.

Au-delà du débat entre médecine et ostéopathie, qui est bien souvent porteur, d'un côté comme de l'autre, de dimensions plus corporatistes qu'épistémologiques, il est utile de tenter de clarifier les relations entre la médecine, l'ostéopathie et la science afin de mieux délimiter ce qui peut être attendu des unes et des autres. Une telle réflexion permettra également de reprendre à nouveaux frais l'articulation entre médecine et science, trop souvent énoncée sur le mode d'une quasi-identité.

Qu'est-ce qu'une science?

Il est bien ambitieux de tenter de traiter rapidement une telle question, mais il semble cependant nécessaire d'en évoquer au moins les contours avant d'envisager les relations de la médecine et de l'ostéopathie avec la science. On voit souvent en effet celle-ci intervenir dans le débat comme une sorte de réalité univoque, qui s'imposerait avec clarté : « la science nous apprend que... », « cette façon de penser n'est pas scientifique... » Mais ici encore, il peut être bon de rappeler que des débats restent ouverts.

Depuis Descartes et sa fameuse distinction entre *res extensa*, ce qui est étendu, et donc mesurable et *res cogitans*, ce qui pense et est en dehors du règne du chiffre, nous sommes habitués à considérer que ce sur quoi la raison porte ses efforts est une « chose étendue », et de ce fait mesurable. La mesure est au service de la pensée, à laquelle elle apporte des éléments de connaissance du réel qui sont censés ne pas dépendre de la subjectivité de l'observateur. Le développement récent de nos capacités de mesure, vers l'infiniment grand comme vers l'infiniment petit, associé au développement des capacités informatiques de calcul ont développé de manière peut-être exagérée notre confiance aveugle dans la mesure. En médecine, nous l'avons noté, les résultats chiffrés apparaissent comme plus fiables, plus sûrs qu'une appréciation clinique qui passe par la sensorialité du praticien. Cependant, de même qu'en médecine les résultats chiffrés doivent toujours être confrontés à la situation clinique, de même dans la recherche, il est nécessaire que le mesurable ne soit pas investi d'une sorte de monopole de la connaissance, voire de la vérité scientifique. L'une des questions que l'ostéopathie et son mode étonnant de connaissance viennent poser à la science, c'est peut-être justement celle d'une observation du réel qui passe par d'autres voies que celle du mesurable, ou de la connaissance.

Relation entre la théorie et les faits observables

Le raisonnement scientifique le plus souvent pratiqué dans les sciences expérimentales peut être décrit comme une démarche inductive, qui part des données de l'expérience, pour en tirer la formulation d'une loi rendant compte des régularités observées. La loi est énoncée sous une forme abstraite, parfois avec des symboles mathématiques. Il semble donc que les faits observables soient premiers et que la théorie en découle. Cependant il faut vite apporter une correction à cette présentation simple de la démarche scientifique, en soulignant que les faits en question sont des faits « observables par l'expérience ». Les faits s'imposent, mais l'expérience a été élaborée en vue de répondre à des questions, de vérifier ou d'infirmer une hypothèse. L'expérience n'est pas le monde, ou la nature ; elle est un certain point de vue sur le monde et la nature, point de vue suscité par une question ou par une théorie. La démarche n'est donc pas simplement inductive, elle procède d'une interaction permanente entre schémas de pensée, hypothèses, connaissances déjà acquises d'une part et données apportées par l'expérience d'autre part.

Dans une telle perspective, on peut considérer que n'est pas scientifique une forme de connaissance qui n'élabore pas de façon critique la manière dont les faits valident ou non la théorie. La science moderne a pu se développer lorsqu'elle a su donner sa place à l'observation des faits, y compris lorsque ceux-ci viennent infirmer une théorie. Dans une attitude préscientifique on déduisait de la théorie, ou des écrits des anciens, les faits qui devaient se dérouler en cohérence avec ces présupposés. Mais le passage à une démarche expérimentale ne s'est pas réalisé dans un accueil des faits par un esprit libre de toute représentation *a priori*.

Un autre point mérite ici d'être souligné, car il a son importance en ostéopathie. Dans la démarche expérimentale, on attend de l'expérience qu'elle vienne confirmer ou infirmer la vérité d'une théorie. Mais il est nécessaire de ne pas aller trop vite, en considérant que si l'expérience apporte des observations incompatibles avec une théorie, cela prouve la vérité de la théorie contraire. Le véritable chercheur doit garder ouverte la possibilité d'une troisième voie qui lui avait échappée jusque-là et qui seule sera cohérente avec les données de l'expérience. Si, dans le débat entre nos deux professions, la médecine considère qu'elle tient la preuve que tel aspect de la théorie ostéopathique est faux, cela ne constitue en rien une preuve que l'explication médicale du phénomène est vraie. De même l'absence de preuves positives peut être le signe de l'erreur d'une théorie, mais peut tout aussi bien être dû au manque de modalités d'exploration adaptées à cette théorie.

Les faits peuvent-ils changer ?

La médecine, en s'appuyant sur ce que lui apprennent l'anatomie et l'imagerie médicale, affirme sans hésitation que les os du crâne ne bougent pas, car ils sont soudés. L'ostéopathie dans le champ crânien affirme sans hésitation qu'elle perçoit un mouvement crânien et en propose un, ou plutôt plusieurs fondements. D'un côté comme de l'autre, on peut entendre que « les faits sont là ». Tenter de clore le débat en affirmant avec autorité que l'on s'appuie sur des faits sans avoir à perdre du temps dans la discussion d'une théorie est une attitude qui procède d'une certaine naïveté. Car il existe des chercheurs, scientifiques et philosophes, qui nous rappellent que les faits peuvent dépendre d'un *a priori* théorique, car ce que nous appelons les faits, c'est une certaine représentation du monde. N'oublions pas trop vite que c'est un fait évident que le soleil se lève le matin et se couche le soir... Un physicien contemporain des débuts de l'ostéopathie, Pierre Duhem est reconnu aujourd'hui par beaucoup d'auteurs comme un penseur de premier plan en épistémologie, après avoir été longtemps ignoré. Il a été très attentif au fait que, même en physique où l'expérience semble s'imposer avant sa traduction en symboles mathématiques, ce que nous appelons les faits est une forme de représentation du monde, dépendant en cela des théories auxquelles nous adhérons.

> « Cela suggère que dans un nouveau cadre conceptuel, les faits eux-mêmes changent de nature. Le monde vu dans une nouvelle théorie est un monde différent : la théorie n'est pas une traduction parmi d'autres d'une expérience donnée, mais elle fabrique l'expérience[1]. »

Les faits changent de nature lorsque le cadre conceptuel change : voilà une manière de penser qui donne un peu le vertige, mais qui éclaire cependant la situation paradoxale dans laquelle se trouvent les os du crâne aujourd'hui. Ne peut-on penser qu'un médecin qui est absolument convaincu que l'imagerie médicale lui apporte la preuve de leur immobilité ne peut percevoir un mouvement que des ostéopathes formés dans un cadre conceptuel différent considèrent comme une évidence perceptive ? Non seulement les capacités de perception ne sont pas les mêmes dans les deux professions, car elles n'ont pas fait l'objet d'un même apprentissage, mais le cadre conceptuel est différent. Le mouvement occupe en ostéopathie une place qui n'a pas d'équivalent en médecine ; cette quasi-identification entre vie et mouvement est une théorie qui susciterait une expérience spécifique, inaccessible à partir d'un autre fondement théorique. Voilà une manière de penser qui a de quoi dérouter, mais qui peut susciter en médecine un changement de perspective analogue à celui qu'a déclenché la naissance de la physique quantique dans les sciences de la matière.

> « J'ai entendu de la part d'un ostéopathe une réflexion qui m'a fait vaciller dans mes convictions médicales. En médecine, s'il y a bien un objet qui semble jouer le rôle de fondement indiscutable de la connaissance, c'est l'os, os humain que chaque étudiant des premières années manipule durant des heures en bibliothèque pour apprendre son anatomie. J'évoquais la différence existant entre l'imagerie médicale qui apporte des représentations construites par l'esprit humain, concepteur des machines, et l'os qui ne m'apparaissait pas comme une représentation, mais comme la réalité. L'ostéopathe m'a fait remarquer, et je crains qu'il n'ait raison, que l'os tel qu'il arrive dans les mains de l'étudiant en médecine est tout autant le fruit d'une construction technique que l'image. Il a fait l'objet de procédures de préparation qui lui donne un aspect, et même une forme qui n'ont pas grand-chose à voir avec l'os vivant. L'étudiant qui se penche pour la première fois sur un champ opératoire a en effet bien du mal à reconnaître l'anatomie dont il n'avait jusque-là connu que les planches admirables de clarté, ou les os secs, libérés de toute insertion ligamentaire ou musculaire.

---

1. S. LAUGIER, P. WAGNER, *Philosophie des sciences, Théories, expériences et méthodes*, Paris, Vrin, 2004, p. 30.

L'os est un fait qui s'impose... cela me semblait évident jusque-là, mais les limites de l'os avec ce qui n'est pas l'os dépendent finalement de la définition de l'os, et non d'une évidence naturelle. »

Connaître et agir

Un dernier point doit être évoqué dans cette rapide évocation de ce qu'est une science. L'attention se portera ici sur l'objet de la science, sa finalité, qui est la connaissance. À la suite de Bacon, on peut en effet reconnaître deux usages différents de la raison, soit de savoir et de contempler, soit d'agir et d'effectuer[2]. La recherche scientifique n'est pas nécessairement motivée par le besoin de résoudre un problème concret, de trouver une solution à une difficulté rencontrée par l'être humain, bref d'agir. Elle peut aussi être fondamentale, c'est-à-dire viser la connaissance pour elle-même, sans se soucier de savoir si cette avancée de la connaissance aura des retombées concrètes ou pas. La principale finalité de la science est la connaissance, avant l'action, même si le progrès de la connaissance peut influer secondairement sur les modalités de l'action. Cette différence entre connaître et agir éclaire la question de la relation entre médecine et science. Il peut arriver qu'un clinicien soit à certains moments un chercheur, mais son attitude intérieure est très différente dans les deux cas, car le clinicien prend en compte le singulier pour agir de manière adaptée, alors que le chercheur tend à sortir du singulier pour approfondir la connaissance.

La médecine est-elle une science ?

La médecine n'est pas une science, elle est une activité thérapeutique, une action, qui repose sur des fondements scientifiques. Elle agit en référence aux connaissances que lui apportent la biologie et d'autres sciences fondamentales, mais elle n'est pas une science au sens strict. Elle en diffère en effet par sa finalité, qui n'est pas la connaissance mais l'action en faveur de la santé des malades[3]. Cette finalité pratique la rapprocherait d'une technique, mais la prise en compte de la singularité du patient et la nécessaire adaptation de la démarche et du traitement à celui-ci l'obligent souvent à agir en dehors des protocoles techniques. C'est pourquoi l'approche clinique a souvent été pensée comme un art ou comme *technè*, au sens qu'Aristote donnait à ce mot. Le docteur J.-C. Weber, philosophe et spécialiste de médecine interne, définit ainsi la place du savoir scientifique en médecine :

---

2. F. BACON, « *Novum organum* », préface dans A. CRESSON, *Francis Bacon. Sa vie, son œuvre, sa philosophie*, Paris, PUF, 1948, p. 127.
3. I. STENGER, « Le médecin et le charlatan », dans T. NATHAN et I. STENGERS, *Médecins et Sorciers*, Les Empêcheurs de penser en rond, Paris, 1999, p. 121.

« Il faut posséder le savoir sur les maladies et leurs remèdes mais l'essence de la médecine ne s'accomplit que dans la pratique du soin. La *technè* se règle sur l'objet : même s'il a une connaissance du bien en soi qu'est la santé, le médecin n'exerce la médecine que sur des cas particuliers, en se guidant selon les circonstances. On ne l'apprend et ne l'acquiert qu'en la pratiquant : ceci nécessite des efforts, une pratique assidue. La pratique de la *technè* suppose des décisions précédées de délibération, parce que les choses qu'elle traite peuvent être modifiées par l'action et parce que leur issue particulière ne peut être précisée à l'avance [4]. »

La médecine est nécessairement empirique, car elle procède d'une mise en œuvre de règles générales dans la situation singulière qui est celle d'un patient. Cette forme spécifique de singularisation a reposé jusqu'à une époque récente principalement sur les éléments apportés par l'examen clinique du patient par le médecin.

La science occidentale moderne, telle qu'elle est utilisée en médecine, procède de manière analytique. Elle a pour objet des problèmes simples, élaborés par discrimination progressive, par isolement d'un problème dans la complexité. Devant une situation complexe la science distingue les problèmes, les questions qu'elle peut être en mesure de prendre en charge et auxquels elle envisage de pouvoir apporter une solution. C'est l'accumulation des solutions apportées à des problèmes partiels qui fait que peu à peu la situation complexe s'améliore. En médecine, il n'est pas indispensable d'attendre que tous les problèmes aient été résolus pour mettre en œuvre des thérapeutiques efficaces : si l'approche statistique prouve que l'administration de tel médicament est suivie d'un effet significatif, on prescrit ce traitement, même si on ne sait pas encore très bien quel est exactement son mode d'action sur la maladie. Au cours du XXe siècle a commencé à se développer, en particulier sous l'impulsion d'Edgard Morin, une autre manière de penser, qui tente d'aborder la complexité sans la dissocier en une multitude de problèmes, mais en l'envisageant comme un système au sein duquel existent des relations entre les éléments. L'approche scientifique n'a l'usage de la pensée systémique que dans quelques disciplines, et depuis peu.

« Une tradition de pensée bien ancrée dans notre culture et qui forme les esprits depuis l'école élémentaire, nous enseigne à connaître le monde par "idées claires et distinctes" ; elle nous enjoint de réduire le complexe au simple, c'est-à-dire de séparer ce qui est lié, d'unifier ce qui est multiple, d'éliminer tout ce qui apporte désordre et contradiction dans notre entende-

---

4. J.-C. WEBER, « La médecine comme *technè* : tactique du geste, éthique du tact », Actes du colloque *L'homme sémiotique*, Namur, avril 2010, *Texto !*, janvier 2011, vol. XVI, n° 1, p. 1-12. Citation p. 7. L'auteur s'appuie sur la définition de la *technè* dans ARISTOTE, *Éthique à Nicomaque*, 1097a-1112b.

ment. Or le défi crucial de notre temps est celui d'une pensée apte à relever le défi de la complexité du réel, c'est-à-dire de saisir les liaisons, implications et interactions mutuelles, les phénomènes multidimensionnels, les réalités à la fois solidaires et conflictuelles[5]. »

Bien que peu mise en valeur, cette différence entre pensée analytique et pensée systémique est au moins aussi importante que le couple objectivation/subjectivité. Elle mériterait d'être explorée, car la pensée systémique est la méthode privilégiée de l'ostéopathie. L'ostéopathe ne concentre son attention sur une région douloureuse ou un organe malade qu'en les plaçant dans leurs relations au sein du système qu'est le patient, et n'envisage celui-ci que dans le cadre de ses interactions avec son environnement. Elle est par excellence, dans le domaine de la santé, une manière de penser qui est avant tout sensible aux « liaisons, implications et interactions mutuelles ». Mais ceci est tellement étranger au mode de pensée usuel d'une médecine habituée à tenter d'avoir des idées claires sur la maladie qu'il n'est pas étonnant que le dialogue soit difficile.

Rationnel, scientifique, statistique

Dans les débats sur la légitimité du propos ostéopathique, on voit fleurir aussi bien chez ses défenseurs que chez ses adversaires des références à la science qui me semblent opérer souvent une confusion entre au moins trois registres distincts. Le propos scientifique est celui qui peut être contrôlé et compris par n'importe qui en possession de sa raison[6]. Il repose sur la reconnaissance d'une régularité dans les événements.

> « Kant fut le premier à s'apercevoir que l'objectivité des énoncés scientifiques est étroitement liée à la construction de théories et à l'utilisation d'hypothèses et d'énoncés universels qui accompagne cette construction. C'est seulement lorsque certains événements se reproduisent selon des règles ou des régularités, comme c'est le cas pour les expériences reproductibles, que nos observations peuvent en principe, être soumises à des tests reproductibles. Même nos propres observations, nous ne les prenons tout à fait au sérieux, ou ne les acceptons comme observations scientifiques, qu'après les avoir répétées et soumises à des tests. Seules de telles répétitions peuvent nous convaincre que nous n'avons pas affaire à une simple coïncidence isolée, mais à des événements qui, en raison de leur régularité et de la possibilité qu'ils ont d'être reproduits peuvent en principe être soumis à des tests intersubjectifs[7]. »

---

5. E. MORIN, *La voie, Pour l'avenir de l'humanité*, Paris, Fayard, 2011, p. 147.
6. E. KANT, *Critique de la raison pure*, « Théorie transcendante de la méthode », livre II, chap. 3, Paris, Flammarion, 2001.
7. K. R. POPER, *La logique de la découverte scientifique*, Paris, Payot, 1973, p. 42.

Il est donc nécessaire de distinguer trois niveaux de raisonnement, que l'on peut retrouver dans le champ de la santé, mais qu'il est dangereux de confondre. Le propos scientifique, ou rationnel, est celui qui peut être contrôlé et compris par n'importe qui : cela ne signifie pas autre chose que le fondement d'une affirmation dans une argumentation à laquelle le lecteur a accès et dont il peut vérifier les sources et la logique. Un propos qui reposerait exclusivement sur une expérience personnelle plus ou moins inexprimable ne peut être considéré comme scientifique : « j'en suis sûr parce que je le sens » n'est pas une argumentation recevable rationnellement. Un second niveau est celui de la pensée expérimentale, dans laquelle la vérification du discours se fait par la possibilité de refaire l'expérience pour vérifier qu'en suivant la même méthode on trouve le même résultat. Une observation isolée ne suffit pas si elle n'est pas réitérable. Ici, K. Popper et d'autres nous rappellent que le fait n'est pas observable à l'état brut, mais dans le cadre d'intelligibilité d'une théorie, ou d'une hypothèse. Enfin, troisième niveau, celui du recours à la statistique, qui permet de mettre en évidence l'existence d'une régularité entre des événements différents. C'est par excellence la méthode qui permet de découvrir des corrélations, de confirmer ou d'infirmer les intuitions qui peuvent naître de l'observation d'un grand nombre d'événements.

Le raisonnement médical tente de trouver des points d'appui dans un domaine qui est fondamentalement celui de l'incertitude[8]. L'outil statistique est particulièrement adapté dans une telle situation, car il permet de rechercher des formes de régularité et de corrélations entre des situations singulières. Mais si cet outil est précieux pour fonder des décisions en situation d'incertitude ou pour apporter des éléments de comparaison entre des thérapeutiques, il ne doit pas être considéré comme la seule manière scientifique ou rationnelle de penser. Si l'ostéopathie a tant de mal à mettre en œuvre les méthodes de l'évaluation statistique, il faut se demander si c'est simplement par incompétence ou manque de rigueur de la part des ostéopathes ou si ce n'est pas plutôt par inadaptation de l'outil statistique au raisonnement ostéopathique. « En simplifiant, et donc en mutilant, un système complexe, on détruit *a priori* son intelligibilité[9]. »

La médecine est-elle unique ?

L'introduction d'un manuel américain d'ostéopathie commence par ces mots :

> « La médecine ostéopathique représente l'une des deux écoles de médecine aux États-Unis. Les institutions médicales ostéopathiques délivrent les

---

8. K. MONTGOMERY, *How Doctors Think? Clinical Judgment and the Practice of Medicine*, New York, Oxford University Press, 2006, chapitres 1, 3 et 10.
9. P. LE MOIGNE, *La modélisation des systèmes complexes*, Paris, Dunod, 1999, p. 11.

diplômes de docteur en ostéopathie, et les institutions médicales allopathiques délivrent ceux de docteur en médecine. Le processus de formation est similaire dans les deux types d'institutions[10]. »

Il est difficile d'imaginer une telle présentation en France, car le statut de l'ostéopathie n'est pas le même qu'aux États-Unis où les ostéopathes peuvent prescrire des médicaments. Mais surtout, en France, il n'est pas concevable de présenter de cette manière les deux systèmes de formation comme étant similaires. Les médecins ne sont pas près de l'envisager, et les ostéopathes non plus car ils sont très attachés à manifester leurs différences, y compris dans la formation. De manière plus large, le texte cité peut être troublant dans sa manière de présenter ainsi deux médecines dans une telle similarité. Est-il vraiment possible d'envisager ainsi la coexistence pacifique de deux systèmes médicaux au sein d'une même culture ? L'exemple de la Chine semblerait pousser vers une réponse positive, puisque dans ce pays il existe aussi deux systèmes de soin, et de formation médicale, l'un fondé sur la médecine traditionnelle et l'autre sur la biomédecine. Mais la situation en Europe est plus tendue. L'incapacité de beaucoup de médecins à pouvoir envisager l'ostéopathie ou une autre pratique thérapeutique, comme une médecine à part entière est significative, et ne doit pas être analysée seulement en termes corporatistes. Il y a ici encore un enjeu épistémologique.

La vigueur de leurs réactions est à référer au fait qu'une médecine n'est pas seulement une pratique thérapeutique, elle est une anthropologie et même une cosmologie. Certains adversaires de l'ostéopathie imaginent réduire celle-ci à néant en soulignant qu'elle est « fondée sur une philosophie », comme si ce n'était pas le cas de toute démarche intellectuelle, comme si ce n'était pas le cas de la médecine. Toute pratique thérapeutique est en cohérence avec une certaine conception de l'homme, de sa place dans l'univers, qui est véhiculée en dehors d'elle par des traditions philosophiques ou religieuses. Celles qui imagineraient se développer en dehors de toute référence ne feraient preuve que d'une certaine naïveté.

Comment se fait-il par exemple que des partisans vigoureusement affirmés d'une identification de la médecine et de la science se comportent ainsi avec l'intolérance de croyants monothéistes, plutôt qu'avec la curiosité d'esprit de scientifiques stimulés par la rencontre de l'inconnu ? Ce n'est pas seulement le statut social d'une profession qui est mis en cause par des pratiques alternatives, même si cet enjeu de pouvoir est loin d'être négligeable. C'est aussi une certaine représentation du monde, sans doute rassurante : la confiance dans la science. Ce qu'elle ne comprend pas aujourd'hui sera bientôt explicable. Toute autre manière de penser est jugée dangereuse,

---

10. E. DiGiovanna, « What is Osteopathic Medicine? », dans E. DiGiovanna, S. Schiowitz (ed.), *An Osteopathic Approach to Diagnosis and Treatment*, Philadelphia, Lippincott-Raven, 1997, p. 1-7.

non pas tant pour le patient que pour le système, système non seulement professionnel et politique, mais aussi épistémologique et cosmologique. Affirmer qu'il n'y a qu'une médecine, qu'il n'y a qu'une science et que tout discours sur le monde, s'il cherche à être recevable, doit correspondre à celui de la médecine ou de la science, c'est affirmer qu'il n'existe qu'une seule représentation possible du monde et de l'être humain.

> « Les hommes qui ont une foi excessive dans leurs théories ou dans leurs idées sont non seulement mal disposés à faire des découvertes, mais ils font encore de très mauvaises observations. Ils observent nécessairement avec une idée préconçue et quand ils ont institué une expérience, ils ne veulent voir dans ses résultats qu'une confirmation de leur théorie. Ils défigurent ainsi l'observation et négligent souvent des faits très importants, parce qu'ils ne concourent pas à leur but. C'est ce qui nous fait dire ailleurs qu'il ne faut jamais faire des expériences pour confirmer ses idées mais simplement pour les contrôler. Mais il arrive tout naturellement que ceux qui croient trop à leurs théories ne croient pas assez à celle des autres. Alors l'idée dominante de ces contempteurs d'autrui est de trouver les théories des autres en défaut et de chercher à les contredire. L'inconvénient pour la science reste le même. Ils ne font des expériences que pour détruire une théorie au lieu de les faire pour chercher la vérité. Ils font également de mauvaises observations parce qu'ils ne prennent dans les résultats de leurs expériences que ce qui convient à leur but en négligeant ce qui ne s'y rapporte pas, et en écartant bien soigneusement tout ce qui pourrait aller dans le sens de l'idée qu'ils veulent combattre[11]. »

Voilà des propos qu'il est tout à fait réjouissant de trouver sous la plume du grand Claude Bernard… lui qui résista si bien aux théories de Pasteur, car elles contredisaient sa propre théorie de fondement de toute maladie dans la physiologie. Il est intéressant aussi de rencontrer chez celui qui est souvent présenté comme le père de la démarche scientifique en médecine une telle insistance sur les processus de croyance qui participent à la recherche. Il enseigne ainsi qu'il ne faut pas croire trop à ses théories, qu'il est nécessaire d'ajouter foi aux résultats de l'expérience même s'ils viennent contredire des idées auxquelles on croyait jusque-là. Mais ce qui me semble le plus intéressant pour notre propos est cette interpellation d'ordre éthique qui est à entendre aussi bien par les médecins que par les ostéopathes : le véritable scientifique accueille avec humilité les résultats de l'expérience ; il n'engage ses efforts que pour chercher la vérité et non pour détruire une théorie.

---

11. C. BERNARD, *Introduction à la médecine expérimentale*, Paris, J.-B. Baillière, 1865, p. 67.

Une autre manière de penser

La place de la science dans la définition de l'ostéopathie

Ayant un peu précisé les composantes d'une approche scientifique, il nous est possible maintenant de poser la question de la place de cette approche en ostéopathie. Le débat est présent au sein même de la profession ostéopathique et ses contours s'identifient d'assez près avec les frontières qui délimitent les diverses formes d'exercice de l'ostéopathie, selon les traditions nationales et les fidélités revendiquées à l'un ou l'autre des fondateurs de la discipline. On en trouve un témoignage assez récent dans un débat publié par une revue internationale d'ostéopathie. Il a été initié par un éditorial[12] qui posait directement la question de la place qui doit être accordée à la science dans la définition même de l'ostéopathie. Faisant état de la diversité des définitions de l'ostéopathie disponibles en langue anglaise, les auteurs critiquaient celles qui identifient comme ostéopathique toute démarche thérapeutique élaborée selon les principes de l'ostéopathie, comme ceux de l'articulation structure/fonction, ou de la capacité d'homéostasie du corps humain. Une définition aussi large risque en effet de considérer comme ostéopathiques des démarches thérapeutiques fort différentes, depuis certains traitements de la biomédecine jusqu'à la prière. Les auteurs considèrent que l'on ne peut faire ainsi abstraction du fait que l'ostéopathie est fondée sur la science, en se référant à A. T. Still lui-même qui apparaît pour une part comme un positiviste, attaché à parler de l'ostéopathie comme d'une science, et à ne la fonder que sur des théories scientifiquement démontrées.

Il semble logique, pour les auteurs, de chercher aujourd'hui encore à fonder l'ostéopathie sur des faits scientifiquement démontrés, par fidélité au fondateur, et par souci de crédibilité dans le monde contemporain.

> « Nous souhaitons voir la preuve et la science devenir comme un principe essentiel et une caractéristique définissant l'ostéopathie contemporaine, de façon, en agissant ainsi, à reconnaître les origines de l'ostéopathie tout en la mettant en accord avec les soins de santé modernes[13]. »

Une réponse à cet article a été publiée par S. Tyreman[14], un ostéopathe anglais, enseignant à la *British School of Osteopathy*, auteur de plusieurs publi-

---

12. N. P. LUCAS, R. W. MORAN, « Is there a place for science in the definition of osteopathy? », *International Journal of Osteopathic Medicine*, n° 10, 2007, p. 85-87.
13. « *We hope that evidence and science might be featured as a central tenet and defining feature of contemporary osteopathy, and in so doing, acknowledge osteopathy's origins while also aligning with modern health care.* » N. LUCAS, R. MORAN, « Is there a place for science in the definition of osteopathy? », *International Journal of Osteopathic Medicine*, n° 10, 2007, p. 85-87.
14. S. TYREMAN, « Commentary on "Is there a place for science in the definition of osteopathy?" », *International Journal of Osteopathic Medicine*, n° 11, 2008, p. 102-105.

cations philosophiques. Il commence par souligner que la question de la place de la science dans l'ostéopathie est politique avant que d'être épistémologique : l'ostéopathie cherche à justifier son existence comme profession distincte, de la médecine aux USA, de la kinésithérapie ou de la chiropraxie en Europe. L'essentiel du propos de Tyreman dans cette discussion est de souligner que la définition d'une profession de santé est complexe, qu'elle peut porter sur une théorie, des pratiques ou des valeurs, et que la science peut interagir avec ces trois dimensions. Dans le cas de la médecine occidentale moderne, le lien entre médecine et science, inlassablement proclamé, au point que la médecine se revendique parfois le statut de science, est à interroger. En effet, la finalité de la science est la connaissance en vue de la compréhension du monde, là où la finalité de la médecine est le traitement et la prévention des maladies. Le fait de s'appuyer sur des connaissances scientifiques pour développer ou améliorer une pratique ne fait pas de cette pratique une science. Il y a deux possibilités pour décrire ce type de relation à la science : soit on parle de science appliquée, comme dans les techniques, soit on se situe dans un domaine qui implique autre chose que les fondements scientifiques. À côté de la médecine, c'est le cas du sport, lorsque celui-ci utilise des données scientifiques pour améliorer les performances des athlètes : la victoire de ceux-ci doit quelque chose à la science, mais elle n'est pas seulement imputable à la science. La médecine, mais on peut ajouter toute activité thérapeutique sur l'être humain, ne peut être réduite à l'application d'une méthode scientifique. En effet, la science cherche à éliminer autant que possible les artefacts, les variables individuelles pour établir des lois générales, alors que la médecine se pratique sur des individus à partir de lois générales ; un résultat scientifique est reproductible par n'importe quel chercheur, mais les résultats médicaux dépendent toujours de l'individualité du patient, et de celle du thérapeute. La médecine ne peut éliminer les variables individuelles, puisqu'elle est tenue d'en tenir compte. Elle utilise des connaissances scientifiques, mais elle n'a pas une méthodologie scientifique dans son exercice courant. Et le fait que les études randomisées cherchent à éliminer les variables individuelles n'est pas un contre argument, car les études randomisées tendent à établir une connaissance scientifique, dont la mise en pratique devra, à nouveau, tenir compte des variables individuelles.

La méthode expérimentale se développe par induction. En observant des situations similaires, elle élabore une loi qui en explique l'existence, au moins en partie, et qui se vérifie dans tous les cas similaires, ceux qui ont été étudiés, comme ceux du passé et de l'avenir. N'importe quel chercheur peut vérifier cette loi scientifique en utilisant les mêmes méthodes d'investigation. Cette loi est considérée comme exprimant la vérité : pour le positiviste, elle décrit ce qu'est réellement la nature ; pour le réaliste, elle est la meilleure hypothèse possible dans l'état actuel de nos connaissances ; pour le relativiste elle est une élaboration cohérente avec l'état actuel de notre conception du monde. La médecine ne raisonne pas par induction mais par déduction : au lieu de partir d'une somme de cas particuliers pour en induire une loi générale, elle part d'une loi générale élaborée selon une méthode scientifique, pour en déduire une conduite à tenir dans un cas particulier. Et la compétence médicale ne se limite pas à la connaissance d'un corps de données scientifiques, elle est une pratique qui intègre également l'expérience ou la sagesse du thérapeute.

S. Tyreman souligne aussi un autre risque qui est celui de se focaliser, dans les professions de santé sur les résultats obtenus, afin de les mesurer, comme on peut mesurer le nombre et la qualité des objets produits selon une procédure technique. Le processus des activités de soin est complexe, il comporte des éléments qui échappent à toute mesure scientifique, la relation au patient, la capacité d'écoute et les compétences diagnostiques, la prudence et les compétences liées à la décision. On pourrait également ajouter ici, ce que ne fait pas l'auteur, le fait que dans la majorité des cas le patient entre en interaction avec plusieurs professionnels au long du processus.

De plus, dans les professions de santé, le seul résultat qui soit, pour une part, mesurable est négatif : le recul de la maladie. Mais la santé n'est pas quantifiable. Il ne faut pas identifier la médecine, ou l'ostéopathie, à ce qui est quantifiable dans leurs résultats. La pratique clinique est une praxis, elle s'appuie sur des connaissances scientifiques indispensables, mais aussi sur la compétence personnelle du thérapeute. Il est nécessaire que cette compétence fasse l'objet d'une évaluation ; la science peut participer à cette évaluation, mais elle n'est pas la seule, ni la meilleure méthode pour évaluer une praxis.

Pas plus que la médecine, l'ostéopathie n'est donc une science, ni une science appliquée. Elle est enseignée et pratiquée en relation étroite avec des disciplines scientifiques, comme l'anatomie, la biologie, la physiologie. Elle connaît leurs résultats, l'état de développement de leurs connaissances, mais elle ne s'interdit pas une certaine autonomie dans l'interprétation de ces connaissances. Ainsi en anatomie par exemple, elle va prêter une grande attention à la continuité des fibres, entre tendons et tissu osseux, là où une approche médicale ou chirurgicale accordera moins d'importance à ce phénomène. De même elle reconnaît la continuité des fascias au sein du corps humain, là où une approche anatomique organe par organe, ou système par système, donne l'impression d'une juxtaposition sans continuité entre les systèmes. Dernier exemple, particulièrement valide en ostéopathie dans le champ crânien, les processus de développement de l'embryon y font l'objet d'une observation très attentive, car cette ostéopathie repose pour une large part sur la conviction que les mécanismes à l'œuvre chez l'embryon restent perceptibles chez l'adulte, tel déplacement ou tel enroulement des structures embryonnaires expliquant des relations entre structures perceptibles chez l'adulte.

S'appuyant sur les connaissances apportées par les sciences, comme la médecine, l'ostéopathie se distingue de celle-ci par sa manière de penser et non par les éléments qui constituent le fondement de sa pensée. Son anatomie est celle de la médecine, elle connaît la physiologie enseignée dans les facultés de médecine. De ce point de vue, elle a donc plus en commun avec la médecine que des thérapeutiques fondées sur d'autres représentations du corps humain, comme l'acupuncture, par exemple. Mais là où la médecine cherche à développer sa démarche au plus près de la démarche scientifique, l'ostéopathie raisonne autrement.

Le langage métaphorique peut-il être précis ?

L'ostéopathie tente d'exprimer une forme de connaissance de l'autre homme initiée par le toucher, et ouvrant sur une perception plus large. S'appuyant sur un sens qui est peu développé, le toucher, elle peine à trouver les termes justes pour décrire ce qu'elle perçoit. Le vocabulaire, la littérature apportent peu d'éléments pour analyser la connaissance apportée par le toucher. Lorsqu'on explore les publications ostéopathiques, on peut être pris d'un certain vertige devant la richesse et la diversité des termes et des notions qu'elle convoque pour décrire les modalités de son diagnostic et de sa thérapeutique.

Il peut être éclairant de considérer qu'une part non négligeable du vocabulaire ostéopathique est de l'ordre de la métaphore. Cela ne le relègue pas dans un registre poétique, purement suggestif et sans précision. Le langage métaphorique permet d'exprimer des sensations, des expériences pour lesquelles on ne trouve pas d'autre modalité d'expression. Lorsque dans l'émission sur le thé dont il a été déjà fait mention, le maître de thé faisait appel à toutes sortes de fleurs et d'aliments pour décrire ce que le journaliste pouvait ressentir dans l'olfaction d'un thé de grande qualité, il ne faisait pas comme si les fleurs en question étaient dans la tasse, mais il apportait, par la référence à des expériences analogues, le moyen de nommer ce qui se passait. La médecine a, jusqu'à une date récente, été très familière du langage métaphorique, par exemple dans son exploration de la douleur. Lorsque nous apprenions que « la colique néphrétique est frénétique et la colique hépatique est pathétique », nous savions bien que la lithiase urinaire ne rendait pas maniaque, et que l'obstruction du cholédoque n'était pas une tragédie grecque. Mais au-delà du jeu de mots aisément mémorisable, ces deux expressions permettent de faire un diagnostic en entrant dans la chambre du patient, tant ces deux pathologies suscitent des comportements différents. Et ce n'est pas exactement la même chose de dire que dans la colique hépatique le patient est prostré, même si cela semble plus cohérent avec le langage médical, car c'est une description physique, sans connotation morale. Pourtant, qui a vu un patient atteint de cette pathologie peut confirmer qu'il ne s'agit pas simplement d'une prostration, mais que cette rupture de communication s'accompagne de douleur et d'angoisse, pathétique.

Ce qui déroute terriblement les médecins, c'est que les ostéopathes usent de l'anatomie bien souvent de manière métaphorique. Ils s'appuient sur leurs connaissances anatomiques pour dire ce qu'ils perçoivent, en particulier pour situer de manière très fine la sensation, sans que pour autant il faille nécessairement entendre leur discours au niveau de son sens mécanique.

Tentant de me faire comprendre ce qui se joue dans l'ostéopathie crânienne, un ostéopathe me disait : « Et à ce moment-là, je sens vraiment les ailes du sphénoïde respirer sous ces deux doigts-là. » Et il ajoutait après un petit silence : « Enfin, évidemment elles ne respirent pas, mais tu vois ce que je veux dire... » On peut comprendre qu'un médecin entendant un tel propos s'énerve en se demandant si les mots ont encore un sens. Il m'a fallu quelques années pour dépasser cette question, en comprenant qu'ils ont un sens, métaphorique.

« Dans une émission de télévision [15], on assiste à cette confrontation entre deux usages très différents de la référence anatomique, par un médecin et un ostéopathe, filmés ensemble dans une maternité. "Ici, commente la journaliste, deux mondes s'affrontent, les concepts comme le vocabulaire ne sont pas les mêmes." "Je me souviens, dit la pédiatre, que devant une régurgitation, on m'a expliqué que le foie était déplacé et pour nous cela n'a pas de sens sur le plan anatomique ou physiologique. Je me suis toujours demandé comment l'ostéopathe pouvait affirmer que le foie n'était pas à sa place. Pour nous, on va le savoir avec une échographie ou une palpation abdominale appuyée, mais c'est quelque chose que j'ai du mal à saisir. On a souvent des difficultés de compréhension." Et l'ostéopathe présent répond : "Oui, moi, lorsque je trouve une tension sous thoracique droite, dans mon image, je vais parler du foie, mais ce n'est pas l'organe foie tel que l'entendent les pédiatres." »

Il faudrait donc que le médecin accepte paisiblement que, lorsqu'un ostéopathe parle de déplacement du foie, ce n'est pas du foie qu'il parle et qu'il s'agit d'une tension plus que d'un déplacement... Il est assez normal que le dialogue entre ces deux professions soit parfois un peu tendu, plus tendu même que celui qui pourrait être tenté entre la médecine et des pratiques thérapeutiques venant d'autres cultures, car ici tout le monde use du même vocabulaire pour dire des choses différentes, ou pour dire autrement les choses. Cela me rappelle un formateur dans une session d'ostéopa-

---

[15]. « L'ostéopathie qui nous manipule », France 5, le 25 septembre 2012.

thie biodynamique qui parlait de la ligne médiane, dont je n'ai pas très bien compris ce que c'était, mais dont je me souviens qu'il avait bien précisé que ce n'était pas toujours une ligne et qu'elle n'était pas forcément au milieu...

Cet usage de la métaphore invite aussi à entendre, dans les rapprochements qui sont faits avec d'autres disciplines, des tentatives d'élaboration qui ne prétendent pas à l'exactitude. Ainsi par exemple, on trouve souvent des rapprochements avec la physique quantique dans des textes ostéopathiques. En toute rigueur, on peut se demander si ce qui a été défini par cette branche de la physique à propos de l'infiniment petit peut s'appliquer à la relation patient-praticien ? Peut-on vraiment penser l'observation du corps comme celle du corpuscule infra-atomique, et envisager le toucher dans les mêmes catégories que ce qui se passe à la vitesse de la lumière ? Pour certains textes, il est juste à l'égard des intentions de l'auteur, de lire ces références à la physique quantique comme des métaphores qui tentent simplement de dire que, dans l'ostéopathie comme dans la physique quantique, il y a interaction entre l'observateur et l'objet, et que l'un et l'autre sont affectés par ce qui se passe. Cela ne signifie donc pas que le corps humain mette en œuvre dans l'acte ostéopathique les lois de la physique quantique, mais qu'analogiquement, l'objet étudié dépend de l'observateur à la manière du photon qui peut être considéré comme un corpuscule ou comme une onde, suivant la manière de l'observer. La procédure de l'analogie ou de la métaphore sont tout à fait licites pour exprimer la pensée, mais il faut reconnaître que bien souvent les ostéopathes les utilisent de manière un peu rapide, et implicite. En revanche, d'autres textes, comme l'ouvrage de Nicholas Handoll[16], laissent plus perplexe. Cet ostéopathe britannique a publié un texte qui comporte deux parties à peu près égales, la première présentant une description très fine de la perception ostéopathique, la seconde une bonne vulgarisation des découvertes de la physique quantique sur la structure de la matière, et son origine dans le Big Bang. Le livre se termine par quelques pages qui laissent entendre que le lien entre les deux n'a pas besoin d'explication et que la physique quantique est le paradigme de l'ostéopathie. Le lecteur, un peu sonné par les pages qu'il vient d'absorber sur les bosons et les neutrinos peut se laisser tenter par une telle conclusion, mais peut aussi rester sceptique devant ce changement d'échelle qui permet l'application au toucher et à la relation intersubjective des hypothèses qui permettent de rendre compte des interactions entre particules.

L'autorité du discours médical

Le discours médical a pour une part perdu de son autorité auprès du patient, du fait du combat d'ordre politique et éthique en faveur de l'auto-

---

16. N. HANDOLL, *Anatomie de la puissance vitale*, trad. P. Tricot, Vannes, Sully, 2012.

nomie de celui-ci. Dans la loi française, c'est désormais le patient qui prend les décisions le concernant, avec l'aide des professionnels de santé[17]. Si, au lit du patient, une certaine évolution est constatable par rapport à ce qui est désigné désormais comme une forme inacceptable de paternalisme, la situation a nettement moins évolué dans le registre du discours public, politique ou institutionnel. Le discours des instances comme le Conseil de l'Ordre, ou l'Académie de médecine, les publications de personnalités du monde médical proposant au public des réflexions sur leur métier et son évolution, sont toujours très profondément marqués par cette sorte d'évidence que seuls les médecins savent ce que c'est que la médecine et peuvent définir ce qui peut porter ce nom. L'idée même d'un débat d'ordre philosophique ou politique sur ce sujet leur semble parfaitement incongrue, comme pour des mathématiciens l'hypothèse de mettre en débat dans la presse le théorème de Pythagore.

Tenter de restreindre le dialogue entre médecine et ostéopathie à la question de l'efficacité thérapeutique et de sa preuve est une manière d'imposer un cadre unique pour ce dialogue : seules les manières de penser qui sont celles de la médecine sont valables pour aborder d'autres thérapeutiques. Une telle attitude est d'autant plus critiquable qu'elle occulte pour une bonne part ce qui constitue la demande des patients. Ce n'est en effet pas parce que l'on a comparé les efficacités respectives du médicament et de la manipulation que l'on consulte un autre thérapeute que son médecin, mais souvent aussi parce que l'on se sent décalé, ou frustré devant la manière de penser de la médecine.

> « La majorité des usagers de la médecine alternative apparaît comme faisant cela non pas du fait d'une insatisfaction à l'égard de la médecine conventionnelle mais, plus largement, parce qu'ils estiment que ces traitements alternatifs sont plus cohérents avec leurs propres valeurs, croyances et orientations philosophiques à propos de la santé et de la vie[18]. »

La question fondamentale que pose l'ostéopathie à la médecine n'est donc pas la remise en cause de son pouvoir et de son monopole, mais la proposition d'une autre manière de penser le corps, la maladie et la thérapeutique. Cette manière de penser a certainement à se structurer, à trouver des modalités d'expression plus rigoureuses, mais elle est là présente, en position d'autre face à la médecine. Il y a là un enjeu philosophique passionnant qui invite les ostéopathes à résister aux mises en demeure de la médecine à leur égard, et à résister à la propension, forte chez certains d'entre eux, à mimer la médecine. La recherche en ostéopathie, en particulier, doit impérativement trouver une méthodologie complémentaire de

---

17. Loi du 4 mars 2002, art. L1111-4.
18. J. A. ASTIN, « Why Patients Use Alternative Medicine? Results of a National Study », *JAMA*, n° 279, 1998, p. 1548-1553.

celle des essais cliniques inventés par la pharmacologie et qui constituent aujourd'hui l'essentiel de la recherche médicale. Faut-il se contenter d'adapter la méthode de ces essais à la pratique de l'ostéopathie, au risque de voir les études perdre leur statut d'« études sérieuses »? Ne faudrait-il pas mieux oser travailler à la mise en œuvre d'une autre méthodologie, adaptée à son objet? Les réponses que les ostéopathes et les écoles d'ostéopathie donnent à ces questions sont largement dépendantes de leur rapport à la médecine. La fascination qu'exerce celle-ci, même sous le mode du conflit, serait sans doute moins forte si des ostéopathes investissaient dans une formation philosophique qui leur permette de penser leur exercice avec des outils adaptés.

La recherche en ostéopathie

Si l'ostéopathie présente une autre manière de penser que la médecine, cela suggère qu'il lui faut peut-être développer une autre manière de mener son activité de recherche. En médecine, la majorité des études scientifiques portent aujourd'hui sur l'évaluation des effets thérapeutiques et secondaires des médicaments. Les protocoles mis en place pour permettre l'appréciation objective de l'efficacité pharmacologique en sont venus de ce fait à être souvent identifiés comme la seule démarche scientifique envisageable dans le domaine de la santé. Il est important de rappeler que toute démarche scientifique ne relève cependant pas des procédures en double aveugle contre placebo et que de telles méthodes ne sont pas les seules à être porteuses de rationalité. À côté de la connaissance scientifique, l'ostéopathie relève pour une part d'une forme de savoir qui ne procède pas, comme la science, de manière analytique par distinction et isolation de facteurs, mais au contraire de manière systémique par la recherche d'une mise en valeur de l'articulation de ces facteurs entre eux.

> « La lutte pour la reconnaissance a souvent conduit les ostéopathes à se mesurer à l'aune des critères utilisés par la recherche médicale, critères quantitatifs randomisés, applicables aux relations de causalité linéaire simplifiés ou simplifiables. Ces critères ne s'appliquent souvent qu'en biaisant à la démarche ostéopathique, démarche résolument systémique[19]. »

Le nécessaire développement de la recherche en ostéopathie passe donc par une réflexion méthodologique approfondie pour sélectionner les procédures les plus adaptées à son mode propre d'exercice. L'impossibilité de pratiquer le double aveugle en ostéopathie, l'intrication permanente entre effet mécanique et effet relationnel, ne doivent pas être regardées comme des signes d'irrationalité de la démarche ; d'autres méthodes rationnelles ont

---

19. C. MARTIN, « Andrew Taylor Still, un systémicien avant la lettre ? L'ostéopathie à la lumière du raisonnement systémique », *Apostill*, n° 22, hiver 2011, p. 35-42.

à être utilisées ou mises au point pour permettre une authentique évaluation des diagnostics et des thérapeutiques ostéopathique, dans le respect du patient et dans celui de la spécificité de l'ostéopathie.

Ouverture

Ces quelques pages peuvent susciter l'intérêt pour l'étude comparée de l'ostéopathie et de la médecine. Les difficultés de relation et de reconnaissance réciproque entre ces deux professions peuvent apparaître comme des formes de combat politique et de jeux de pouvoir. Ces processus sociopolitiques ne sont pas à ignorer, mais ils ne constituent pas le tout de la question. En effet l'approche épistémologique ici initiée montre que la démarche intellectuelle que chaque profession met en œuvre est profondément différente. Les principales différences méthodologiques sont apparues comme pouvant être structurées autour des couples objectivation/subjectivité et pensée analytique/pensée systémique. Ces différences sont si fondamentales qu'elles mettent en cause l'intérêt d'une démarche d'unification par laquelle par exemple l'ostéopathie se conformerait de plus en plus aux normes de pensée de la médecine, comme elle l'a fait aux États-Unis [20]. Cela simplifierait la situation au prix d'un grand appauvrissement dont les patients seraient les premières victimes car ils se retrouveraient à nouveau devant une pensée unique.

Il semble donc plus porteur d'avenir de mieux préciser les éléments spécifiques de la méthode et de l'identité de chacune des deux professions pour pouvoir décrire de manière plus fine ce que chacune est en mesure d'apporter à l'être humain souffrant, ainsi que ses limites. Les ostéopathes ont un grand chantier épistémologique à explorer, car ils n'ont pas encore produit beaucoup d'études portant sur leur méthodologie propre, leur manière de penser l'être humain et l'acte de soin. La mise en valeur de l'efficacité de leur pratique est loin d'être le seul champ de recherche dans lequel la profession devra s'investir. Mais ce type de démarche est loin d'être pleinement clarifié en médecine, bien que cette profession soit dans une position sociale nettement plus dominante que l'ostéopathie. La place du raisonnement scientifique, les limites de la démarche d'objectivation dans l'approche de l'humain sont-elles des questions pleinement assumées dans la réflexion médicale et dans la formation des médecins ? Le rêve serait que le développement de l'ostéopathie en France ne soit pas seulement le lieu d'un combat politique et d'une lutte marquée par la concurrence, mais qu'elle suscite une ré-interrogation en profondeur de nos pratiques de soins, et de nos manières de penser.

---

20. H. BAER, « Divergences in the Evolution of Osteopathy in four Anglophone Countries », dans K. S. OTHS, S. Z. HINOJOSA (ed.), *Healing by hand*, Walnut Creek, Altamira Press, 2004, p. 63-79.

Quatrième partie

UN COMBAT DE LA SCIENCE CONTRE LA MYSTIQUE ?

Pensant m'engager dans une recherche sur une forme de médecine originale, j'étais prêt à y trouver des représentations déroutantes du corps ou de l'acte thérapeutique, mais je ne m'attendais vraiment pas à être confronté à des questions théologiques. Pourtant, l'une des raisons qui m'a poussé à entreprendre la lecture des livres de A. T. Still a été les allusions gênées de ses commentateurs à sa référence trop insistante à Dieu. Et ce que j'ai lu m'a montré que le propos serait assez difficile à caractériser d'un point de vue théologique, car s'il ne pouvait être intégré comme tel à aucune tradition, il était cependant porteur d'une cohérence que les lecteurs contemporains ne semblent pas percevoir, convaincus qu'ils sont que tout ce qui est de l'ordre du spirituel relèverait de l'irrationalité. Une autre surprise m'attendait, qui m'a poussé à commencer à creuser ces questions de la relation entre l'ostéopathie et le domaine religieux, lorsque dans des stages de formation en ostéopathie biodynamique, j'ai vu présenter l'attitude intérieure du thérapeute dans des termes très proches de ceux que l'on peut employer en milieu chrétien pour décrire la prière silencieuse[1]. La convergence des questions suscitées par la lecture de Still, de Sutherland, de R. Becker, et de cette expérience concrète me pousse à étudier de près cette articulation de l'ostéopathie et de la spiritualité non seulement dans son histoire, mais aussi dans sa pratique contemporaine, non par une sorte de prosélytisme visant une récupération chrétienne de l'ostéopathie, mais par la conviction qu'il est nécessaire, ici encore, d'apporter quelques clarifications conceptuelles et historiques, afin que chacun puisse se déterminer en connaissance de cause et non pas en fonction d'allégations non fondées.

La dimension spirituelle de l'ostéopathie et de ses origines est un dossier qui mérite d'être approfondi, y compris lorsqu'on cherche à mieux comprendre proximité et différences entre médecine et ostéopathie, car il revient souvent sur le devant de la scène, suscitant parfois des sarcasmes chez les adversaires de l'ostéopathie, mais aussi un certain malaise chez les ostéopathes eux-mêmes. Les textes fondateurs, aussi bien ceux de Still que ceux de Sutherland fourmillent de références à Dieu, et la troisième grande figure de l'origine, Littlejohn, est un homme qui a été ordonné pasteur de

---

[1]. J.-M. GUEULLETTE, *Petit traité de la prière silencieuse*, Paris, Albin Michel, 2012.

l'Église presbytérienne avant d'étudier l'ostéopathie et la médecine. Tout cela fait planer sur les origines un doute pour certains, qui voient dans ces liens avec le religieux un argument en faveur du caractère non-scientifique de l'ostéopathie. Pour d'autres, de telles collusions sont compréhensibles, car ce serait l'ensemble de l'ostéopathie qui relèverait de la croyance alors que la médecine trouve son fondement dans la science. Enfin pour d'autres encore, il est possible, voire inévitable, de parler de l'ostéopathie comme d'une expérience spirituelle et ce serait là une dimension essentielle de son identité. On le voit, une fois encore, le dossier est loin d'être simple, mais il est nécessaire de l'étudier de près car c'est une dimension de l'ostéopathie et de ses origines qui fait le plus souvent l'objet d'un silence gêné ou de brèves allusions dans les ouvrages sur l'ostéopathie, sans que le travail historique, philosophique ou théologique ne soit mené de manière rigoureuse. Nous allons distinguer deux étapes dans cette étude, en envisageant d'abord la question de la place de la croyance, au sens le plus large, dans la pratique de l'ostéopathie, puis celle de sa référence explicite à Dieu ou à l'expérience spirituelle.

Chapitre IX

Savoir et croyance sont toujours à l'œuvre dans la maladie

Dans les publications les plus officielles comme dans les conversations privées, la comparaison entre la médecine et les autres pratiques thérapeutiques en vient toujours à un moment ou un autre à mettre en avant la différence entre savoir et croire, attribuant à la médecine ce qui est de l'ordre du savoir, un savoir scientifique invoqué comme seul fondement valable de tout acte médical, et reconnaissant à d'autres pratiques la seule efficacité qui est celle que l'on peut reconnaître aux mystérieux mouvements du croire. Après avoir souligné les risques du recours à des thérapeutiques inéprouvées, le Pr Hoerni, ancien président du Conseil national de l'Ordre des médecins donne cette recommandation :

> « Si un patient persiste dans son désir de recevoir un remède hétérodoxe, le praticien doit tout faire pour l'en dissuader, surtout en fonction de quelque risque connu ou suspecté, mais en le laissant libre de faire ce qu'il veut[1]. »

Il y a de quoi être surpris devant ce vocabulaire religieux de l'hétérodoxie appliqué au domaine médical et thérapeutique, ainsi que sur la nécessaire dissuasion dont doit bénéficier le malade tenté par l'hérésie. Dans cet « autre de la science » qu'est le grand registre du croire, l'on ne craint pas d'assigner en vrac des actes thérapeutiques comme ceux de l'ostéopathie ou de l'acupuncture, des actes explicitement religieux ou spirituels comme ceux des prédicateurs évangéliques, aussi bien que des pratiques douteuses relevant assez nettement de l'exploitation de la crédulité des patients. Finalement tout cela se ressemblerait, puisque le fondement n'est pas la connaissance scientifique. De tels amalgames méritent d'être explorés, d'autant plus que l'ostéopathie adopte dans ce champ une position paradoxale, une fois encore, puisqu'elle se réclame de la connaissance scientifique dans des domaines comme l'anatomie ou la physiologie, de

---

1. B. Hœrni, *Les nouvelles alliances médicales*, Paris, Flammarion, 2003, p. 215.

199

la connaissance expérimentale apportée par sa forme de perception spécifique, mais qu'elle entretient également des relations très profondes avec les domaines du spirituel et du religieux, en particulier chez les fondateurs de la discipline. Il est donc tentant d'aller voir si les catégories du savoir et du croire permettent de progresser dans cette comparaison épistémologique entre médecine et ostéopathie : est-il légitime d'attribuer chacune des deux postures à l'une des deux disciplines ? Pour engager une telle exploration, il est bon de partir non pas de la médecine ou de l'ostéopathie, mais de manière plus large, de la maladie et de l'expérience qu'elle suscite chez les patients comme chez les thérapeutes.

Les jeux complexes du croire et du savoir

Ce n'est pas parce que l'on a reçu une information scientifique, et qu'on l'a comprise, que l'on y croit, c'est-à-dire que l'on y adhère[2]. On peut avoir écouté une annonce de diagnostic faite correctement, et continuer cependant à penser de toutes ses forces que ce n'est pas vrai, en contradiction avec les signes les plus évidents. On peut à l'inverse croire que l'on est malade, en être convaincu, en contradiction avec les informations les plus claires prouvant le contraire. Il arrive aussi, en particulier dans les situations où un diagnostic très grave est évoqué de manière très brutale alors que rien ne le faisait pressentir, que l'on se refuse autant à savoir qu'à croire. On peut enfin articuler positivement des connaissances apprises, reçues de personnes compétentes avec une confiance qui est de l'ordre du croire. Croire, en effet, ce n'est pas seulement reconnaître la vérité d'un énoncé, ce peut être aussi accorder sa confiance à une personne. Ce n'est pas parce qu'un médecin vous apporte des informations exactes que vous avez forcément envie de lui confier votre enfant pour une intervention chirurgicale.

> « Savoir est un processus cognitif permettant d'accéder à une information, de la classer, d'en faire une analyse afin de pouvoir s'en servir en vue d'agir. Croire est un autre processus, bien plus complexe qui permet à chacun d'adhérer en confiance à une perspective et lui attribue du sens[3]. »

Dans l'exercice quotidien de la médecine, et en particulier dans la prise en charge de pathologies lourdes, il est nécessaire pour respecter les malades de leur permettre d'élaborer leur propre articulation entre savoir et croire, de leur donner la possibilité de ne pas affronter de face ce qu'ils savent, parce qu'ils n'en sont pas encore capables, ou parce qu'ils ne le souhaitent

---

2. Une part de cette étude a fait l'objet d'une première publication sous le titre « Savoir et croyances à l'œuvre dans la guérison », *La Revue de l'université catholique de Lyon*, n° 18, décembre 2010, p. 24-27.
3. A. de BROCA, « Tensions entre le savoir et le croire d'une personne face à l'annonce de la maladie », *Éthique & Santé*, n° 1, 2004, p. 42-44.

pas. En éthique médicale, on sait bien que l'information du patient peut relever d'une attitude qui manque singulièrement de respect de l'autre si l'on se contente de lui « faire savoir », de lui transmettre des données, sans tenir compte de sa capacité à adhérer à ce qui lui est dit. Lorsqu'il s'agit de notre propre corps, de notre propre vie ou de celle de nos proches, la connaissance de la vérité, la réception d'informations scientifiques exactes ne suffit pas à emporter l'adhésion. Nous pouvons savoir qu'il va mourir, il nous reste encore à y croire. « Respecter la personne malade, c'est lui permettre de faire des va-et-vient entre savoir, croire, droit de savoir ou de ne pas savoir, droit de croire ou de ne pas croire[4]. »

Il nous faut maintenant compliquer un peu le tableau, car pour le moment, le savoir a été envisagé comme relevant de la réception d'une information de type scientifique apportée par un médecin ou quelqu'un de compétent. Mais dans la maladie, en particulier la maladie chronique, on ne peut faire l'impasse sur une autre source de savoir qui est l'expérience personnelle du patient. Son expérience – et aujourd'hui celles de patients atteints de la même maladie que lui et dont il a pu trouver des témoignages sur internet – lui apparaît comme la source d'une expertise qui rivalise de validité avec celle des scientifiques. Vous pouvez toujours essayer d'informer un vieux rhumatisant sur le fait qu'aucune étude scientifique n'a prouvé une influence du temps froid et humide sur la survenue et l'accroissement des douleurs rhumatismales, il ne vous croira généralement pas, en s'appuyant sur sa propre expérience, vécue par lui comme son propre savoir, qui le convainc du contraire. Ici, on voit bien que ce n'est pas une opposition entre savoir et croire qui placerait le médecin du côté du savoir et l'empirisme du côté du croire. L'expérience apparaît comme source d'expertise, et c'est au nom de ce savoir que le malade va croire ou non ce que lui dit la science[5].

Le dépassement des frontières

Ayant reconnu que le savoir ne peut être attribué de manière unilatérale au médecin, il nous faut maintenant explorer la place du croire. N'y a-t-il pas là un critère permettant de distinguer clairement les pratiques médicales des autres pratiques thérapeutiques, religieuses ou non ? Ici encore, les choses ne sont pas si simples.

Place des croyances en médecine

Si la médecine revendique la fondation de son discours dans une méthodologie scientifique qui la protège de la subjectivité, il lui faut pourtant

---
4. A. de Broca, *op. cit.*
5. D. Badcott, « The expert patient: Valid recognition or false hope? », *Medicine, Health Care Philosophy*, n° 8, 2005, p. 173-178.

reconnaître qu'une part non négligeable de son exercice repose sur des démarches qui sont de l'ordre de l'acte de foi. Un bon exemple de cette démarche peut être trouvé dans l'autorité considérable reconnue aujourd'hui à l'imagerie médicale. Pas d'argument apparemment plus indiscutable que l'image qui apparaît à l'écran et qui est identifiée par le médecin comme la cause des symptômes ; de même que l'absence d'image suspecte permet au médecin de déclarer à son patient qu'« il n'a rien », sans trop se demander si la demande du patient n'est pas motivée par le fait qu'il y a quand même quelque chose, bien que « ce qu'il y a » ne se voie pas à l'écran.

La lecture de textes définissant la maladie et provenant de différentes époques de l'histoire de la médecine a suscité mon étonnement : d'Hippocrate aux médecins d'aujourd'hui, chaque auteur, chaque époque élaborait une théorie nouvelle de la maladie, en affirmant que celle-ci reposait sur des « faits évidents ». Il est évident pour Hippocrate que les humeurs se déplacent et que les vents exercent des pressions internes sur le corps humain, à la façon dont il est évident pour un cancérologue que ce cancer est à un stade inopérable alors que telle autre tumeur ne doit pas être considérée comme annonciatrice d'une fin prochaine. Au long de l'histoire, le médecin voit des évidences, comme le croyant voit des signes de la volonté de Dieu dans sa vie [6], ou comme A. T. Still reconnaissait les traces évidentes du créateur dans l'anatomie.

Pour qu'un processus thérapeutique soit engagé et suivi dans la durée, parfois jusqu'à la guérison, il est en effet nécessaire que le patient et le médecin y croient. L'attention portée à la démarche scientifique en médecine, le rappel inlassable que la médecine n'a pu faire des progrès que parce que, avec Hippocrate, elle a opéré une rupture avec le registre du sacré, empêchent de prendre conscience de cette présence du croire dans l'exercice médical. Le médecin est pourtant souvent dans une attitude plus proche du croire que du savoir dans son rapport aux thérapeutiques qu'il utilise ou qu'il récuse. Qui de nous n'a entendu un jour un médecin dire « ce médicament-là, je n'y crois pas » ? À l'inverse, on peut penser à la prescription fidèle par de nombreux médecins de médicaments déremboursés parce qu'ils n'ont pas fait la preuve de leur efficacité, levures intestinales et autres fluidifiants bronchiques. Rien n'est prouvé, mais ils y croient : ce ne sont pas seulement leurs patients qui y croient et réclament ces produits.

Bien souvent, les discours sur l'autonomie, sur la libre décision du patient, se refusent à prendre en compte la vulnérabilité et l'angoisse qui constituent pourtant l'essentiel de l'expérience du malade, en particulier dans le cas de maladie grave. Être invité à prendre seul les décisions ultimes peut être vécu non comme une forme de respect de la personne,

---

6. S. J. VELLENGA, « Longing for Health. A Practice of Religious Healing and Biomedicine Compared », *Journal of Religion and Health*, n° 47, 2008, p. 326-337.

mais comme un accroissement de la détresse et de la solitude. « Plus que le droit de savoir prévaut le besoin de pouvoir faire confiance, d'atténuer le sentiment de vulnérabilité et d'être assuré de la qualité globale d'une intervention[7]. »

Vulnérable, confronté brutalement à la finitude ultime que constitue la mort, à la forme la plus radicale de menace qu'il puisse ressentir, l'être humain éprouve le besoin de faire confiance. Parler alors de « prise en charge », selon le vocabulaire hospitalier classique, ne doit pas être regardé systématiquement comme la ratification d'une régression inacceptable. Terrassé par la maladie, qui réduit considérablement non seulement ses capacités d'action, mais également ses capacités de réaction, son désir de vivre, le patient ne trouve pas toujours en lui-même les ressources nécessaires pour faire face à sa maladie, il éprouve le besoin de croire, de faire confiance, de remettre, au moins temporairement, sa vie et son corps entre les mains d'un autre. L'anesthésie générale est paradigmatique de cette situation.

« Il faut bien y croire », aussi bien du côté du patient que du médecin : voilà qui nous conduit à envisager leur relation d'une autre manière que celle d'un jeu de pouvoir, au sens d'autorité, voire d'oppression, ou de savoir. Il faut y croire, il faut croire l'un en l'autre, et c'est là une limite des discours insistant de manière unilatérale sur l'autonomie, sur la décision de l'homme moderne faisant référence à son propre jugement de manière solitaire.

Place du savoir dans les pratiques non-médicales

Bien souvent, cette distinction entre croire et savoir permet de faire la différence entre la médecine et ce qui n'est pas elle[8] : ce qui est médical est du côté du savoir et de la démarche rationnelle, ce qui ne l'est pas est le fruit de démarches intuitives, reposant sur la confiance, voire sur la manipulation. Nous venons de constater que le croire a sa place dans la pratique médicale : ne pouvons-nous pas reconnaître réciproquement la part de rationalité que l'on peut discerner dans de nombreuses démarches thérapeutiques non-médicales ?

Il nous faut pour cela reconnaître la possibilité d'une rationalité qui ne soit pas scientifique ou pas uniquement scientifique. Le corps humain,

---

7. E. HIRSCH, « Quand le droit à l'information glisse vers la démagogie... », *Bulletin de l'Ordre des médecins*, n° 14, 2003, p. 12.
8. Voir par exemple le débat entre M. Parker (« Two into One Won't Go: Conceptual, Clinical, Ethical and Legal Impediments to the Convergence of CAM and Orthodox Medicine », *Bioethical Inquiry*, n° 4, 2007, p. 7-19) et M. Clark-Grill (« Questionable Gate-keeping: Scientific Evidence for Complementary and Alternative Medicines (CAM): Response to Malcolm Parker », *Bioethical Inquiry*, n° 4, 2007, p. 21-28).

l'existence humaine peuvent faire l'objet d'une approche par d'autres voies que celles de l'anatomophysiologie ou de l'imagerie médicale sans pour autant être dépourvues de rationalité. Elles ne sont pas d'ordre scientifique, car elles ne reposent pas sur des résultats mesurables issus d'expériences au protocole vérifiable, reproductible et éventuellement réfutable, mais elles sont cependant rationnelles, car elles sont exprimées à travers des discours porteurs d'une cohérence interne : ils ne sont pas de l'ordre du délire. Ils peuvent faire l'objet de questions, de discussion, et d'une cohérence externe, car ils sont situés dans une anthropologie et une cosmologie, à la façon dont le discours médical est situé dans un cadre anatomique, physiologique et éthique.

Les pratiques thérapeutiques non-médicales observables en Europe sont assez rationnelles pour pouvoir emprunter une bonne part de leur vocabulaire, de leur discours et même de leurs méthodes, à la médecine. Les médecins accusent les ostéopathes de n'avoir que des idées vagues sur l'anatomie alors que ceux-ci l'étudient dans les salles de dissection des facultés de médecine ; les prédicateurs charismatiques se méfient ouvertement de la psychanalyse, mais diffusent généreusement une sorte de vulgate freudienne en ratifiant l'idée que les souffrances psychiques trouvent leur origine dans la petite enfance et dans la relation entre l'enfant et ses parents. Et l'on peut constater ces interpénétrations dans les pratiques apparemment les plus éloignées de la rationalité scientifique ; lorsqu'ils tentent d'acclimater en Europe des thérapeutiques venant de loin, il est fréquent de voir combien leurs prosélytes déploient d'efforts pour les rendre acceptables dans notre culture malgré leur exotisme. Physique quantique et ouverture des chakras se trouvent alors mêlés dans une argumentation difficile à situer épistémologiquement.

Le doctorat en médecine :
une frontière entre savoir et croire ?

Savoir et croire ne peuvent donc servir de fondement à une distinction entre l'agir médical et les pratiques non médicales. Savoir et croire s'entremêlent dès qu'un être humain souffrant s'adresse à quelqu'un pour que sa quête de guérison ou de soulagement soit accueillies. Les relations étroites de la médecine moderne avec le raisonnement scientifique et avec les formes de connaissance qu'il apporte par le biais de la technologie ne doivent pas amener à conclure que le doctorat en médecine place le thérapeute qui est en titulaire définitivement et exclusivement du côté du savoir. L'effet placebo est reconnu par la médecine, mais comme un leurre dont elle doit en permanence se garder pour ne pas confondre une éventuelle efficacité du croire avec la seule efficacité valable et sérieuse, qui serait celle dont le fondement est le savoir. Lorsque la question du croire vint interpeller vigoureusement la médecine occidentale par le biais de la rencontre avec des patients issus d'autres cultures, le conseil national de l'Ordre des médecins affirmait, il y a quelques années : « Parce qu'il est plus facile de croire que de savoir, essayons simplement d'être de bons médecins, humanistes et généreux, et laissons les dieux à la porte de nos cabinets [9]. » Passer ainsi de la neutralité nécessaire à l'exercice médical à une exclusion de toute référence religieuse, par la mise à la porte des dieux, c'est tout autant porter un déni sur ce qui peut constituer une part non négligeable de l'expérience vécue par les malades que se refuser à voir que bien souvent le dieu n'est pas « à la porte du cabinet » mais en son sein. Le médecin peut lui-même développer des attitudes de l'ordre du rêve de toute-puissance ; il peut être aussi considéré par son patient comme une sorte de divinité, du fait qu'il exerce un pouvoir sur la vie, la mort, la fécondité, la souffrance...

Religieux et scientifique ne se distinguent donc pas par leur usage du savoir et du croire, mais par leur manière d'aborder la maladie. Nous ne pouvons que revenir à ce qu'affirmait François Laplantine à propos des médecines populaires :

> « Il existe une spécificité fonctionnelle des médecines qualifiées de populaires. Elles opèrent un déplacement presque toujours systématique des interprétations et des réinterprétations portant sur les causes et les processus proprement dits de la maladie et de la guérison (comment suis-je tombé malade et comment va-t-on me guérir?) vers les raisons ultimes invoquées (pourquoi suis-je malade?). Elles fournissent une interprétation totalisante et religieuse du social qui permet de saisir sous son plus fort grossissement la relation étroite de la santé et du salut, de la maladie et du sacré ou plus précisément de la maladie et de cette forme d'expression du social qu'est le religieux. Bref, elles agissent comme un révélateur là où la médecine officielle a plutôt une fonction d'occultation [10]. »

Il n'y a donc pas opposition épistémologique, mais distinction des fonctions ; savoir et croire sont à l'œuvre dans toutes les formes de démarches thérapeutiques, mais cela ne doit pas entraîner d'indifférenciation entre celles-ci. Leur complémentarité a tout à gagner du respect du champ propre d'élaboration et d'intervention de chacune d'elles.

---

9. X. DEAU (dir.), « Pratique médicale et identité culturelle », rapport de la Commission nationale permanente adopté lors des Assises du Conseil national de l'Ordre des médecins du 18 juin 2005, p. 32.
10. F. LAPLANTINE, « La Maladie, la guérison et le sacré », *Archives de Sciences Sociales des Religions*, vol. 54, n° 1, 1982, p. 63-76. Citation p. 64.

Chapitre X

STILL, TROP CROYANT POUR ÊTRE FIABLE ?

Après avoir ainsi dressé le paysage large dans lequel prend place l'ostéopathie, au milieu d'autres pratiques extérieures à la médecine conventionnelle, et avoir pris la mesure de la complexité des relations entre savoir et croire dès qu'il est question de maladie et de thérapeutique chez l'être humain, nous pouvons tenter de comprendre comment ces questions peuvent être envisagées dans le cadre propre de l'ostéopathie. Il faut pour cela étudier plusieurs volets du dossier : la place de la croyance religieuse aux origines de la discipline, dans les textes du fondateur et les interprétations approximatives qu'elle suscite ; l'articulation complexe de ces croyances avec des traditions théologiques et spirituelles ; l'articulation du savoir et du croire dans l'ostéopathie d'aujourd'hui.

Il est temps en effet d'aborder de manière plus systématique ce qui est toujours passé sous silence dans les études sur l'ostéopathie, cette présence de Dieu que certains peuvent trouver envahissante dans les textes publiés par A. T. Still, une présence qui peut être source de réflexion si on veut bien l'analyser avec les outils qui lui sont adaptés, c'est-à-dire ceux de la théologie, de la philosophie et de l'histoire. Ceci est un grand chantier de recherche, surtout si l'on tente de comprendre comment le mouvement ostéopathique prend place dans un contexte philosophique, théologique et scientifique assez complexe : d'autres publications viendront présenter les résultats de ces travaux en cours. Ici, dans le cadre de cette réflexion sur ostéopathie et médecine, on se contentera d'une première approche de ce dossier, approche rendue nécessaire car la question de Dieu peut apparaître comme un élément de distinction très net entre la littérature ostéopathique et la médecine, la présence explicite du croire dans la première la rendant suspecte aux yeux de la seconde.

Still parle de Dieu d'une manière précise, lui reconnaissant une place d'autant plus nette qu'il est également très explicite sur ce en quoi il ne croit pas. Après avoir évalué ces limites du croire dans son œuvre, nous élargirons le propos en évaluant quelles sont les relations de la pratique ostéopathique, au-delà de Still, avec les domaines du spirituel et du religieux.

A. T. Still, un fondateur et non un inventeur

On peut constater d'emblée, avant même d'aller regarder de près les textes, que dans le récit qu'ils font de leurs origines, les ostéopathes parlent généralement d'Andrew T. Still comme le fondateur, et non pas comme l'inventeur de l'ostéopathie. Fondateur, comme pour une association, un ordre religieux ou un mouvement spirituel, et non pas inventeur comme pour une démarche scientifique ou technique. Morse n'est pas reconnu comme le fondateur du télégraphe, pas plus que Newton n'est celui de la gravité universelle. Mais A. T. Still est fondateur, à l'instar de François d'Assise ou d'Allan Kardec, fondateur du spiritisme. Il est même, dans un ouvrage récent sur l'ostéopathie, désigné à plusieurs reprises comme le « père fondateur[1] » de cette discipline. Ainsi, dès que l'on commence à parler de l'origine de ce métier qui en France est encore émergent – et de ce fait en quête de fondement pour son statut très récent de profession à part entière[2] – on se situe dans le registre sémantique du religieux ou de l'institutionnel, celui de la fondation, et non dans le registre scientifique, celui de la découverte.

Arrêtons-nous un instant sur cette distinction, car elle apparaît très tôt, en particulier sur les publications faites par Still lui-même, sur la page de titre[3] desquelles il est désigné sous les deux titres de *Discoverer of the Science of Osteopathy* et de *Founder and President of the American School of Osteopathy*. Il serait ainsi regardé comme inventeur, découvreur, dans le registre scientifique et comme fondateur dans le registre institutionnel. Ceci est encore assez précis, lorsqu'il s'agit de la fondation de l'École américaine d'ostéopathie de Kirksville, mais qu'est-ce que cela devient en français, lorsqu'on parle de fondateur de l'ostéopathie, sans plus aucune référence explicite aux institutions américaines dont il peut être reconnu comme le fondateur?

Parler de Still comme du fondateur de l'ostéopathie, c'est donc reconnaître implicitement qu'il n'est pas simplement celui qui a découvert une nouvelle démarche diagnostique et thérapeutique, qu'il n'est pas non plus le président fondateur d'une association américaine, mais celui qui a posé les fondements d'une nouvelle approche thérapeutique, dont on suggère

---

1. Y. CONSTANTINIDÈS, F. PARIAUD, *Regards croisés sur l'ostéopathie*, Bruxelles, De Boeck, 2010, p. 144.
2. Le titre d'ostéopathe est reconnu en France depuis la loi du 4 mars 2002.
3. Page de titre de A. T. STILL, *Philosophy and mechanical principles of Osteopathy*, Kansas City, Hudson-Kimberly, 1902. On retrouve cette juxtaposition sur la page de titre de l'édition de Kirksville de *Autobiography* (1908), qui place en sous-titre : *History Of The Discovery And Development Of The Science Of Osteopathy Together With An Account Of The Founding Of The American School Of Osteopathy*.

par ce terme de fondation qu'ils ne sont pas exclusivement de l'ordre de la médecine et de la science, car celles-ci existaient avant lui.

A. T. Still a fondé l'ostéopathie, il n'est pas seulement l'inventeur d'une méthode ou l'auteur d'une théorie. Pourtant, au moment même où ils lui attribuent ce titre de fondateur, de nombreux auteurs reconnaissent qu'il est difficile de préciser de quoi Still est véritablement l'auteur, de décrire ce qui, dans la pratique actuelle des ostéopathes relève véritablement du fondateur. On peut lire ce que Still a publié, mais il est beaucoup plus difficile de savoir ce qu'il faisait, comment il soignait[4]. Les grands principes qu'il a enseignés à ses premiers élèves sont toujours présentés comme essentiels à l'ostéopathie, alors même qu'un certain nombre de ses conceptions physiologiques se sont avérées fausses. Pour ce qui est de la pratique même de l'ostéopathie, peu de renseignements ont été transmis sur sa manière de faire ; en revanche, les textes portent la trace de ses encouragements pour que chaque ostéopathe trouve sa propre façon de faire, en application des principes qu'il avait énoncés.

L'ostéopathie a donc été fondée plutôt qu'inventée ou mise au point. Approfondir cela n'est pas seulement utile pour aider le milieu ostéopathique à se définir ou à avoir un regard plus clairvoyant sur ses origines : cela suggère une proximité entre le mouvement ostéopathique et les mouvements religieux, et soulève de nombreuses questions bien souvent occultées dans les pays laïcs d'Europe, questions qui relèvent de la relation entre médecine et religion, entre pouvoir de soigner et pouvoir de sauver, entre activité thérapeutique et expérience spirituelle.

Le malaise général des lecteurs

Si, alerté par cette présence surprenante d'un fondateur et non d'un inventeur, à l'origine de cette démarche thérapeutique, on s'aventure dans les écrits de celui-ci, une nouvelle surprise attend le lecteur, et met mal à l'aise la plupart de ses commentateurs francophones : l'omniprésence de la référence à Dieu, jusqu'à désigner l'ostéopathie comme « la loi de Dieu[5] ».

Les ostéopathes français, ou francophones, réagissent avec une grande gêne lorsqu'ils leur faut présenter les origines de l'ostéopathie et rendre compte, parfois le nez pincé, de cette présence de Dieu dans les écrits du fondateur de la discipline. Ainsi, le traducteur va dénombrer que le mot Dieu revient plus de trois cents fois dans l'autobiographie de Still[6], de manière à faire comprendre que c'est assez gênant. Personne n'a eu l'idée

---

4. C. STONE, *Science in the Art of Osteopathy, Osteopathic Principles and Practice*, Cheltenham, Nelson Thomes, 2002, p. 126.
5. A. T. STILL, *Autobiographie*, trad. P. Tricot, Vannes, Sully, 2008, p. 204.
6. P. TRICOT, introduction à A. T. STILL, *Philosophie et principes mécaniques de l'ostéopathie*, Vannes, Sully, 2009, p. 23.

d'y compter les occurrences de mots tout aussi importants comme maladie, mort ou médecine. Mais trois cents « Dieu », cela en fait apparemment au moins deux cent quatre-vingt-dix-neuf de trop. Une fois énoncé ce brillant résultat, il s'empresse de parler d'autre chose.

D'autres lecteurs, plus conciliants, vont reconnaître que cela fait beaucoup de « Dieu » dans les écrits fondateurs, mais qu'il faut tenir compte du contexte, savoir retenir ce qui est encore valable et prendre ses distances avec le reste. « Tenir compte du contexte », c'est généralement expédier les questions religieuses en quelques lignes et décrire la situation médicale américaine comme assez pitoyable à l'époque, sans aucune référence historique ou théologique : il est clair que pour la plupart des auteurs, de telles recherches historiques n'auraient pas grand intérêt puisqu'elles font appel à des notions obsolètes dont il convient de débarrasser l'ostéopathie. Raccourci saisissant, car il laisse penser que les idées un peu bizarres que Still pouvait se faire de la fièvre[7] ou du rôle thérapeutique du cérumen[8] seraient à prendre en compte dans le même registre que ce qu'il dit de Dieu. Puisque les découvertes scientifiques plus récentes ont montré que Still avait des idées fausses sur certains sujets d'anatomie ou de physiologie, et qu'il ne faut donc pas le suivre sur ces points, de même il serait conseillé de ne pas le suivre sur la question de Dieu, puisque nous sommes censés avoir fait des progrès sur ce point de la même façon.

Une autorité du milieu ostéopathique français, P. Javerliat, invite ses lecteurs à évacuer purement et simplement cette dimension théologique des propos de Still, en les mettant en relation avec l'incapacité de la science de l'époque à apporter une explication à certains phénomènes. Nous avions rencontré dans l'introduction ce texte dont la conclusion est :

> « La spiritualité venait alors au secours des scientifiques pour donner un fondement supérieur aux phénomènes qui ne pouvaient pas encore être expliqués de manière rationnelle[9]. »

Il faudra lire Still avec attention pour vérifier une telle assertion : est-ce vraiment pour donner un fondement à des phénomènes inexpliqués que l'inventeur de cette autre médecine fait appel à Dieu ? Rien n'est moins sûr. Dieu n'aurait alors dans son œuvre qu'une fonction de bouche-trou, ou de joker, il ne serait évoqué que pour combler les manques de la connaissance. Bien au contraire, et c'est cela qui est inconfortable pour nos contemporains, la place que Still reconnaît à Dieu est clairement délimitée en amont et en aval. D'une part il refuse énergiquement de faire appel à Dieu pour pouvoir dire quand même quelque chose lorsque la science reconnaît

---

7. A. T. STILL, *Philosophie et principes mécaniques de l'ostéopathie*, Vannes, Sully, 2009, p. 285.
8. A. T. STILL, *Philosophie de l'ostéopathie*, chap. 4 : « La cire d'oreille et son utilité », trad. P. Tricot, Vannes, Sully, 2007. p. 75-86.
9. P. JAVERLIAT, *Précis de matière ostéopathique*, Vannes, Sully, 2008, p. 23-24.

ses limites. D'autre part, Dieu se trouve placé par Still en amont de toute connaissance, comme fondement de la rationalité du monde, et donc de la rationalité de toute thérapeutique véritable.

Appliquer au discours théologique de Still la même forme de critique qu'à tel ou tel détail de ses conceptions anatomiques ou physiopathologiques, ce serait considérer que la référence à Dieu est anecdotique dans son œuvre et qu'il est possible de poursuivre son action thérapeutique sans se préoccuper de ce détail. Tout le problème sera de vérifier si la place accordée par Still à Dieu dans son système est aussi accidentelle que cela. Si on ferme les yeux sur ce qu'il dit de Dieu, peut-on vraiment lire les écrits du fondateur de l'ostéopathie sans les priver de leur cohérence intrinsèque, sans les vider de leur substance ? La question pourrait paraître un peu théorique, si on ne constatait pas que cette voie thérapeutique qui a tant de mal à assumer la présence d'un fondement théologique cohérent dans ses origines est cependant aujourd'hui parfois si vulnérable, si influençable par des discours ésotériques et énergétiques[10] dont la cohérence n'est pourtant pas du même niveau que celle de la théologie sous-jacente à l'œuvre de Still. Pourquoi tant de détermination pour évacuer Dieu de l'histoire de l'ostéopathie, si on est si complaisant envers la présence de formes postmodernes de spiritualité aujourd'hui ?

Still aurait eu la bonne idée d'être adepte d'une religion orientale, sa faute lui serait depuis longtemps pardonnée, et nombreux seraient les ostéopathes qui défendraient sa vision du monde. Ne trouvant pas un tel fondement, nombreux sont d'ailleurs les auteurs qui tout en évacuant la dimension chrétienne du propos de Still, soulignent sa proximité avec la médecine chinoise[11] ou l'ayurvedisme. D'un côté une faute de jeunesse, de l'autre une proximité louable... Mais le pauvre homme avait la tare d'être né chrétien et de parler à chaque page de Dieu comme son créateur : la faute est irréparable et la rationalité moderne ne peut considérer une telle collusion que comme le signe manifeste des limites de la démarche. Un philosophe ayant récemment participé à un ouvrage sur l'ostéopathie évoque l'intérêt porté par Still à l'autorégulation de l'organisme. Il y a chez Still des sujets plus explicitement théologique que celui-là, aussi on peut être surpris par le raisonnement de l'auteur :

---

10. Voir, par exemple, la description des « échanges énergétiques masse-structure », p. 87 et de « l'Immobilité, centre de puissance, fulcrum de lumière, interface entre le divin et l'homme », p. 101, dans J.-A. DUVAL, *Techniques ostéopathiques d'Équilibre et d'Échanges Réciproques*, Vannes, Sully, 2008.
11. « Nous supposons que la médecine chinoise l'a influencé » affirme par exemple un ostéopathe sur son site, sans autre forme d'argumentation. [http://www.lievois.fr/pages/HISTOIRE-DU-FONDATEUR-DE-L-OSTÉOPATHIE], consulté le 22 janvier 2014.

« Le physiologiste américain W. B. Cannon a pourtant montré peu après la mort de Still qu'il existe une véritable sagesse du corps, donnant le nom d'homéostasie à cette intelligence inconsciente mais parfaitement efficiente. L'avantage par rapport au pieux fondateur de l'ostéopathie, c'est que l'on peut désormais se passer de l'hypothèse d'un Dieu créateur pour expliquer cette capacité inhérente à l'organisme de s'autoréguler et de s'adapter dynamiquement aux défis vitaux qui lui sont proposés[12]. »

Ce n'est pas ici le lieu de creuser cette question de l'homéostasie, mais simplement de poser la question de la nécessité d'un tel raisonnement sur ce sujet. En quoi la confirmation par la physiologie des idées de Still apporte-t-elle un avantage en permettant de « se passer de l'hypothèse d'un Dieu créateur » ? Chez Still, la référence à Dieu est tout sauf une hypothèse, comme on va le voir, et elle n'est jamais appelée à la rescousse pour combler une lacune de la connaissance. Si les travaux de W. B. Cannon avaient été connus de Still, celui-ci n'aurait certainement pas abandonné l'hypothèse en question, mais il aurait été au contraire confirmé dans son admiration pour la perfection de l'œuvre du créateur. De telles affirmations manifestent combien leurs auteurs sont convaincus que la foi est un stade archaïque, naïf[13] de la pensée et que tous doivent aspirer à en sortir. L'étude de la démarche de Still à partir de présupposés différents donnera peut-être d'autres résultats.

Soucieux de montrer la rationalité de leur travail thérapeutique, marqués par le clivage bien français entre ce qui relève de la science et ce qui relève de la religion, handicapés bien souvent par leur propre manque de culture religieuse, les ostéopathes francophones qui publient sur leur discipline contournent le plus souvent l'obstacle, en se hâtant de faire comprendre qu'il ne faut pas accorder trop d'importance à Dieu, ce défaut marquant l'origine de l'ostéopathie, en particulier parce que le fondateur aurait lui-même pris ses distances par rapport à ses origines religieuses. Certains font purement et simplement l'impasse sur cette dimension de la démarche de A. T. Still, le présentant par exemple comme marqué par « l'influence de son père, médecin des réserves indiennes, et porté lui-même par la conviction que la nature est parfaite[14] ». Le père n'est plus un prédicateur méthodiste, et le fils n'attribue plus à personne la perfection de la nature... Voilà qui simplifie bien la vie, mais qui ne rend compte que très superficiellement de la démarche vécue par ces hommes.

---

12. Y. CONSTANTINIDÈS, « Une nouvelle philosophie du soin », dans Y. CONSTANTINIDÈS, F. PARIAUD, *Regards croisés sur l'ostéopathie*, Bruxelles, De Boeck, 2010, p. 48.
13. Par exemple, quelques pages plus haut (p. 44), le même auteur parle de « l'expression naïve des convictions religieuses » de Still.
14. J.-P. GUILLAUME, *Être vivant, l'ostéopathie, nouvelle médecine humaniste*, Paris, Anne Carrière, 2009, p. 35.

La lecture attentive des « textes fondateurs » de l'ostéopathie invite à récuser une telle occultation et à considérer sereinement la place centrale que A. T. Still accorde à Dieu dans sa démarche, puisqu'il va jusqu'à désigner l'ostéopathie comme la « méthode infaillible de Dieu[15] ». L'analyse de la place accordée à Dieu dans cette démarche thérapeutique originale permettra de préciser le contexte culturel et philosophique de sa naissance, et de mieux comprendre les relations conflictuelles qu'elle entretient dès l'origine avec la médecine. Elle conduira à une conclusion qui peut sembler paradoxale à un esprit français contemporain : pour A. T. Still, la référence à Dieu est le fondement de la rationalité de sa démarche. L'évacuer, sous prétexte que la démarche thérapeutique devrait aujourd'hui se libérer d'une telle croyance, c'est renoncer à sa rigueur, et ouvrir peut-être la voie à une évolution paradoxale de la discipline, qui par crainte de collusion religieuse, se rendrait vulnérable à l'ésotérisme le plus échevelé.

Quelle date de naissance pour l'ostéopathie ?

Dernier point d'introduction à cette étude sur les relations entre les débuts de l'ostéopathie et la théologie : il peut être utile de relever que la date de cette fondation de l'ostéopathie est loin d'être claire. Il n'est en effet pas anodin que les présentations historiques de l'ostéopathie présentent volontiers une date précise comme étant celle de la naissance de la discipline, mais ce n'est pas toujours la même. Deux dates de naissance sont en effet proposées : soit celle du 22 juin 1874, que Still célébrera de nombreuses fois par un discours devant les étudiants de Kirksville, comme étant le jour où il a vu de façon très nette ce que doit être l'ostéopathie, soit une date plus floue, et plus tardive, à laquelle se situe la scène presque mythique de la guérison d'un enfant atteint de dysenterie.

Raconter l'histoire, c'est toujours interpréter le passé, et donc prendre parti. Soit on met en valeur la première expérience thérapeutique concrète vécue presque intuitivement par Still : dans une rue de Macon, Missouri, il prend un enfant gravement atteint de dysenterie dans ses bras, constate des différences de températures entre l'abdomen et le dos et tente de rétablir une certaine harmonie entre les deux. Le lendemain, la mère de l'enfant le lui ramène, guéri, et lui fait une telle réputation qu'il aura dix-sept cas de dysenterie à traiter en quelques jours[16]. Ici la discipline est née d'un geste thérapeutique novateur, c'est une médecine manuelle.

---

15. A. T. STILL, *Autobiographie*, trad. P. Tricot, Vannes, Sully, 2008, p. 215.
16. A. T. STILL, *op. cit.*, p. 93-95.

« Au cours d'un stage de formation en ostéopathie, le matin du dernier jour, le formateur américain s'installe d'une façon inhabituelle. Alors qu'il avait donné jusque-là tout son enseignement debout, il place une chaise sur le côté de l'estrade, et projette sur l'écran un grand portrait d'A. T. Still, en laissant la salle dans la pénombre. Il s'assoit et annonce avec une voix grave qu'il va nous lire un récit capital pour l'ostéopathie. Alors qu'il a lu les premières phrases de son texte, des participants arrivent en retard et se glissent discrètement au fond de la salle. Le formateur marque une pause, et reprend sa lecture au début. C'est le récit par Still lui-même de la guérison de l'enfant dysentérique dans la rue. Une fois la lecture terminée, le formateur la commente, comme un prédicateur prend la parole après avoir lu le texte biblique. Avec une voix marquée par l'émotion, il souligne le dévouement qui fut celui de Still dans cet épisode, l'altruisme dont il a fait preuve en prenant dans ses bras cet enfant ruisselant de sang et de diarrhée. Il invite l'auditoire à ne jamais oublier que c'est de cette bonté qu'est née l'ostéopathie. »

Soit on met en valeur la date du 22 juin 1874, en allant jusqu'à la désigner comme le jour où Still a eu une vision ou une révélation. « De l'aveu de son concepteur ou découvreur, l'ostéopathie est née dans un contexte mystique, Still la présente toujours comme une révélation survenue le 22 juin 1874[17]. » Il n'a pas vu Dieu le Père ou les cieux ouverts, mais il a pris conscience d'une manière très vive de la perfection de la créature qu'est l'être humain :

> « cet événement, au cours duquel j'ai discerné par la force de la raison que le mot Dieu signifie perfection en toutes choses et en tous lieux. À partir de ce moment, à l'aide du microscope de l'esprit, j'ai commencé à enquêter attentivement pour prouver une affirmation souvent faite en votre présence : la perfection du Divin peut être prouvée par Ses œuvres[18]. »

Dans l'introduction d'un article sur cet événement, le traducteur de Still en français, bon connaisseur de son œuvre, s'empresse de prendre ses distances :

> « De ses propos émane l'idée d'une révélation soudaine, de source divine. Il nous est difficile aujourd'hui d'accepter sans quelques réticences une telle évocation. D'autant plus difficile que nous sommes en France, pays du rationalisme dogmatique et que l'orientation actuelle de l'ostéopathie se voulant résolument scientifique, tend à écarter ce type d'affirmation[19]. »

---

17. F. PARIAUD, « La quête identitaire de l'ostéopathie », dans Y. CONSTANTINIDÈS, F. PARIAUD, *Regards croisés sur l'ostéopathie*, Bruxelles, De Boeck, 2010, p. 101. Voir aussi dans la biographie de Still : C. TROWBRIDGE, *Andrew Taylor Still*, Kirksville Missouri, Truman University Pres, 1991, p. 122.
18. A. T. STILL, *op. cit.*, p. 237.
19. P. TRICOT, « Le 22 juin 1874 », *Apostill*, n° 2, octobre 1998, p. 31-40.

Ce moment décisif dans la démarche de Still est pourtant inlassablement désigné, dans les nombreux discours dans lesquels il y fait lui-même allusion, comme un changement radical de sa pensée, lié à la conviction de la perfection divine, celle-ci devenant le principe organisateur de tout le système.

> « Je me suis rendu compte que le mot "Dieu" signifie perfection dans chaque détail. Avant cela, je pensais qu'il n'était pas parfait, pas complètement, et que cette imperfection pouvait être compensée par les drogues. Je me rendis compte que l'ignorance et les drogues s'opposaient à tout principe de guérison en tant que philosophie, la soi-disant science de la médecine étant un principe sans aucun fondement. Je commençais alors à entrevoir comment me comporter à son égard. Quel est le sujet ? Que dire et penser à son propos ? Je pense à cette machine intelligemment construite, auto-ajustée, auto-animée, autopropulsée appelée machine humaine[20]. »

Le terme de « vision », employé parfois par Still lui-même[21] pour désigner cette expérience fondatrice de 1874 ne doit pas induire en erreur. Il ne s'agit pas d'un phénomène paranormal, d'une vision extatique, mais d'une rupture épistémologique. On peut conserver une référence religieuse, en employant le terme de conversion, qui semble ici plus approprié que celui de vision : la conversion comme événement qui transforme profondément non seulement les croyances du sujet, mais sa vision du monde. C'est d'ailleurs en référence explicite à la conversion que son élève E. R. Booth raconte cet événement en 1904 :

> « Comme beaucoup de bons méthodistes qui peuvent désigner le moment exact de leur conversion, le Dr Still peut dire le moment exact où il a vu la première lumière d'une vérité sans entrave, et le jour où l'aube de l'ostéopathie s'est levée : c'était le 22 juin 1874, à dix heures du matin[22]. »

Le changement radical, la conversion, n'a pas été vécu comme une expérience d'ordre affectif ou sensible. Still dit bien que c'est « par la raison », à partir de son observation de la nature et en particulier du corps humain qu'il en est arrivé à sa nouvelle conviction. À compter de ce jour, Still refuse de considérer que la nature est mal faite, qu'elle a été mal faite, et ne cesse d'affirmer la perfection de l'œuvre de Dieu, de la « machine intelligemment construite » qu'est l'homme. Il ne saurait être question désormais d'envisager son intervention thérapeutique comme une initiative humaine venant changer le fonctionnement de cette machine ; le thérapeute se contentera de chercher à comprendre et à favoriser le fonctionnement naturel, prévu par Dieu. La conversion est radicale et elle est suffisamment

---

20. Discours du 4 juin 1896, dans A. T. STILL, *op. cit.*, p. 249.
21. A. T. STILL, *op. cit.*, p. 149, 159.
22. E. R. BOOTH, *History of Osteopathy and Twentieth-Century Medical Practice*, Cincinnati, Jennings and Graham, 1905, p. 54.

profonde pour que l'adhésion de Still à cette nouvelle manière de penser puisse être comparée, une fois encore à la foi d'un converti.

> « Toute divergence à l'égard de ces convictions de ce matin de juin 1874 serait aussi hérétique que pour un méthodiste la mise en question de la bonté de Dieu ou de sa capacité à pardonner les péchés[23]. »

Le raisonnement de Still est assez classique dans une culture anglophone fortement marquée par la théologie naturelle qui remonte de la contemplation de la perfection de la Nature à la reconnaissance de son créateur. Depuis le début du XVIIIe siècle, la lecture de la théologie naturelle de W. Paley[24] était obligatoire pour tous les étudiants d'Oxford. Mais la conversion de Still à cette théologie naturelle est cependant en contradiction profonde avec la démarche effectuée dans les mêmes années par C. Darwin. Celui-ci a raconté comment il avait dû renoncer à la théologie naturelle pour développer sa théorie de l'évolution[25], puisque celle-ci présente la nature non comme une œuvre parfaite, mais comme un immense bricolage, comportant l'exploration de solutions qui s'avèrent être des impasses. Après Darwin, il deviendra difficile, même en théologie, de tenir un discours trop simple sur la perfection de la création. Ce contraste mérite d'être souligné, car bien souvent les ostéopathes présentent Still comme un fervent lecteur de Darwin[26], son adhésion supposée aux théories évolutionnistes étant mise en avant pour compenser son discours sur Dieu...

Dieu, créateur distant et non pas thérapeute

Placer ainsi Dieu au cœur de la démarche thérapeutique peut nous sembler être une façon de renoncer à l'approche scientifique et de la remplacer par une démarche religieuse. Le propos de Still est nettement plus subtil. Il décrit en effet ainsi l'articulation entre science et religion : « Si un homme désirait être meilleur pour lui-même et étudier davantage l'anatomie, il jouirait d'un savoir plus utile et Dieu serait peut-être plus distant, mais plus vénéré[27]. »

---

23. E. R. BOOTH, op. cit., p. 55.
24. W. PALEY, Natural Theology, 1802. L'édition qui a été étudiée est celle d'Oxford University Press, 2006 avec une introduction de M. D. Eddy et D. Knight. Voir « Introduction », p. XXV et suiv.
25. « There seems to be no more design in the variability of organic being and in the action of natural selection, than in the course which the wind blows », F. DARWIN (ed.), The life and letters of Charles Darwin, Cambridge University Press, 2009, t. 1, p. 309. Voir aussi sur ce sujet dans les lettres de Darwin à A. Gray, id., t. 2, p. 353, 373, 377, 382.
26. Voir par exemple C. TROWBRIDGE, Andrew Taylor Still, Truman State University Press, 1991, p. 115-116, ou « Ce qu'il a compris de l'évolutionnisme de Darwin et de Spencer a sans doute fait évoluer sa conception de Dieu et du divin », dans P. TRICOT, Approche tissulaire de l'ostéopathie, Vannes, Sully, 2005, p. 46.
27. A. T. STILL, op. cit., p. 135.

La « science utile » acquise par l'homme permet paradoxalement de reconnaître la place de Dieu : il n'est pas celui qui intervient à la place de l'homme pour réparer *in extremis* les erreurs de celui-ci. Chez Still, Dieu n'est pas thérapeute, mais créateur. Il est l'origine, celui qui a conçu tout ce qui est nécessaire pour la santé de l'homme. Si celui-ci le reconnaît comme tel, alors Dieu est plus distant, car on ne cherche pas à lui faire tenir un rôle qui n'est pas le sien, mais il est plus vénéré, car il est reconnu pour ce qu'il est, le créateur. Description étonnante de l'anatomie comme processus anti-idolâtrique...

Pour Still, Dieu n'est pas un thérapeute infaillible, mais un concepteur infaillible. Au moment où toutes les possibilités thérapeutiques sont dépassées, Dieu n'intervient pas, ni dans la pratique pour provoquer une guérison inexplicable, ni dans le discours, pour tenter de justifier la mort qui vient. Il est présent à toute démarche thérapeutique, non en tant que thérapeute extraordinaire, mais en tant que créateur, du patient comme du thérapeute, comme le rappelle dans la Bible[28] le fameux texte du Siracide (38, 1-12). Soigner un malade, c'est être absolument convaincu de la perfection de la création[29], le corps ainsi créé allant jusqu'à contenir ce qui est nécessaire au traitement de la maladie :

> « Pendant vingt-deux ans, j'ai examiné les parties de la mécanique humaine, et j'ai trouvé qu'il s'agit de la plus merveilleuse mécanique jamais construite, par l'intelligence de la pensée et l'esprit de Dieu, depuis le sommet de la tête jusqu'à la plante des pieds. Je crois que la mécanique humaine est la pharmacie de Dieu et que tous les remèdes de la nature sont dans le corps[30]. »

La contemplation du corps humain dépasse donc l'anatomie et l'aspect mécanique de la physiologie : Still, si hostile à la prescription de drogues, considère donc que le corps humain fabrique par lui-même les substances chimiques dont il a besoin. Il n'est pas seulement la mécanique pensée par Dieu, mais la pharmacie de Dieu. Et dans un autre texte, il donne même quelques détails sur les substances bienfaisantes produites par cette pharmacie corporelle :

> « Le corps de l'homme est la pharmacie de Dieu et comprend en lui-même tous les liquides, drogues, lubrifiants, opiacés, acides et antiacides et toutes

---

28. « Au médecin rends les honneurs qui lui sont dus, en considération de ses services, car lui aussi, c'est le Seigneur qui l'a créé. [...] C'est lui aussi qui donne aux hommes la science pour qu'ils se glorifient de ses œuvres puissantes. Il en fait usage pour soigner et soulager ; le pharmacien en fait des mixtures. Et ainsi ses œuvres n'ont pas de fin et par lui le bien-être se répand sur la terre. » Ecclésiastique (Siracide), 38, 1-8.
29. Sur la perfection de Dieu perceptible dans les détails, voir A. T. STILL, *op. cit.*, p. 249-250, 258, 277.
30. *Idem*, p. 247. Voir aussi p. 178 du même ouvrage.

sortes de drogues que la sagesse de Dieu a pensé nécessaires au bonheur et à la santé humains[31]. »

Un texte particulièrement troublant, lorsqu'on le lit à un siècle de distance et que l'on sait que l'une des explications physiologiques de l'action antalgique de certaines pratiques corporelles comme l'ostéopathie reposerait sur la stimulation de la production d'endorphines, ces substances proches des opiacés, que le corps humain est capable de synthétiser par lui-même...

Un certain refus de Dieu

Avant d'analyser les croyances de Still, il est aisément possible de préciser ce en quoi il ne croyait pas. Fils de pasteur méthodiste, A. T. Still n'était en effet pourtant pas tenté par la crédulité facile. Les épreuves de la vie ne l'ont pas ménagé et les deuils successifs qu'il a eus à vivre en perdant sa première femme et plusieurs de ses enfants ont suscité chez lui une forme de révolte, non pas contre Dieu, mais contre ceux qui s'appuient trop facilement sur lui pour justifier l'injustifiable. « Résignés face aux ruines, tous disent que c'est la volonté de Dieu[32]. » Heurté par de tels discours, il aurait pu rejeter en bloc tout discours religieux ou toute référence à Dieu. Or ce n'est pas le cas ; bien au contraire, voir Dieu utilisé pour dissimuler les incompétences et les agissements dangereux de la médecine, suscite chez lui une confession de foi, réitérée à plusieurs reprises : Dieu ne veut pas la mort de l'homme. Ainsi affirme-t-il solennellement dans son autobiographie :

> « Le prêtre a souvent dit : "Et il a plu à Dieu de reprendre ce cher enfant." Dieu n'a jamais voulu pareille chose[33]. Ce qui lui plaît lorsqu'il crée l'enfant, c'est qu'il meure dans le service pour lequel il l'a conçu. Quand il crée un homme, ce n'est pas pour fertiliser le sol alors qu'il est encore un bébé. Il lui donne l'existence pour qu'il vive encore et encore et le dote de suffisamment de raison pour répondre à toutes ses demandes et attend de lui qu'il l'utilise[34]. »

---

31. *Idem*, p. 164.
32. A. T. STILL, *Philosophie de l'ostéopathie*, trad. P. Tricot, Vannes, Sully, 2007, p. 184.
33. Comme c'est souvent le cas chez les protestants, familiers de la lecture de la Bible, il y a chez Still de très nombreuses références implicites au texte biblique, qui revient naturellement sous sa plume sans qu'il éprouve le besoin d'en faire une citation avec référence. Ainsi cette expression peut être rapprochée de celle du premier chapitre du livre de la Sagesse : « Dieu n'a pas fait la mort, il ne prend pas plaisir à la perte des vivants. » (Sg 1, 13).
34. A. T. STILL, *Autobiographie*, trad. P. Tricot, Vannes, Sully, 2008, p. 208.

Et un peu plus loin dans le même texte, il revient sur cette critique d'un discours religieux qui se limite à une théodicée devant la brutalité de la mort :

> « Je ne comprends pas le travail du prêtre. Je n'ai pas étudié la Bible dans cette optique, mais le savoir que j'ai acquis sur la construction de l'homme me convainc de la suprême sagesse de Dieu[35]. »

L'originalité de la démarche spirituelle de Still devant la mort est donc de rejeter un certain discours sur Dieu, sans pour autant rejeter Dieu. Bien au contraire, en récusant le discours religieux qu'il a entendu tenir devant la mort de ses propres enfants, et qui lui est insupportable, il réagit par une confession de foi bien différente :

> « La lutte entre vie et mort fut sans merci mais à son terme, trois corps sans vie gisaient au foyer désolé[36]. Dans mon chagrin me vint la pensée que Dieu ne donne pas la vie dans le simple but de rapidement la détruire, un tel Dieu ne serait rien d'autre qu'un meurtrier. C'est à ce moment-là que je me convainquis de l'existence d'autre chose, plus sûr et plus fort que les drogues pour vaincre la maladie, et que je jurai de le chercher jusqu'à ce que je le trouve. Il en résulta qu'en 1874, je hissai le drapeau de l'ostéopathie[37]. »

Parler de Dieu à propos de la maladie sera tout au long de sa vie le fondement de l'engagement dans son combat pour la vie et pour la santé de ses patients, et non pas un refuge pour tenter d'éviter la confrontation avec ce combat. La justification de l'inefficacité des médecins par la référence à une volonté d'un Dieu qui s'exprimerait dans la mort des malades lui est insupportable ; il la rejette inlassablement, mais il ne faut pas en conclure trop vite qu'il rejette par là toute croyance en Dieu puisque celle-ci est au contraire le fondement de sa démarche ostéopathique, comme on va le voir.

Habitué, en colon de la frontière, à vivre éloigné de tout secours et à devoir se débrouiller seul pour accomplir les tâches quotidiennes, mais également pour soigner le bétail malade ou réparer le matériel, Still récuse tout recours à Dieu qui serait une forme de démission de la part de l'homme. Revenant sur cette épidémie qui a si durement frappé sa famille et l'a privé de trois de ses enfants, il décrit ainsi sa démarche :

> « Dans mon chagrin, la pensée me vint qu'au lieu de demander à Dieu de bénir les moyens utilisés, il serait bien meilleur de chercher les moyens corrects, sachant qu'une fois trouvés, le résultat serait certain. Je commençai à étudier l'homme et ne découvris aucune imperfection dans l'œuvre de

---

35. *Idem*, p. 279.
36. Ses enfants Abe, Susan et Marcia Ione, décédés en février 1864 dans le cadre d'une épidémie de méningite cérébro-spinale.
37. *Idem*, p. 277.

Dieu. L'intelligence du Divin est incontestable, sa loi, inaltérable. C'est sur cette loi qu'est fondée la science ostéopathique[38]. »

Croire en Dieu n'a aucun sens, si cela consiste à lui demander de bénir des méthodes thérapeutiques qui ont largement fait la preuve de leur inefficacité et même de leur dangerosité. En revanche, observer comment le corps humain est constitué pour en respecter le fonctionnement tel qu'il a été pensé par le créateur est à ses yeux la seule attitude juste. La recherche active d'une solution contre le mal qui le frappe n'est pas une forme de révolte contre Dieu. Bien au contraire, c'est en étudiant de près l'œuvre de Dieu – la nature, le corps humain – et en cherchant à agir de la manière la plus respectueuse de celui qui en est l'auteur, que l'homme pourra agir de manière efficace.

La critique conjointe de la médecine et d'une certaine théologie

Il apparaît donc que la démarche qui conduira A. T. Still à développer l'ostéopathie est une critique conjointe de la médecine et d'une certaine théologie, et non pas une rupture avec la foi en Dieu dans laquelle il a grandi. Bien au contraire, c'est au nom de sa foi en Dieu qu'il inventera non pas une nouvelle technique thérapeutique, mais une nouvelle démarche qui soit respectueuse du Créateur. Dans l'une de ses conférences, qui a été publiée comme un chapitre de son *Autobiographie*, il décrit cette démarche avec précision :

> « Je suis né sur cette terre il y a soixante-huit ans. J'ai eu la chance, bonne ou mauvaise, de naître dans une maison à drogues. Papa était M.D. [docteur en médecine], mais également D.D. [*Doctor of Divinity*, docteur en théologie]. À l'âge de trente-cinq ans, je commençais à me demander comment un docteur en théologie pouvait mélanger ses enseignements avec les enseignements insensés de la médecine. Les questions jaillirent ainsi : comment l'homme peut-il concilier l'idée que l'œuvre de Dieu est parfaite et pourtant jamais en ordre de marche ? Sa machine la plus parfaite, l'homme, jamais en condition de marche ? Le Dieu de la sagesse aurait-il pu échouer dans cette superstructure-là, l'homme et la prétendre valable, tout en sachant qu'elle ne peut fonctionner comme prévu lors de sa conception ? Et pourquoi un D.D. qui dit les mains levées "Son œuvre prouve sa perfection", prend-il une dose de quinine et du whisky pour aider la machine de la nature à fonctionner et accomplir les devoirs de la vie ? S'il fait ainsi, où se trouve la preuve de sa foi dans la perfection de Dieu et pourquoi doit-il absorber ou boire ces choses qui ont un effet mortel ? Je ne désire nullement dénigrer ou ternir nos théologiens ou nos docteurs en médecine, qui après Dieu, viennent pour réparer

---

38. *Idem*, p. 213.

Ses machines pour la moisson de la vie. Pourquoi reprendre son œuvre, si elle est bonne et sagement conçue par la main et l'esprit de l'Intelligence ? Je commençais à raisonner dans cette direction : Dieu serait-il offensé par un homme Lui disant : "Vous avez échoué dans suffisamment de domaines pour accepter quelques suggestions[39]." »

Il y a donc chez Still une démarche assez originale et qui peut déstabiliser le lecteur français habitué à un clivage simple entre d'une part les croyants et d'autre part les scientifiques, qui pour être bons scientifiques se devraient de rejeter toute foi en Dieu. C'est à cause de sa foi en Dieu créateur, et en constatant la perfection de son œuvre que Still s'engage dans une opposition à un certain discours religieux comme à une certaine pratique de la médecine.

La critique de la tradition

Si le terme de tradition évoque plus facilement aujourd'hui le domaine religieux que celui de la médecine, la question se trouve posée dans l'œuvre de Still d'une façon, une fois encore, assez paradoxale. On trouve en effet de nombreuses critiques, virulentes, à l'égard de la tradition. Voici encore un mot dont il aurait été possible de compter les occurrences dans l'*Autobiographie*! Dans l'immense majorité des cas, la tradition qui y est incriminée désigne la pratique de la médecine par les praticiens américains de l'époque, et non pas telle ou telle forme religieuse de tradition. Pragmatique, observateur, Still ne peut comprendre comment les médecins peuvent continuer à prescrire depuis des années, voire des dizaines d'années des produits dont l'expérience montre quotidiennement qu'ils sont non seulement inefficaces, mais dangereux. Amateur d'images grandioses et de récits allégoriques, il revient plusieurs fois sur ce sujet. Ainsi, devant une sorte de tribunal de l'histoire, il est demandé au médecin de quel droit il donne des poisons mortels comme remèdes aux maladies, et celui-ci répond au juge : « Votre honneur, ainsi le veut la tradition de notre profession[40]. » Quelques chapitres plus loin, revenant à la charge, Still décrit la vision qu'il a eue étant jeune, d'une sorte de tribunal mondial dans lequel toutes les méthodes thérapeutiques étaient convoquées afin d'éliminer celles qui seraient inutiles ou dangereuses et de ne conserver que celles qui auraient fait la preuve de leur efficacité. Le règlement énoncé par le président de ce tribunal imaginaire est significatif de la démarche de Still :

> « Aucune expérimentation pouvant coûter la vie ne sera dorénavant acceptée par ce comité mondial. Les règles adoptées pour cette réunion disent que

---

39. *Idem*, p. 295-296.
40. *Idem*, p. 138.

toutes les théories doivent être et seront prouvées, vraies ou fausses, par celui qui les propose ; avant de pouvoir être inscrites sur le rapport spécial de ce conseil, il devra se soumettre au traitement selon les principes du système qu'il propose et proclame vrai[41]. »

On est vite lassé par la rhétorique assez fastidieuse de ces grandes fresques dont il raffole et qui évoquent souvent un film historique américain à petit budget. Mais il faut avoir la persévérance de traverser de telles pages car elles apportent des informations décisives sur la démarche de l'ostéopathie, et son éthique : ne pas nuire au patient, ne pas mettre sa vie en jeu, être prêt à expérimenter d'abord sur soi-même une nouveauté thérapeutique, apporter la preuve du bienfait de ce que l'on pratique par les résultats obtenus et non par l'autorité d'une habitude.

Même s'il n'a probablement pas lu Claude Bernard, Still considère que la médecine se doit d'être expérimentale, partir de l'observation clinique, et questionner en permanence ses propres pratiques pour en éliminer tout ce qui est inutile et dangereux. La tradition, transmise par le biais d'une formation médicale extrêmement simplifiée, consistait alors à prescrire quelques médicaments, toujours les mêmes, dont le redoutable calomel, et à compléter la prescription par l'encouragement à boire de l'alcool[42].

Still refuse de faire allégeance à une tradition, si celle-ci ne fait pas la preuve de la vérité et de l'efficacité de ses conceptions. Ce n'est pas chez lui un refus du passé comme tel, ni même un esprit de pionnier, bien compréhensible dans le contexte où il est né et où il a passé une grande partie de sa vie. Son rapport à la tradition est pragmatique, soumis comme toute chose à la critique apportée par l'observation de la nature. De ce point de vue, la médecine telle qu'elle est enseignée et pratiquée à son époque lui semble à rejeter totalement, non seulement à cause de son inefficacité, mais surtout peut-être du fait de son incapacité à se remettre en question, au nom de la tradition[43]. Le point d'épreuve de la tradition, c'est l'observation de la réalité concrète, et pour ce qui concerne Still, l'observation du corps humain. Aucune conception, quelle que soit son ancienneté ou la réputation de son auteur, ne pourra être acceptée si l'observation en montre l'erreur. Une fois encore, le lecteur se trouve ici dans une situation paradoxale, car il pourrait en conclure qu'une telle conception du rapport

---

41. *Idem*, p. 161.
42. Voir p. 103.
43. « Notre école est jeune, mais les lois gouvernant la vie datent de la nuit des temps. Il est possible que nous découvrions plus qu'il n'a jamais été écrit ni pratiqué antérieurement, mais toutes ces découvertes sont des vérités nées en même temps que l'éternité, aussi vieilles que Dieu et aussi vraies que la vie. La différence entre un philosophe et un penseur moins efficient, c'est que l'un observe seul et ne dépend que des seules forces de son esprit pour parvenir à la vérité. L'autre manque d'énergie mentale et de confiance en lui. » A. T. STILL, *Philosophie de l'ostéopathie*, trad. P. Tricot, Vannes, Sully, 2007, p. 172.

à la tradition conduit nécessairement à une rupture à l'égard de toute tradition religieuse. C'est le contraire qui s'est pourtant produit, car c'est l'observation du corps humain qui est le fondement de la croyance inébranlable de Still en l'existence d'un créateur. Mal à l'aise dans l'éparpillement des confessions protestantes, hostile à la violence de leurs débats et de leurs ruptures internes, Still s'inscrit cependant dans une tradition qui les transcende, car lorsqu'il parle de Dieu, de Dieu dont il observe l'œuvre dans le corps humain, c'est incontestablement Dieu tel qu'en parle la Bible, et non un simple principe métaphysique d'intelligibilité du monde.

« Je vénère un Dieu respectable et intelligent »

Cette expression[44] peut être regardée comme le credo de Still, croyant inclassable, et nous introduire à la compréhension de ce qu'il croyait, après avoir précisé ce en quoi il ne croyait pas. Dieu n'est pas pour lui seulement un concept, le principe de rationalité du cosmos, il en est l'auteur, et l'auteur infaillible. Et il est respectable, ce qui signifie qu'on ne va pas faire appel à lui pour justifier le malheur ou les erreurs humaines, mais que l'on ne va pas non plus mettre en œuvre des actes, en particulier dans la thérapeutique, qui sous-entendraient que Dieu a fait une erreur. Pour mieux comprendre son raisonnement, il faut partir de l'anthropologie de Still, une perception de l'être humain qui est très marquée par des représentations mécaniques : c'est en effet en observant la perfection de la mécanique humaine que Dieu se tourne vers son inventeur, Dieu.

Une représentation mécanique de l'être humain et de la maladie

Pionnier de la frontière, agriculteur avant que d'être thérapeute, Still est un bricoleur particulièrement créatif. Il invente et perfectionne des machines agricoles et se passionne pour tous les progrès techniques de son époque, machines, électricité, téléphone... Ingénieur avant tout, Still regarde le corps humain comme une machine ; dans l'un des nombreux récits qu'il a fait de l'origine de l'ostéopathie, il raconte sa démarche en insistant sur la continuité entre ses réflexions d'ingénieur aboutissant à la mise au point d'une machine à moissonner et ses recherches thérapeutiques visant à ce que la mécanique humaine puisse fonctionner le mieux possible[45].

---

44. A. T. STILL, *Autobiographie*, trad. P. Tricot, Vannes, Sully, 2008, p. 207.
45. A. T. STILL, « Quelques-unes des circonstances et des expériences personnelles qui conduisirent à traiter les maladies corporelles sans recourir aux drogues » (manuscrit original, non daté), Still National Osteopathic Museum, Kirksville InC. Cité par TROWBRIDGE, *A. T. Still 1828-1917*, p. 113.

« L'ostéopathie étant une science fondée sur le principe que l'homme est une machine, je me dois d'attirer votre attention sur le fait que j'ai commencé l'étude de la mécanique dès 1855 et l'ai poursuivie jusqu'en 1870. Nous avions des centaines de milliers d'hectares de froment, d'avoine et de seigle, qui poussaient, mûrissaient et devaient être moissonnés ; le faible bras droit de l'homme était donc le seul serviteur dont les nations dépendaient pour leur pain. Cette année-là, je commençai à étudier la question : comment faire pour que ce bras puisse, si possible, bénéficier de ces glorieux mots : "pour toujours libre, quelles que soient la race et la couleur[46]." »

C'est afin de soulager le travail physique des cultivateurs, et non pas pour augmenter la rentabilité économique de leur exploitation, que le jeune Andrew Still met au point une moissonneuse mécanique, puis une baratte pour la fabrication du beurre. Vingt ans plus tard, c'est la même conjonction entre son goût pour l'observation et la compréhension des mécanismes et pour la découverte de solutions mécaniques simples et efficaces qui le conduiront à l'élaboration des principes de l'ostéopathie.

Observant le corps humain et son fonctionnement de la même façon qu'il observe les machines agricoles existantes pour tenter de les améliorer, A. T. Still reste cohérent avec ce système de représentation mécanique : le corps humain est une machine, qui est donc pourvue d'équipements divers permettant son mouvement et sa régulation. Une expression comme celle qui vient d'être citée, « l'ostéopathie est une science fondée sur le principe que l'homme est une machine » oriente tout naturellement le lecteur vers une approche matérialiste de l'être humain, proche de ce que le siècle de Still a produit de plus radical en matière de scientisme. Pourtant, ce n'est pas le chemin qu'emprunte le fondateur de l'ostéopathie, car dans la machine, il lit, comme à livre ouvert, les traces du génie de celui qui l'a inventée. C'est le même auteur qui est désigné par certains de ses contradicteurs comme un mystique, pratiquant une sorte de guérison par la prière et l'imposition des mains[47], et qui pourtant fonde sa pratique sur une telle représentation mécanique, aussi peu mystique que possible, de l'être humain. S'étant lui-même attelé au difficile travail de conception d'outils mécaniques, il est sans doute de ce fait orienté vers l'idée qu'une machine a été pensée, que les mécanismes qu'il observe ont un auteur. Une telle démarche intellectuelle était exactement celle de W. Paley dans la fameuse parabole de la montre : un homme trouve une montre par terre dans un désert ; il ne sait rien du propriétaire de cette montre, ni de l'artisan qui l'a fabriquée, mais en regardant comment elle est faite il peut éprouver une grande admiration pour cet

---

46. A. T. STILL, *Autobiographie*, trad. P. Tricot, Vannes, Sully, 2008, p. 79.
47. Voir par exemple H. W. HAGGARD, *From Medicine Man to Doctor: The Story of the Science of Healing*, Mineola N.Y., Dover Publications, 2004, p. 316-318. [Version abrégée de *Devils, Drugs and Doctors: The Story of the Science of Healing form Medicine Man to Doctor*, New York, Harpers and Brothers Publishers, 1929.]

artisan et pour sa compétence. Ainsi peut faire l'homme qui en contemplant la nature découvre le génie de celui qui l'a conçue[48].

Le lien entre le registre technique et mécanique et le registre religieux s'établit dans le fait que l'homme est une machine, qui comme toute machine a tout d'abord été conçue et dessinée par son inventeur. Pour Still l'anatomiste, il existe des plans du corps humain comme il en existe pour une machine et ces plans ont été dessinés par quelqu'un[49]. Ici encore, le mouvement de la pensée est surprenant pour un esprit français contemporain, puisqu'il remonte de la représentation du corps humain comme une machine à la conviction de l'existence d'un Dieu infaillible, inventeur de cette machine exceptionnelle, alors qu'aujourd'hui le corps-machine est plutôt la représentation préférentielle de ceux qui se refusent à reconnaître toute origine transcendante à l'existence de l'être humain. La principale objection que suscite la démarche de théologie naturelle n'est aujourd'hui sans doute pas tant la nomination d'un créateur que cette conviction d'une perfection absolue de la nature, difficilement soutenable depuis Darwin.

L'homme-machine a été pensé

Ce n'est en effet certainement pas à cause des lacunes de la connaissance scientifique de son époque que Still reconnaît la place du créateur : le discours sur Dieu est tout sauf un bouche-trou venant apporter une explication à l'inconnu. Il a été déjà fait mention du refus catégorique par Still d'une telle démarche devant la mort des enfants. Ce n'est pas parce qu'il ne comprend pas, ou qu'il ne connaît pas, que Still prononce le nom de Dieu, mais bien au contraire parce qu'il comprend et qu'il admire la manière dont la machine qu'il étudie est bien pensée. Ce n'est pas devant le mystère de la mort que Still parle de Dieu, mais au contraire comme aboutissement de sa contemplation du mystère de la vie et de la santé. S'adressant à de jeunes ostéopathes en mai 1894, il leur dit :

> « Vous avez la satisfaction de savoir que vous êtes sur le point de vous engager dans la pratique d'une science. Par une adhésion systématique à ses lois infaillibles, vous vous ferez honneur et apporterez un bienfait à l'humanité. Vous devriez également vous souvenir que l'ostéopathie se réfère aux lois immuables de la nature et à un Dieu infaillible qui en est l'Auteur. [...] Souvenez-vous qu'aucun pouvoir n'est utile s'il n'est guidé par la loi du Dieu

---

48. W. PALEY, *Natural Theology*, 1802, chap. I et II, p. 7-15. L'édition qui a été étudiée est celle d'Oxford University Press, 2006 avec une introduction de M. D. Eddy et D. Knight.
49. « Lorsque tout est en condition normale, l'esprit et la sagesse de Dieu sont assurés que la machine fonctionnera et construira selon le plan et les spécifications. » A. T. STILL, *Philosophie de l'ostéopathie*, trad. P. Tricot, Vannes, Sully, 2007, p. 188.

infaillible, aux lois inchangeables auxquelles nous devons nous conformer si nous espérons gagner dans la bataille de la vie[50]. »

Il y aurait tout un travail à faire pour montrer la proximité d'un tel texte avec la démarche de Descartes, en particulier dans les *Principes de la philosophie*; ce serait pittoresque de montrer que Still que certains récusent en revendiquant d'être scientifiques et cartésiens est nettement plus proche de Descartes que ce qu'ils imaginent.

Sa démarche est inductive et ascendante, c'est la contemplation de la nature qui le conduit à la reconnaissance de la perfection de l'œuvre du créateur, qu'il désigne inlassablement comme « l'architecte infaillible[51] », « le grand architecte[52] », voire même « le grand plombier[53] ». La machine qu'est l'homme a été pensée, dans ses moindres détails, et bien pensée, par son créateur. Cela entraîne une déduction logique, qui est sous sa plume une remise en cause de la médecine, non seulement pour des raisons d'inefficacité ou de dangerosité des drogues, mais surtout pour des raisons proprement théologiques : donner des drogues, c'est affirmer que Dieu s'est trompé, qu'il a fait une erreur en laissant la machine tomber en panne et en ne l'équipant pas préventivement de ce dont elle aurait besoin pour reprendre son fonctionnement. Donner une drogue, c'est affirmer que Dieu a fait une erreur, c'est manquer à la foi. Et c'est bien à cause de ce raisonnement que Still est moins critique à l'égard de la chirurgie que de la médecine : intervenir manuellement pour réduire une fracture ou extraire une balle de revolver, ce n'est pas se comporter comme si Dieu s'était trompé, comme si le corps était en panne et incapable de se remettre au travail. Poser un acte chirurgical, c'est simplement réparer ce que les circonstances ont cassé pour permettre à l'organisme de reprendre son fonctionnement normal.

---

50. A. T. STILL, *Autobiographie*, trad. P. Tricot, Vannes, Sully, 2008, p. 269-271.
51. *Idem*, p. 83, 131-132, 178, 185-186, 269 et suiv.
52. *Idem*, p. 197, 208, 237, 258, 276.
53. *Idem*, p. 224.

Chapitre XI

LA PLACE DU CROIRE EN OSTÉOPATHIE AUJOURD'HUI

Il est rare que l'on prenne la peine et le temps de lire avec un peu de précision les textes de Still en fonction de cette question de Dieu : une telle lecture est pourtant nécessaire pour avoir les bases d'une appréciation de la place que tient le croire dans l'ostéopathie. Les ostéopathes et leurs patients sont libres d'avoir la posture qu'ils souhaitent au sujet de Dieu, mais il n'est pas acceptable que sur ce sujet tous les coups semblent permis pour justifier les interprétations les moins fondées. Maintenant que les composantes de ce dossier sont clarifiées, il est possible d'aborder la place que cette question tient dans la pratique de l'ostéopathie, au-delà des textes des origines.

Dieu, un point faible de l'ostéopathie ?

Il est frappant de constater que la place de la référence à Dieu, ou à la spiritualité, dans un certain nombre de textes ostéopathiques, ceux des origines ou des textes plus contemporains, met mal à l'aise beaucoup d'ostéopathes en particulier en Europe. Il nous faut leur laisser la parole après avoir étudié de quoi parlent ces fameux textes. Quelles sont les raisons de ce malaise ? Dieu est-il le point faible de l'ostéopathie ? La place que certains de ses praticiens lui reconnaissent est-elle le signe du caractère définitivement irrationnel et infréquentable de cette médecine ? C'est la conclusion de certains lecteurs, mais elle me semble porter un coup qui n'atteint pas sa cible.

Mysticisme, mystique

Une première accusation peut être évoquée pour commencer, car elle est facile à dépasser, c'est celle de mysticisme. Peu au fait du vocabulaire religieux, un certain nombre d'auteurs parlent en effet volontiers du mysticisme présent dans les écrits de Still, voire même du fondateur comme d'un mystique. Pour la plupart c'est regrettable, mais pour certains c'était une qualité : « Je me rends compte que dans ma vie consciente, je partage avec Still la poursuite d'une compréhension mystique du monde et de la nature[1]. »

Ces allégations n'ont pas grand intérêt, car elles reposent sur une définition particulièrement floue de la mystique et du mysticisme. On peut parler de mystique devant des expériences ou des pratiques qui visent l'union de l'être humain avec Dieu, que cela suscite ou non des phénomènes hors de l'ordinaire. Non seulement A. T. Still et ses disciples ne connaissent pas d'extases, mais leur propos n'est aucunement celui de l'union avec Dieu. Si l'on considère comme mystique tout auteur qui évoque le nom de Dieu, une part non négligeable de la littérature occidentale va se trouver dans ce secteur de la bibliothèque. Le terme de mysticisme est nettement plus péjoratif, puisqu'il désigne une attitude d'ordre pathologique qui fait de la référence surnaturelle la clef d'interprétation de tout phénomène. Ici encore, on ne trouve rien de cet ordre dans l'ostéopathie.

On peut souligner que les ostéopathes se gardent bien de valider une telle image de leur fondateur, même ceux qui se reconnaissent dans une approche assez spirituelle de l'ostéopathie n'emploieraient pas de tels termes qui semblent dévaluer *a priori* la discipline. Déjà en 1900, dans sa conférence à la Société des Sciences de Londres, J. M. Littlejohn insistait sur ce point :

> « L'ostéopathie nous ramène à la nature, au corps, aux processus corporels, à la vitalité du corps et aux causes physiologiques, aux conditions physiologiques, aux fonctions physiologiques et c'est sur elles et non sur le mysticisme que nous avons fondé et fondons toujours notre théorie de l'ostéopathie[2]. »

Un fondement métaphysique inacceptable aujourd'hui

Plus subtile et plus délicate à analyser est la remise en cause de l'ostéopathie du fait de ses fondements métaphysiques. C'est, entre autres, le combat d'un ostéopathe belge, Yves Lepers, qui milite pour une refondation complète de la discipline, en la débarrassant de toute métaphysique. Il exprime sa conviction selon une formule à peu près immuable, que l'on retrouve dans plusieurs de ses publications :

> « L'ostéopathie doit s'affranchir de tout concept passéiste qui fait abstraction des connaissances médicales actuelles et de toutes croyances fondées sur

---

1. Z. COMEAUX, *Fire on the Prairie, Life and Times of Andrew Taylor Still founder of Osteopathic Medicine*, Bangor, Booklocker Inc., 2007, trad. P. Tricot, [en ligne].
2. J. LITTLEJOHN, « Une vue nouvelle de la science de la thérapeutique », conférence donnée devant la Société des sciences de Londres, 17 juin 1900, trad. P. Tricot. Texte anglais dans T. E. HALL, J. WERNHAM, *The contribution of John Martin Littlejohn to osteopathy*, Maidstone, The Maidstone Osteopathic Clinic, Centenary Edition 1874-1974, p. 11-17.

une vision théologique de l'homme (comme c'était le cas pour son fondateur) qui nie l'évolution des connaissances médicales au travers des sciences expérimentales[3]. »

Une telle formulation suggère, grâce à l'usage du terme « passéiste », fréquent sous la plume de cet auteur, qu'un concept forgé dans le passé fait nécessairement abstraction de l'évolution des connaissances. Il est bien évident qu'un concept du passé ne tient pas compte de connaissances élaborées un ou plusieurs siècles plus tard, mais cela n'entraîne pas nécessairement que ce qui vient du passé doit être rejeté sans autre forme de procès. Dans un article publié trois ans plus tard dans la *Revue de l'ostéopathie* il revient à la charge :

> « Si nous voulons construire une ostéopathie moderne et scientifique, il faut la libérer de ses dogmes passéistes. Ce n'est qu'après avoir fait table rase des théories éculées que nous pourrons revisiter ses aspects empiriques et en faire des objets de science[4]. »

Ce propos antidogmatique repose sur le présupposé apparemment non discutable que l'ostéopathie doit adopter un discours scientifique : la liberté d'esprit s'enseigne ici à coup d'impératifs catégoriques, et rien ne nous indique ce qui pourra survivre de cette opération table rase. Qui va décider de ce qui est bon à jeter et de ce qui constitue l'essentiel de l'ostéopathie ?

Dans le premier texte cité, notre auteur affirmait également qu'une vision théologique de l'homme s'accompagne nécessairement de la négation de l'évolution des connaissances scientifiques. Voici un nouveau jugement à l'emporte-pièce, qui semble tenir à cœur à l'auteur, car dans son article sur la science, il confond systématiquement la croyance en un Dieu créateur avec le créationnisme, cette attitude qui refuse toute idée d'évolution pour voir dans les premiers chapitres de la Bible une description indiscutable du déroulement des origines du monde. Au nom de la liberté de penser et de la science, des amalgames rapides sont faits afin de ridiculiser toute position que l'on considère comme critiquable. Cela n'est pas totalement étonnant, car l'université libre de Bruxelles, où Y. Lepers enseigne, ne cache rien de ses origines liées à la libre-pensée, en 1834. Lorsqu'elle affirme clairement sur son site que le libre examen est au fondement de sa démarche, elle prend

---

3. *Lettre ouverte à l'opinion éclairée concernant certaines dérives actuelles dans le cadre de l'enseignement de la pratique de l'ostéopathie*, lettre coordonnée par Y. LEPERS et W. VANDENSCHRICK, publiée sur internet le 29 janvier 2008, et signée par dix autres ostéopathes belges. [http://www.osteopathie-france.net/essai/articles-sites/677-lettres-ouvertes-de-belgique?showall=1], page consultée le 22 janvier 2014.
4. Y. LEPERS, « L'ostéopathie est-elle un objet de science ? », *La revue de l'ostéopathie*, n° 2, 2011, p. 25-30. C'est de cet article que sont tirées toutes les citations suivantes, sauf celles qui proviennent explicitement du site de l'ULB.

la peine de préciser que « la tolérance que nous préconisons n'impose pas à proprement parler le respect des opinions d'autrui. Comment en effet respecter ce qui est jugé faux, ce que l'on condamne, ce que l'on s'efforce de détruire[5] ? »

On pourrait penser qu'une pensée aussi radicale, exprimée sans aucune ouverture au dialogue, ne mérite pas que l'on s'y arrête. Mais il ne faut pas infliger à cet auteur les méthodes qu'il emploie pour les autres. De plus, pour notre sujet, il est utile de nous arrêter sur la pointe la plus fine de son argumentation, la remise en cause de la métaphysique. Il semble que ce soit pour lui l'ennemi à abattre, sans que l'on sache très bien ce qu'il désigne par là. Dans l'introduction de son article, il décrit la récente reconnaissance institutionnelle de l'ostéopathie en affirmant qu'elle suscite un souci de validation scientifique de la part des écoles et des ostéopathes, et conclut « le temps des métaphysiciens est révolu », sans autre forme de procès. Qui sont-ils, quelle est leur faute ? Nous ne le saurons pas, car nous allons rencontrer quelques lignes plus bas Kant, « grand fossoyeur de la métaphysique ». Lorsque l'ostéopathie est créée en réaction aux pratiques médicales locales, « cette alternative repose à la fois sur des fondements métaphysiques et empiriques. Il ne faut pas l'oublier ». Y. Lepers, en mettant en avant la seule méthodologie possible qui est la méthodologie scientifique, laisse dans l'ombre, et c'est regrettable, le fait que son grand fondateur, René Descartes a posé la distinction entre la réalité mesurable (*res extensa*) et la réalité pensante (*res cogitans*) pour mettre en valeur la spécificité métaphysique de celle-ci. Et le même Descartes a le premier mis en valeur la présence de lois immuables dans la réalité mesurable, ces fameuses lois que la science ne cesse de mettre au jour, et il l'a fait en fondant cette présence sur l'immuabilité de Dieu. Faut-il alors faire table rase de Descartes, propagateur de tels « dogmes passéistes et métaphysiques » ; ce serait tentant, mais la démarche scientifique perdrait quand même en lui un de ses fondateurs...

Dans la suite de l'article, les citations d'ostéopathes qui furent en conflit avec Still ou avec ses disciples montrent que ce que Lepers combat avec une telle véhémence, c'est une approche de l'être humain qui repose sur des *a priori* : « Si nous voulons être scientifiques, nous devons préférer la vérité à l'idée préconçue que nous nous faisons d'elle. » Identifiée à une telle posture, on comprend que la métaphysique soit considérée comme un obstacle au progrès de la connaissance, et que le passé soit un frein à l'avancée de la science. Mais c'est une conception bien étroite de la métaphysique que de la réduire à cette signification, et faire de ceux qui y attachent de l'importance « les esclaves de leur foi et de dogmes ». On se trouve donc devant un discours scientiste de la veine la plus radicale, dans laquelle il

---

5. [http://www.ulb.ac.be/documents/administration/docs/LIBREXFR.pdf], consulté le 8 octobre 2013.

n'existe aucune articulation possible entre une posture de croyant et une approche scientifique du monde. Mais la métaphysique peut aussi être considérée comme une approche du réel, et de l'humain, qui reconnaît qu'il existe une dimension du réel qui dépasse le physique, le mesurable, sans pour autant invalider ce mesurable ou le tordre pour qu'il corresponde à tout prix à des *a priori*. Et c'est bien cela qu'a affirmé Descartes. De plus il me semble que l'accusation contre Still porte en grande partie à tort, car celui-ci ne part pas d'un *a priori* de croyance en Dieu pour regarder la nature. Il observe celle-ci et c'est en constatant sa perfection qu'il se retourne vers celui qu'il considère comme son auteur. D'une certaine manière, c'est plus ce regard assez naïf, pré-darwinien, sur la perfection de la nature qui me semble poser un problème de fond chez Still, que la nomination de Dieu comme auteur de la création.

Un spiritualisme tolérable à condition qu'il ne soit pas chrétien ?

J'ai rencontré aussi des propos ostéopathiques qui contournaient la difficulté posée par la présence de Dieu aux origines, en en faisant une forme de spiritualité, déconnectée de tout enracinement biblique ou chrétien. Cela donne l'impression que cette dimension des origines de l'ostéopathie est à peu près supportable, à condition de pouvoir être envisagée comme une forme de rupture avec toute religion instituée. Un ostéopathe américain, présenté pourtant comme un spécialiste de l'œuvre de Still, m'a affirmé avec vigueur que Dieu n'y avait aucun rapport avec le christianisme, et qu'il n'y avait dans son œuvre aucune citation biblique.

C. Trowbridge, l'auteur américaine d'une biographie de Still est un peu dans cet état d'esprit. Elle développe avec précision toutes sortes de courants de pensée qui auraient pu influencer Still, comme s'il fallait trouver à tout prix des influences extérieures à celles de son milieu méthodiste d'origine. Elle consacre ainsi neuf pages à la phrénologie en Europe et aux États Unis, pour arriver à dire qu'il est probable qu'un ami de Still a pu lui en parler. De même pour une présentation moins prolixe du mesmérisme et des magnétiseurs sans qu'aucun lien ne soit fait avec Still, et pour cause, puisque celui-ci prend la peine de réfuter très explicitement toute analogie entre l'ostéopathie et ces pratiques[6]. Emportée par sa méthode, elle l'applique de la même façon au spiritualisme et au spiritisme, auxquels sont consacrés également neuf pages, pour nous montrer que le spiritisme était largement pratiqué aux États-Unis dans les années 1860 et qu'il semble qu'il y ait eu des adeptes de ces pratiques dans l'entourage de Still, mais rien ne prouve que Still lui même se soit adonné à des pratiques de communication avec les morts. Le contraste entre la précision de la documentation historique sur ces mouvements et l'absence

---

6. A. T. STILL, *Autobiographie*, trad. P. Tricot, Vannes, Sully, 2008, p. 214.

de citation de l'œuvre de Still ou la fréquence des expressions du type « il est probable que » est assez frappant. Il semble indispensable de montrer que c'est en dehors de la tradition chrétienne que Still a trouvé son inspiration. Les citations de textes spiritistes sur la perfection de la création qui porte la trace de Dieu sont largement compréhensibles à la lumière de la théologie naturelle dont on a vu qu'elle était un élément culturel très largement diffusé dans cette aire sociologique à cette époque. Pourquoi la proximité des expressions de Still avec certains de ces textes prouverait-elle à coup sûr son engagement dans ces croyances, alors qu'aucun parallèle avec la théologie naturelle n'a été tenté ? En conclusion de ces pages sur les recherches de Still juste avant l'invention de l'ostéopathie en 1874, C. Trowbridge écrit : « Dans le spiritualisme, Still trouva du confort et les fondements de l'ostéopathie furent fermement ancrés sur les principes de l'évolution, particulièrement sur ceux dérivés de la philosophie synthétique de Spencer[7]. »

Rien ne prouve que Still ait adhéré au spiritualisme, et la perfection de la nature, qu'il ne cesse de mettre en valeur, est l'un des critères qui a poussé Darwin à rompre avec la théologie naturelle. La place de l'évolution dans les fondements de l'ostéopathie est donc à envisager avec prudence, même si elle semble plus sympathique au lecteur d'aujourd'hui qu'une abondance de citations bibliques. À la page suivante, nous trouvons la même manière de tordre les textes pour leur faire dire ce que l'on attend d'eux. Still, selon sa biographe, « était franc dans son incrédulité concernant un Dieu personnel[8] ». Les citations que nous avons rencontrées, et bien d'autres encore, pourraient tempérer une telle affirmation, pourtant largement reprise dans la littérature ostéopathique.

Une histoire est présentée par C. Trowbridge comme un argument de poids en faveur d'une telle affirmation. Elle est racontée par Still dans son autobiographie, où il cite une sorte de rapport fait sur son compte par un prédicateur outré par ses idées et par son comportement. Le prédicateur cite des propos de Still sur les églises, dans lesquels il manifeste sa prise de distance à leur égard, mais en disant : « Ma confiance repose entièrement sur la bonté et sur l'amour de Dieu et s'appuiera toujours dessus, en dehors de toute organisation d'églises. » Voilà un propos qui confirme clairement sa distance à l'égard des institutions, mais qui peut difficilement être pris pour une déclaration d'athéisme. Le prédicateur lui pose alors explicitement la question de ce qu'il pense de l'idée d'un Dieu personnel. Voici la réponse de Still :

---

7. C. Trowbridge, *Andrew Taylor Still, 1828-1917*, Truman State University Press, 1991. *Naissance de l'ostéopathie. Vie et œuvre de Andrew Taylor Still*, trad. P. Tricot et J.-H. Francès, Vannes, Sully, 2010, p. 160.
8. C. Trowbridge, *Andrew Taylor Still, 1828-1917*, p. 120 ; *Naissance de l'ostéopathie. Vie et œuvre de Andrew Taylor Still*, p. 161. On retrouve cette formule dans R. P. Lee, *Interface*, Vannes, Sully, 2011, p. 72.

« Il y aurait moins d'idiots congénitaux et moins consécutifs à la naissance si on laissait les gens tranquilles. Je crois qu'aucun homme n'a jamais vu Dieu et le plus grand homme vivant aujourd'hui ou ayant vécu dans le passé ne possède l'esprit ni la méthode qui lui permettraient de le saisir suffisamment pour l'amener au-delà du domaine de la stupéfaction, de l'émerveillement et de l'admiration. »

C'est donc ce passage de l'autobiographie[9] qui est présenté comme fondement de l'affirmation sur l'incrédulité de Still en un Dieu personnel. Si l'on prend la peine de ne pas se contenter de l'allusion faite par la biographe, et que l'on va lire Still lui-même, le moins que l'on puisse dire est que l'affirmation d'incrédulité est ici encore loin d'être explicite. Lorsqu'on parle de la bonté et de l'amour de Dieu, qu'on dit de lui qu'il est au-delà de tout ce que les hommes peuvent connaître et que son existence suscite stupéfaction, émerveillement et admiration, il ne semble pas que l'on soit en train de prendre le chemin de l'incroyance.

Il y aurait beaucoup à dire sur la mémoire sélective des ostéopathes, qui, lorsqu'ils présentent l'histoire de leur fondateur, aiment à mettre en valeur certaines influences et à en dissimuler d'autres. Rien n'est plus difficile à prouver en histoire que les influences de certains auteurs sur d'autres, en dehors de citations explicites. Les textes contemporains sur Still nous renseignent plus sur les prises de position de leurs auteurs que sur celles de Still. Celles-ci sont fort complexes à déterminer, car c'était un homme curieux de tout, en contact avec toutes sortes de croyances et d'auteurs, mais sans formation initiale qui lui ait donné la structuration intellectuelle qui aurait apporté à son propos une plus forte cohérence.

« *Dieu est le Père de l'ostéopathie* »

Après avoir précisé de quoi parle Still lorsqu'il emploie le nom de Dieu, il est possible de revenir aux affirmations par lesquelles il fonde l'ostéopathie en Dieu, ou dans la confiance en Dieu, afin de voir si un tel lien fragilise les fondements, ou la fiabilité de cette discipline thérapeutique. Car le grand problème, pour des ostéopathes français contemporains, ce n'est pas seulement la désignation de Dieu comme créateur, ou comme architecte génial du corps humain, car de telles expressions leur semblent pouvoir être référées, à défaut d'un travail historique sérieux, aux relations de Still avec les francs-maçons de son temps, ce qui leur semble moins gênant qu'un enracinement dans la foi chrétienne. Mais on trouve aussi, et même souvent, dans les écrits fondateurs, l'affirmation d'un lien entre Dieu et l'ostéopathie elle-même. « Dieu est le père de l'ostéopathie[10] », celle-ci est la « loi

---

9. A. T. STILL, *Autobiographie*, trad. P. Tricot, Vannes, Sully, 2008, p. 156.
10. *Idem*, p. 233.

de Dieu[11] », la « méthode infaillible de Dieu[12] », la « science soutenue par Dieu[13] »... On le voit, ce n'est pas une formule de jeunesse, vite récusée par des écrits ultérieurs, puisque, rappelons-le, les ouvrages publiés par Still le sont à la fin de sa vie. Ce n'est pas non plus une formule isolée que l'on pourrait considérer comme malheureuse, mais une conviction fortement présente chez Still : l'ostéopathie est la forme de médecine qui est la plus proche de ce que Dieu veut, la plus cohérente avec ce qu'il est. Or paradoxalement, il est tout aussi clair que Still n'envisage pas un instant l'ostéopathie comme une forme de pratique spirituelle, ou de prière de guérison. Un auteur américain du début du XXe siècle fait de ce point de vue une lourde erreur lorsqu'il affirme, à propos du geste ostéopathique :

> « La procédure complète est l'imposition des mains, mais une imposition avec la pression d'une force. Le fondateur de l'ostéopathie avait une tournure d'esprit mystique et, à la façon des guérisseurs par la foi, introduisait un élément religieux dans sa pratique. Il disait de l'origine de l'ostéopathie : "Dieu est le Père de l'ostéopathie, et je n'ai pas honte d'être l'enfant de son Esprit[14]." »

La lecture de Still permet aisément de constater que sa démarche ne se veut aucunement mystique, mais scientifique, fondée sur l'observation attentive du corps humain et la connaissance approfondie de l'anatomie. Il veut former des praticiens compétents en leur transmettant des connaissances sans les initier à quelque expérience spirituelle que ce soit. Il sera toujours possible de discuter le caractère rigoureusement scientifique de sa démarche, mais on ne peut nier que dans son intention très explicite, c'est dans ce registre scientifique qu'il se situe, et qu'il prend soin de récuser toute identification entre l'ostéopathie et la prière de guérison.

La question épistémologique que pose la démarche de Still vient du fait qu'une pratique qui se développe en référence à Dieu semble aujourd'hui devoir *ipso facto* être considérée comme une démarche religieuse. La culture américaine est beaucoup plus disponible que la nôtre pour pouvoir concevoir qu'une démarche rationnelle et compétente puisse être accomplie en référence à Dieu, sans que pour autant la foi soit son seul fondement.

L'imprécision du vocabulaire suscite des conclusions erronées : en effet si on emploie systématiquement les termes de spirituel, voire de mystique, dès que Dieu apparaît dans un discours, cela suscite la conviction que

---

11. *Idem*, p. 204.
12. *Idem*, p. 215, 229, 276.
13. *Idem*, p. 230.
14. H. W. HAGGARD, *From Medicine Man to Doctor: The Story of the Science of Healing*, Mineola N.Y., Dover Publications, 2004, p. 318. [Version abrégée de *Devils, Drugs and Doctors: The Story of the Science of Healing form Medicine Man to Doctor*, New York, Harpers and Brothers Publishers, 1929.]

l'ensemble du discours relève de l'expérience subjective et qu'il se trouve, du fait de cette référence à Dieu, privé de toute rationalité. L'œuvre de Still, si on veut bien la lire sans ces précompréhensions, est déroutante, car il reconnaît une place centrale à Dieu, tout en n'en faisant pas la seule clef d'intelligibilité de son propos.

Qu'est devenu Dieu dans l'histoire de l'ostéopathie ?

J'ai souvent entendu des ostéopathes faire allusion à cette dimension religieuse de leur fondation en précisant qu'il fallait replacer tout cela dans son contexte et que les temps avaient changé. On peut se demander s'il est possible de faire ainsi l'impasse sur une dimension d'une œuvre du passé, lorsque cette dimension joue un rôle de clef de voûte dans le propos de son auteur. Dans l'évolution de l'ostéopathie, on peut constater aussi qu'une part de la profession est restée proche du fondateur sur ce point, tout en prenant souvent ses distances avec la référence biblique pour évoquer de manière plus large une expérience d'ordre spirituel. Pour certains, cette expérience est nécessaire dans le type d'ostéopathie qu'ils pratiquent.

« Une femme médecin et ostéopathe me disait lors d'un stage : "Si un ostéopathe ne croit pas en Dieu, en la Nature, ou au moins en quelque chose qui le dépasse, il ne fera pas autre chose que de l'ostéopathie structurelle." »

Il me semble qu'une telle analyse est très juste : nous allons en trouver des arguments d'ordre philosophique et historique, mais on en perçoit aussi la justesse d'un point de vue sociologique. Les partisans les plus acharnés d'une sécularisation de l'ostéopathie sont en effet ceux qui pratiquent une approche très biomécanique et structurelle, et qui rejettent dans le registre de la fantaisie non scientifique l'ostéopathie dans le champ crânien avec ses dérivés fluidiques ou biodynamiques. La différence pourrait sembler d'ordre épistémologique, ou même technique, mais elle est souvent mise en relation avec des fondements d'ordre métaphysique. En parcourant l'histoire de l'ostéopathie au cours du XXe siècle, on voit bien comment ces divergences sont apparues.

Dieu absent chez le pasteur ostéopathe Littlejohn

Parmi les pères fondateurs de l'ostéopathie, il en est un qui a été pasteur. John Littlejohn a en effet été ordonné pasteur de l'église presbytérienne, le 7 septembre 1886. Après un bref ministère en Irlande du Nord, il a étudié à l'université de Glasgow, où il a été reçu bachelor, en droit et en théologie. Fondateur de l'école d'ostéopathie de Chicago après avoir travaillé avec Still au collège de Kirksville, il est ensuite revenu en Grande Bretagne où il a fondé la *British School of Osteopathy*, à Maidstone, où plus tard beaucoup d'ostéopathes français iront se former avant l'ouverture d'écoles en France. Pasteur puis ostéopathe, Littlejohn aurait pu développer encore plus que A. T. Still une approche de l'ostéopathie laissant une grande place à Dieu, en s'appuyant sur les propos du fondateur. C'est paradoxalement le contraire qui s'est produit. Littlejohn avait une formation universitaire assez développée, puisqu'outre sa formation en théologie et en ostéopathie, il a obtenu un doctorat en médecine et a fait des études de philosophie. Il est particulièrement soucieux de présenter l'ostéopathie comme une démarche rationnelle et scientifique, et de la démarquer de tout ce qui pourrait la faire ressembler à une pratique spirituelle ou magique : une citation de sa conférence de Londres sur l'ostéopathie l'a déjà montré[15].

On retrouve chez lui l'idée que le corps humain est « un mécanisme parfait, chef-d'œuvre de la nature et de Dieu[16] », mais avec une fréquence bien moins forte que chez Still. Sa conception de l'ostéopathie repose exclusivement sur l'anatomie et la physiologie. Ses héritiers sont restés fidèles à cette ligne, portant leur intérêt principalement sur la biomécanique, et manifestant une grande prudence à l'égard de toute autre approche.

L'évolution de Sutherland

C'est paradoxalement un autre élève de Still, W. G. Sutherland, qui va être au cours de sa vie le champion de cette dimension spirituelle de l'ostéopathie, alors qu'il avait une formation religieuse bien moins développée que celle de Littlejohn. Pour résumer rapidement son évolution personnelle, on peut distinguer trois étapes. Dans un premier temps, frappé par la morphologie très particulière des sutures entre les os du crâne qui lui font penser qu'il peut exister un mouvement entre eux, il se lance dans toutes sortes d'expériences afin de confirmer ce qu'affirme la médecine, c'est-à-dire l'absence de mouvements dans le crâne. Force lui est de constater que ce mouvement existe pourtant, et que l'approche ostéopathique de ce mouvement peut être la source de traitements particulièrement efficaces. Dans un deuxième temps, il porte son attention sur les membranes, dure-mère principalement, qui s'insèrent sur les os du crâne et le rachis cranio-sacré, ce qui lui permet de rendre compte de manière plus assurée de la cohérence des mouvements qu'il perçoit dans le crâne. C'est durant les dernières années de sa vie qu'il passe à une troisième étape, dans laquelle il articule ses découvertes précédentes avec une perception centrée sur les mouvements fluidiques, à partir du liquide céphalorachidien dont Still avait déjà souligné l'importance sans

---

15. Voir p. 228.
16. J. M. LITTLEJOHN, « The Science of Osteopathy, its value in Preventing and in Curing Disease », *The Journal of the Science of Osteopathy*, février 1900, réimprimé dans *Osteopathy Explained*, West Roxbury, Massachussets, H. J. Olmsted, s. d., p. 11.

l'intégrer véritablement dans son projet thérapeutique[17]. Cette évolution de l'activité d'observation et de soin de Sutherland a suscité parallèlement une évolution dans sa manière de désigner la place du croire dans l'ostéopathie.

R. Becker, ostéopathe américain qui fut son élève, décrit dans une conférence les deux dimensions que la nomination de Dieu peut trouver dans l'ostéopathie, l'une plus présente chez Still, l'autre chez Sutherland.

> « Combien de fois entend-on de nos jours faire référence au Grand Mécanicien du corps humain, au Grand Architecte, Maître Architecte, Dieu, Divin, Créateur, ou autres termes respectueux pour désigner le créateur du temple humain que nous habitons ? Ce sont également les termes utilisés par le docteur Andrew Taylor Still pour se référer à la science de l'ostéopathie. Quant au Dr Sutherland, il nous disait : "J'ai souvent dit que nous avions perdu une notion en ostéopathie que le Dr Still avait essayé de transmettre : la part du Spirituel qu'il incluait dans la science ostéopathique." Dans son approche de la science de l'ostéopathie, le Dr Still était plus proche de son Créateur que du simple souffle matériel. Il était guidé par un *Fulcrum* spirituel, tout comme le fut le Dr Sutherland. Si nous, étudiants de la science ostéopathique, souhaitons comprendre l'ostéopathie, nous découvrirons qu'il est nécessaire de réveiller notre connaissance de la Divinité qui nous équilibre, d'en faire notre *Fulcrum* spirituel, pour qu'elle nous guide et nous apprenne à penser, à ressentir et à utiliser le Créateur dans nos pratiques journalières[18]. »

On voit bien ici les deux registres de la présence de Dieu, soit comme créateur, soit comme point d'appui (*fulcrum*) de la démarche thérapeutique. La reconnaissance de Dieu comme créateur, comme architecte infaillible du corps humain, a été analysée jusqu'à présent dans les écrits de Still. Une telle conviction entraîne une approche spécifique du corps humain, fondamentalement respectueuse de son anatomie et de ses fonctions naturelles, que le thérapeute se contente de favoriser, de remettre dans leur situation naturelle. Mais un second registre apparaît ici, qui est celui de la dimension potentiellement spirituelle de l'acte ostéopathique, accompli non seulement en référence à Dieu comme créateur, mais en présence de Dieu. W. G. Sutherland considérait que cela était déjà présent chez Still, mais il semble cependant qu'on en rencontre chez le disciple une description plus explicite que chez le fondateur. Pour la comprendre, il faut s'arrêter sur ce terme inusité de *fulcrum*, qui désigne dans son œuvre un point d'équilibre entre des forces, un lieu qui n'est pas nécessairement anatomique, mais un point d'équilibre, silencieux, que l'ostéopathe peut percevoir dans le corps du patient, et sur lequel il va pouvoir s'appuyer. À partir de cette constata-

---

17. A. T. STILL, *Philosophie et principes mécaniques de l'ostéopathie*, trad. P. Tricot, Vannes, Sully, 2009, p. 67.
18. R. BECKER, « Apaise-toi et sache », *op. cit.*, p. 39.

tion clinique, Sutherland développe cette notion et l'applique à d'autres points d'appui, qui ne sont pas nécessairement anatomiques ou physiologiques : c'est ainsi qu'il peut désigner Dieu comme un « *fulcrum* spirituel ».

> « Tout au long de ce débat, rappelons que le Dr Sutherland était guidé par son Créateur, qu'il appelait affectueusement *"Dad"* (Papa). Il n'y avait dans ce terme rien d'irrévérencieux mais c'était une manière d'exprimer qu'il se sentait proche de son Créateur qui le guidait et le soutenait lorsqu'il fallait "continuer à creuser[19]" dans les moments difficiles. Ce n'est pas une simple lubie. C'est une confiance en la Grande Sagesse émanant de l'Esprit divin[20]. »

De tels textes sont déroutants pour le théologien, car ils font état, à l'évidence, d'une expérience partagée par Sutherland et par ceux qui adhèrent à sa façon d'envisager l'ostéopathie (et qui constituent un courant parmi d'autres dans la discipline), expérience à la fois spirituelle et thérapeutique, dont l'auteur ne semble pourtant pas éprouver la nécessité de préciser l'origine, ni les concepts qu'il utilise pour en parler. Pour un Américain, il est plus facile que pour un Français de parler de Dieu sans éprouver le besoin de se justifier, de préciser de qui il parle. De plus, les textes ostéopathiques ont pour finalité une activité thérapeutique et non pas une énonciation théologique rigoureuse. Le lecteur se trouve donc devant des affirmations fortes, lourdes de conséquences, puisqu'elles incluent la référence à Dieu, la présence de Dieu dans l'acte thérapeutique, mais sans se soucier de développer une argumentation rationnelle de cette référence.

Le partenaire silencieux de R. Becker

Anthropologues, philosophes et théologiens, nous avons travaillé avec mon équipe de recherche un autre texte de R. Becker qui a suscité pour nous des difficultés d'interprétation, du fait de cette insistance sur la présence d'un partenaire spirituel, associée à une forme de désintérêt lorsqu'il s'agit de le nommer. Il s'agit de la retranscription de notes prises par des participants à un séminaire animé par R. Becker, le texte garde un style oral.

---

19. Allusion à une anecdote célèbre dans le milieu des disciples de Sutherland. Lorsqu'il était adolescent, son père l'avait envoyé, avec son frère, récolter des pommes de terre dans un champ. Les deux garçons ayant exécuté la tâche un peu rapidement, le père les a renvoyés le lendemain dans le même champ en leur disant de creuser encore et ils ont été étonnés de trouver encore beaucoup de pommes de terre, et cela plusieurs jours de suite. Sutherland raconte cette histoire comme exemple du fait qu'il ne faut jamais considérer que l'on a terminé le travail, mais qu'il faut inlassablement chercher, creuser, pour trouver encore.
20. R. Becker, « Apaise-toi et sache », *La vie en mouvement*, Vannes, Sully, 2012, p. 53.

« Le Partenaire Silencieux *est*, et c'est tout ce qu'il y a à dire à son propos. Donc, pourquoi ne pas l'appeler à agir ? Quant à évoquer la manière dont on y recourt, je vous ai donné la meilleure réponse possible, et lorsque je contacte le mien, je n'ai pas plus d'idée sur ce que je contacte que sur l'homme dans la lune. Parce que si je le savais, ce ne serait plus le Partenaire Silencieux. Cela le ferait être une partie de même nature que le monde limité ou tout ce que notre mental peut appréhender. Je le contacte, je m'en remets à lui et c'est aussi simple que cela. Si vous compliquez cela, vous êtes mort. Rien ne se produit. C'est tout ce qu'il y a à faire. C'est ce qu'évoquait A. T. Still lorsqu'il parlait de : "Dieu, l'esprit de la nature." C'est à cela qu'il se référait. Un participant pose la question :

— Cela voudrait dire qu'une partie de notre travail consiste à s'ouvrir à cela, à s'en remettre à Dieu ?

— En fait, cela se résume à quoi ou qui vous vous en remettez. Votre Partenaire Silencieux est un point d'appui ; il est absolument immobile. Il n'y a pas d'énergie en mouvement dans le Partenaire Silencieux, aucune. Il est tout énergie, mais elle n'est pas en mouvement. C'est en fait la source de l'énergie, l'état duquel vient l'énergie. Ce n'est pas de l'énergie en mouvement, c'est un pur potentiel. C'est omnipotent. Il n'y a aucun mouvement et c'est pourtant tout mouvement. *C'est*, tout simplement, et vous vous en remettez à lui. Sentez la tranquillité qui s'est développée dans cette pièce. C'est la même tranquillité et vous pouvez la ressentir mais ce n'est pas quelque chose auquel vous travaillez. Si vous y travaillez, vous le ratez. C'est une tranquillité vivante dont notre conscience en éveil peut avoir conscience. Cette conscience en éveil est avec notre grand Esprit, non pas notre petit esprit. La conscience, c'est l'acceptation de quelque chose. Bien que cela puisse vous paraître ésotérique, c'est une expérience tangible. De temps en temps, lorsque je traite des patients dans mon cabinet, on pourrait prendre la tranquillité régnant dans la pièce, la couper au couteau, et en faire un igloo – ça vous donne une idée de cette tranquillité. Qu'est-ce que ça met en scène ? Je n'en ai pas la moindre idée, pas plus que de qui soigne. C'est là pour rencontrer le besoin de quelque chose qui suit son cours pour cet individu particulier. D'où ça vient et où ça va ? Ce n'est pas important. C'est un mode de vie, un mode de Vie avec un "V" majuscule. Voilà, ce que c'est. Ne le compliquez pas. Vous pouvez dès maintenant contacter votre Partenaire Silencieux, ainsi que celui de quelqu'un d'autre, puis vous en remettre à eux. Tout le monde peut faire ça. Nous avons tous les mêmes ressources[21]. »

Cette citation un peu longue était nécessaire pour voir comment un ostéopathe de la lignée biodynamique se situe par rapport à la question de Dieu. Une part de son propos fait état d'une expérience, d'ordre spirituel, qu'il décrit comme la présence d'un partenaire silencieux et la collaboration

---

21. R. BECKER, *L'immobilité de la vie*, Vannes, Sully, 2013, p. 57. Trad. P. Tricot.

avec lui dans le traitement. Mais lorsque nous attendons qu'il en dise plus, et lorsqu'un étudiant lui demande clairement s'il s'agit de Dieu, il ne répond pas clairement à la question, adoptant une attitude très pragmatique : apparemment peu lui importe de savoir comment le nommer, l'essentiel est de travailler avec lui, ou de le laisser travailler. Cependant cette manière de penser ne peut pas être considérée seulement comme un pragmatisme, car elle n'est pas sans rappeler celle de l'apophatisme chrétien, cette manière de refuser de nommer Dieu par crainte de mettre la main sur lui et d'avoir l'illusion de le posséder.

On trouve un mode d'expression équivalent chez A. Cassoura, médecin français issu d'un milieu étranger à la culture chrétienne, et qui pourtant est entré peu à peu, par son expérience d'ostéopathe, dans une telle reconnaissance d'une présence à ses côtés dans l'acte ostéopathique. En conclusion d'un article sur le toucher ostéopathique dans une revue médicale, il semble presque s'excuser d'aborder cette question :

> « La justesse du toucher ne se résume pas à la pression exercée, quantifiée à tant de grammes, ou à des critères physiques quels qu'ils soient. En médecine traditionnelle indienne, les chakras des mains sont reliés à celui du cœur. Puissions-nous ne pas toucher avec nos mains mais avec la bienveillance du cœur ! Je laisserai conclure W. G. Sutherland[22], non pour mettre l'accent sur la dimension religieuse mais spirituelle de sa démarche : "Vous m'avez vu soigner par l'application des doigts qui voient, qui pensent, qui sentent et qui connaissent. Des doigts qui s'efforcent de s'éloigner du toucher physique pour ne garder que le toucher de la connaissance. Par connaissance, je ne veux pas dire une information obtenue des sens physiques, mais quelque chose que l'on acquiert, au contraire, en s'éloignant de ces sens autant qu'il est possible. Et cela a été en effet mon effort, de m'éloigner de ces sens physiques autant qu'il est possible, jusqu'au point où l'on commence à expérimenter le soi immobile. Immobilisez donc vos sens physiques, et soyez aussi près de votre Créateur qu'il vous est possible. Réalisez alors ce que signifie le souffle de vie. C'est le long de cette voie que j'ai cherché[23]." »

Il serait donc question ici de spiritualité et non de religion, pour désigner cette expérience d'être dépassé par le mystère que l'on perçoit et que l'on ne peut décrire. L'ostéopathie serait-elle une forme, la seule forme de médecine qui tienne encore compte de l'âme ? Mais pourquoi faudrait-il lire ce texte comme le fait A. Cassoura, à la lumière de la médecine indienne

---

[22]. Il n'a pas été possible de retrouver cette citation telle quelle dans les œuvres de Sutherland traduites en français. Il semble que ce soit une reformulation par l'auteur d'idées et d'expressions chères à Sutherland.

[23]. A. Cassoura, « Le toucher ostéopathique », *Revue de Médecine Manuelle Ostéopathie*, n° 35, 2011, p. 41-44.

et de ses chakras, et refuser de constater qu'il parle explicitement d'un Créateur?

La dimension spirituelle de certaines pratiques ostéopathiques

Les quelques exemples qui viennent d'être présentés ne le sont pas afin d'assimiler toute pratique ostéopathique à une expérience spirituelle, beaucoup d'ostéopathes ne s'y retrouveront pas. Cela fait cependant partie du paysage de l'ostéopathie, qui peut susciter toutes sortes de réactions positives ou critiques : dans cette pratique thérapeutique beaucoup plus qu'en médecine, on trouve des thérapeutes qui reconnaissent une dimension spirituelle à leur pratique. Ce serait aller trop vite en besogne que d'identifier le refus de cette dimension avec une approche structurelle et son acceptation avec l'approche crânienne. Car on peut aussi souligner que les deux grandes conceptions de Dieu présentes dans les textes fondateurs de l'ostéopathie se retrouvent préférentiellement dans ces deux approches. La biomécanique sera plus en cohérence avec la notion de Dieu créateur, architecte du corps humain ; la biodynamique inclura la présence de Dieu non seulement comme origine, mais comme *Fulcrum* spirituel, point d'équilibre commun au patient et au thérapeute.

Chapitre XII

LES ENJEUX DU DÉBAT

Les questions épistémologiques et métaphysiques posées par la présence de Dieu dans certains discours ostéopathiques sont donc beaucoup plus complexes et difficiles qu'il ne le semble à la plupart des lecteurs qui en récusent la pertinence en quelques mots. Il est en revanche nettement plus facile d'envisager cette présence de Dieu de façon plus pragmatique, en soulignant les conséquences éthiques de cette place du croire dans l'ostéopathie. J.-P. Lebrun notait déjà, il y a vingt ans, combien la réflexion sur la place de Dieu dans l'activité médicale peut être proche de la question du statut qu'on accorde à la science :

> « C'est un rôle de tiers qui a échu à Dieu pendant des siècles et que depuis ce qu'on appelle la mort de Dieu, on veut tenter de faire tenir à la science, mais celle-ci n'est pas en mesure de le tenir ; c'est toujours par un abus que le médecin lui fait occuper cette place. Il convient de prendre la mesure de cette nouvelle donne et de ce que Pierre Benoît appelle le transfert de la part de Dieu sur la part de l'homme. Que la théorie scientifique ait négligé et se soit même crue obligée de combattre cette invocation divine pour se constituer comme scientifique, voilà qui ne peut paraître qu'évident. Néanmoins, en jetant aux poubelles de l'histoire cette dimension tierce, il restera à se demander quel bébé la médecine scientifique a jeté avec l'eau du bain[1]. »

Dieu, « dimension tierce » de l'acte thérapeutique : voici une manière de présenter les choses qui est très subtile, dans sa simplicité. Car si Dieu est en tiers, cela signifie qu'il n'est pas l'auteur de la guérison, et qu'il est situé en présence de la relation entre soignant et soigné. Si on le « jette aux poubelles de l'histoire », cette place demeure vide. Lorsque c'est la science qui est installée en cette place, il y a grands risques de confusion, car la science n'est pas un sujet, et qu'elle est œuvre humaine, comme l'action thérapeutique. L'être humain est sujet, sujet absolu pourrait-on dire, ne reconnaissant à personne d'autre ce statut. Reconnaître la place d'un tiers,

---
1. J.-P. LEBRUN, *De la maladie médicale*, Bruxelles, De Boeck Université, 1993, p. 55.

même si on n'a pas une idée précise de son rôle, ou de ce que pourrait être son action, mais en se contentant de dire qu'il est présent, comme le partenaire silencieux de Becker, n'est pas une démarche qu'il faudrait assigner uniquement au registre du croire. Elle a également une forte dimension éthique.

Soigner en respectant le corps humain

Still ne cesse de nommer Dieu comme l'auteur, comme l'origine rationnelle de l'anatomie et de la physiologie humaines. Son propos met, de ce fait, l'accent non seulement sur la beauté, la perfection du corps humain, mais sur sa cohérence. Une telle perfection ne pouvant à ses yeux être imputée au hasard, elle est le fondement de son approche systémique : tout dans le corps humain est relation, homéostasie, équilibre vivant et dynamique. Dieu chez Still n'est pas thérapeute, il est le concepteur génial du corps humain.

Aujourd'hui, ne voulant pas partager cette nomination du Créateur, des ostéopathes tentent de purifier leur discipline des traces des opinions religieuses de son fondateur. Mais est-il tenable de conserver un système de pensée en en occultant ainsi la pièce maîtresse ? L'ostéopathie, privée de cette place centrale de Dieu évolue facilement, soit vers une forme de biomécanique, qui peut devenir aussi réductrice que la plus technique des médecines scientifiques, soit vers les formes d'ésotérismes les plus extravagantes, car il semble aujourd'hui beaucoup plus acceptable d'élaborer un discours mêlant chakras, énergie et fluide original, que de dire que l'être humain a été créé par Dieu.

Il y a dans le propos original de l'ostéopathie une reconnaissance de la place de Dieu, mais dont nous avons vu qu'elle se refuse toujours à l'instrumentaliser ou à le faire intervenir à la place de l'être humain et de ses compétences. Nommer Dieu, ce n'est jamais, chez Still, sombrer dans une forme de fatalisme, ou de pratique plus ou moins magique où Dieu serait censé intervenir. Si la présence de Dieu dans les textes de Still était de cet ordre, les ostéopathes auraient bien raison de s'en défier, et ils seraient en le faisant fidèles à leur fondateur qui refusait Dieu si le rôle de celui-ci est d'expliquer la mort ou d'intervenir à notre place. Mais ce n'est pas de ce Dieu-là qu'il parle, car c'est une idole. Il parle de Dieu comme celui qui a inscrit dans l'homme, et dans la création, des lois qui conduisent à la santé et au bonheur si elles sont respectées, et qui a rendu l'être humain capable de soigner son semblable s'il en a la compétence. La liberté du thérapeute, ses connaissances, son expérience, n'ont rien à craindre de Dieu, tel que Still en parle.

Il est donc possible de retourner la critique faite à Still, et de voir la mention de Dieu non comme un signe d'irrationalité de sa démarche, mais au contraire comme le fondement de sa rationalité. La reconnaissance de la place d'un créateur suscite également une attitude thérapeutique spécifique, marquée par le respect de son œuvre, et des lois qui y sont reconnaissables.

Qui est l'auteur de la guérison ?

Dans les deux formes de nomination de Dieu que nous avons pu reconnaître dans le développement de l'ostéopathie, reconnaissance du créateur dans ses œuvres et pratique thérapeutique en présence d'un Tiers divin, l'ostéopathe qui s'y réfère adopte une attitude qui a des conséquences éthiques. Il reconnaît qu'il n'est pas l'auteur de la guérison. Soit il l'attribue principalement au corps du patient, équipé dès l'origine de ce qui lui sera nécessaire pour retrouver la santé. Soit il en reconnaît la source dans la présence d'un partenaire, d'une source de vie avec laquelle il ne s'identifie jamais. On peut lire des textes comme ceux de R. Becker en étant ainsi attentif à la grande modestie que suscite cette posture d'ordre spirituel. La référence à Dieu ne nourrit aucun rêve de toute puissance, ou d'omnipotence ; elle invite au contraire le thérapeute à reconnaître qu'il n'est là que pour faciliter, voire parfois pour constater, des processus qui se déroulent en dehors de son vouloir. Un ostéopathe me disait en souriant : « C'est le corps du patient qui fait tout le travail, et à la fin de la séance, c'est le patient qui me paye pour le travail accompli, la vie est belle... » Au-delà de la plaisanterie, cette attitude est source d'une posture éthique bien particulière, puisque l'ostéopathe ne s'attribue pas l'évolution bénéfique de l'état de santé de son patient. Ceci est tout à fait original d'un point de vue éthique, et peut constituer un atout important de l'ostéopathie, à condition, bien sûr qu'une telle manière de ne pas occuper la place centrale ne soit pas la source d'un refus d'assumer ses responsabilités.

Reconnaissant que le mieux-être viendra du corps du patient ou d'une source tierce et que son rôle se limite à celui d'un facilitateur de ce processus, l'ostéopathe serait sans doute mieux protégé que beaucoup de thérapeutes à l'égard du rêve de toute puissance.

> « Le discours du tout-possible et de l'immédiat qui se déploie actuellement affecte le soin en ce sens qu'il devient le réceptacle du désarroi face à la confrontation au réel de la limite quand celui-ci n'est plus médiatisé par un symbolique consistant donnant un sens à la perte nécessaire. Le heurt au réel, sans inscription préalable de la limite, est vécu comme traumatisme qu'il s'agirait de "soigner", mais aussi de réparer[2]. »

---

2. I. FRANCE, « Marchandisation du soin et éviction du sujet : les effets paradoxaux d'une surdose de neutralité dans le libéralisme », Deuxième colloque de psychopathologie et psychanalyse du lien social « Malades du libéralisme ? Actuel du sujet, actualité du lien social », université Marc Bloch, Strasbourg, 15-16 mars 2008, Strasbourg, [en ligne].

Il serait redoutable que l'ostéopathie en voulant se libérer de Dieu, en vienne à s'attribuer une capacité thérapeutique sans limite. Ce serait non seulement triste car elle y perdrait une part de son identité, mais aussi redoutable, car si un thérapeute qui se croit sans limite est toujours dangereux, il le sera d'autant plus que sa méthode thérapeutique est sans médiation. Si le pouvoir d'un ostéopathe était sans limites, cela signifierait que la guérison sortirait inéluctablement de ses mains. Ayant évacué Dieu, il serait vite tenté d'occuper le siège laissé vacant...

Les relations de l'ostéopathie avec l'évolution et le vitalisme

L'étude du rapport entre l'ostéopathie et le discours sur Dieu a montré que ce n'était pas tant la référence à Dieu qui peut constituer un problème dans le discours ostéopathique, si l'on veut bien lire les textes sans leur appliquer des *a priori* interprétatifs. Deux éléments présents dans l'ostéopathie dès l'origine me semblent nécessiter une réflexion tout aussi approfondie pour dépasser les approximations, ou les rejets trop rapides dont ils font l'objet aujourd'hui : le rapport à la théorie de l'évolution et le vitalisme. Je ne fais que les évoquer ici, car il s'agit de dossiers encore en chantier, dont la complexité et les enjeux philosophiques nécessiteront encore de longues recherches.

Perfection de la nature et théorie de l'évolution

Comme nous l'avons noté dans la lecture des textes de Still, ce n'est pas tant sa référence à Dieu comme créateur qui peut être regardée comme un obstacle à la reconnaissance de la rationalité de l'ostéopathie, puisque cette référence est le fondement de la rationalité et ne repose en rien sur une expérience d'ordre spirituel. En revanche, ce qui est plus difficile à admettre dans une lecture contemporaine, c'est son propos sur la perfection de la création, propos nettement pré-darwinien, puisque Darwin lui-même raconte comment il lui a fallu s'en libérer pour changer son regard sur la nature. L'évolution apparaît aujourd'hui comme un immense bricolage, marqué par des impasses, par l'exploration de solutions qui se révèlent mauvaises ou inefficaces. Il est donc difficile de considérer que la simple observation du corps humain met en présence d'une machine parfaite. La perfection n'est pas un état actuel, mais une fin vers laquelle la nature évolue. L'observateur peut donc garder cette idée de perfection, mais sans la reconnaître dans un état achevé.

L'auteur de *L'origine des espèces* avait reçu en Angleterre une formation marquée par la théologie naturelle enseignée par W. Paley. Le point faible d'une telle approche lui est apparu non pas dans la désignation d'un créateur, mais dans la conception d'une création parfaite et achevée d'emblée. Il y a donc ici une divergence profonde avec l'attitude de Still. Il est bien difficile de savoir si le fondateur de l'ostéopathie a eu accès aux textes mêmes de Darwin : il est probable que non, car cette incompatibilité lui serait apparue. En revanche, il fait allusion à un autre auteur, H. Spencer, tenant d'une théorie de l'évolution plus philosophique que biologique. Son œuvre foisonnante doit faire l'objet d'une étude attentive avant d'affirmer, comme le font souvent les ostéopathes, que Still y a puisé des convictions sur l'évolution. La proximité la plus remarquable avec H. Spencer se trouve probablement du côté d'autres notions, comme la relation structure fonction. Une recherche précise menée au Canada montre que les rapprochements textuels fiables entre les œuvres de Still et celles de Spencer sont rares. Ceci ne prouve pas que Still ne l'aurait pas lu : cet esprit curieux furetait dans toutes sortes de directions et se nourrissait des lectures ou des idées qu'il rencontrait sans pour autant s'inspirer d'un philosophe ou d'un auteur à la manière d'un disciple[3].

Le vitalisme est-il une théorie incompatible avec l'approche scientifique ?

Le vitalisme[4] est plus complexe à traiter, car il fait problème non seulement entre médecins et ostéopathes, mais au sein même de l'ostéopathie. On rencontre en effet dès les écrits de Still ce paradoxe dont l'homme est coutumier : il décrit le corps humain comme une machine, à la manière de Descartes, grand pourfendeur du vitalisme, mais il ne cesse de faire aussi référence à la Vie, au flux de la vie qui doit s'écouler dans ce corps et dont il faut dégager les obstacles. Dans la suite de l'histoire de l'ostéopathie, le paradoxe s'est résolu par simplification : d'un côté une approche structurelle très mécaniste, et de l'autre une approche qui accorde une place importante au point de vue vitaliste, l'ostéopathie dans le champ crânien et la biodynamique. Ce dossier mériterait une étude à part entière, pour dépasser les critiques du vitalisme qui reposent sur ses expressions les plus radicales, comme la génération spontanée réduite à néant par Pasteur, et pour en retenir ce qui en est l'essentiel au plan philosophique, c'est-à-dire le refus de limiter la conception de l'homme et de son corps à la mise en œuvre des lois physico-chimiques de la nature. Ici comme dans bien d'autres domaines, il serait souhaitable que des ostéopathes investissent dans une véritable culture philosophique, afin de pouvoir situer leur propos dans une approche fine du vitalisme, en s'appuyant sur des auteurs comme H. Bergson, G. Canguilhem ou H. Jonas.

---

3. M. RAINVILLE, « L'influence de l'évolutionnisme philosophique dans l'élaboration des principes ostéopathiques par Still », Collège d'études ostéopathiques de Montréal, 2010, [en ligne].
4. P. NOUVEL (dir.), *Repenser le vitalisme*, Paris, PUF, 2011.

Ouverture

Sans développer plus cette analyse de l'articulation entre l'ostéopathie et le spirituel dans le cadre de ce livre, je voudrais cependant conclure ce chapitre en évoquant deux questions qui m'habitent à la lecture de ces textes.

Dans le spirituel sans tradition, les impasses du subjectif

Si les fondateurs de l'ostéopathie avaient des références chrétiennes, et en particulier bibliques tout à fait explicites, on constate aujourd'hui que de nombreux ostéopathes attentifs à une dimension spirituelle de leur pratique ont plutôt tendance à vouloir développer leur recherche en dehors d'une tradition religieuse. Comme beaucoup de leurs contemporains, ils développent alors un propos qui conjugue des notions tirées de diverses traditions, associant la mention d'un Dieu créateur à celle des chakras ou de la physique quantique, sans éprouver apparemment de difficultés à mêler ainsi des systèmes de pensée hétérogènes. Il y a là une question, qui dépasse d'ailleurs largement l'ostéopathie, car une telle démarche laisse une grande place à la subjectivité, et rend beaucoup plus difficile le dialogue. Au lieu de s'enraciner dans une tradition porteuse d'une cohérence entre sa conception du monde, son anthropologie et sa forme de relation avec Dieu, de telles démarches procèdent d'une construction personnelle, et de ce fait auto-référencée. Certains ostéopathes contribuent ainsi à une réputation assez trouble de la profession, lorsqu'ils mêlent dans leurs pratiques thérapeutiques l'ostéopathie avec des pratiques d'ordre énergétique, psychologique ou spirituel empruntées à d'autres sources. Le public peut alors avoir l'impression que l'ostéopathie n'a d'autre fondement que des croyances personnelles, et qu'elle se limite à une pratique plus ou moins ésotérique.

Spiritualité, religion, théologie ?

Comment qualifier cette place importante accordée à Dieu chez les fondateurs et chez certains praticiens de l'ostéopathie ? Bien souvent, c'est le terme assez vague de spiritualité qui est employé pour désigner le registre dans lequel se situe cette démarche, le terme de spiritualité ayant aujourd'hui en français moins mauvaise presse que celui de religion, ou, encore plus, de théologie. La solution la plus simple est celle employée par exemple par P. Javerliat dans un texte déjà cité[5], qui fait de la référence à Dieu une sorte de béquille temporairement nécessaire en fonction des

---

5. Voir p. 25.

lacunes du savoir scientifique. Dans une telle perspective, ce qui est considéré comme spirituel est donc destiné à disparaître progressivement, au rythme où la science occupe peu à peu le terrain. D'un côté la science, rationnelle, et de l'autre le spirituel, irrationnel et venant boucher les trous. D'un côté le savoir, de l'autre le croire, qui recule au fur et à mesure que le savoir avance.

Il me semble que pour tenter d'y voir un peu plus clair dans ce dossier, il est utile de distinguer la présence de Dieu chez Still et la dimension spirituelle des héritiers de Sutherland. Chez Still, il s'agit d'une théologie naturelle, fondement rationnel à ses yeux de son attitude thérapeutique, sans participation de Dieu à l'acte ostéopathique. Cette nomination de Dieu n'est pas un bouche-trou pour dire l'inexplicable, mais le fruit d'une observation rigoureuse du corps humain. L'impact qu'elle a sur le travail ostéopathique me semble principalement d'ordre éthique, en plaçant un tiers dans la relation thérapeutique. Chez le dernier Sutherland et ses disciples, la situation est radicalement différente, car ce qui est de l'ordre de Dieu, source d'énergie bienfaisante, totipotente, qui va pouvoir susciter un processus de guérison chez le patient, est identifié non pas par la démarche du raisonnement de la théologie naturelle, mais par une forme d'expérience sensible, exprimée ensuite par des termes venant du champ sémantique du religieux, sans que soit envisagée une nécessité de préciser de qui on parle.

Mais ne peut-on voir cette part spirituelle du discours et de la pratique ostéopathiques, comme l'expression de l'une des potentialités étonnantes de cette discipline, qui serait d'avoir accès à une certaine perception de ce réel voilé[6] dont l'existence est reconnue, sans pouvoir être décrite, par la physique fondamentale aujourd'hui ? Le physicien emploie aujourd'hui le terme de matière-énergie, pour exprimer qu'il ne peut choisir, et que la même réalité se manifeste soit comme matière soit comme énergie. Par la médiation de ses mains et non par celle des outils complexes de la physique, l'ostéopathe aurait-il une capacité analogue ? Il peut percevoir le corps humain soit comme matière, et l'on trouve ici la part essentielle de l'anatomie et de la biomécanique en ostéopathie, soit comme énergie et on trouve alors l'approche biodynamique ou celle du champ crânien.

Si certains ostéopathes emploient un vocabulaire qui est si proche du vocabulaire théologique, est-ce parce leur pratique est inspirée, qu'ils le reconnaissent ou non, par un système de représentation chrétien ? Est-ce parce que leur expérience d'être dépassés par quelque chose de plus grand qu'eux est en elle-même une expérience spirituelle ? Ou bien est-ce parce

---

6. T. MAGNIN, *L'expérience de l'incomplétude*, Paris, Letheilleux, 2011, p. 85-106. La recherche de cet auteur sur le réel voilé s'appuie principalement sur les travaux de B. d'Espagnat, qui a forgé l'expression, en particulier dans le *Traité de physique et de philosophie*, Paris, Fayard, 2002.

que devant ce réel voilé qu'ils entrevoient, non seulement par le sens du toucher qui est peu pourvoyeur de vocabulaire, mais aussi par une forme de perception qui dépasse le toucher, ils ne peuvent avoir recours qu'à des représentations issues du religieux, faute d'un vocabulaire approprié ? Est-ce l'une de ces trois perspectives qui est juste ou une combinaison des trois ?

CONCLUSION : UNE AUTRE MÉDECINE ?

On peut s'étonner que plusieurs des grandes questions présentes dans le débat à propos de l'ostéopathie n'aient pas fait l'objet d'une étude dans cet ouvrage : l'ostéopathie peut-elle prouver son efficacité ? Le traitement ostéopathique n'est-il pas sans danger ? N'y a-t-il pas des ostéopathes qui ont des discours et des comportements qui évoquent plus ceux de gourous ésotériques que ceux du médecin ? Les dossiers brûlants sont encore nombreux, et les questions posées souvent légitimes. Une fois encore, rappelons que le projet qui était le mien n'était ni celui de l'information, ni celui de l'exhaustivité. Il m'a semblé plus stimulant d'ouvrir des pistes de réflexion, de montrer que certains aspects du débat pouvaient être profondément renouvelés si on acceptait de changer de point de vue, et de passer par exemple d'un registre sociologique, celui du pouvoir, au registre épistémologique, celui du mode de connaissance. L'objectif n'était pas d'établir un panégyrique de l'ostéopathie, ni de passer sous silence les limites de son discours ou les erreurs manifestes commises par certains ostéopathes incompétents ou peu scrupuleux. Des erreurs éthiques ou scientifiques pouvant tout autant être mises en valeur à partir de situations prises en charge par des médecins, ce n'était pas à partir de ces situations douloureuses qu'il faut envisager la réflexion.

Il me semble que, malgré l'ampleur des recherches qui sont à poursuivre car elles n'ont été qu'initiées ici, quelques éléments peuvent constituer un bilan d'étape : l'ostéopathie apparaît comme une autre médecine et non comme une technique thérapeutique ; elle est un prisme intéressant pour approcher le phénomène sociologique du développement des médecines alternatives ; elle pose des questions fondamentales à la médecine.

Une autre médecine

Au point de départ, j'imaginais assez facilement l'ostéopathie comme une pratique thérapeutique originale, apportant une approche plus globale que les formes classiques de kinésithérapie. Certains professionnels de santé raisonnent de cette façon, et l'on voit des médecins, des kinésithérapeutes, qui affichent la pratique de l'ostéopathie parmi leurs compétences thérapeutiques, aux côtés de la sophrologie ou de la kinésithérapie Meizières, comme j'ai pu le constater sur des plaques professionnelles. Mais l'étude des textes et des pratiques de l'ostéopathie m'a conduit à une toute autre conception, car j'y ai découvert un système de pensée d'une grande ampleur, bien qu'il peine encore à s'exprimer de manière rigoureuse. S'appuyant sur des connaissances scientifiques qu'elle partage avec la médecine, comme l'anatomie, la biomécanique ou la physiologie, l'ostéopathie ne se contente pas de développer des outils thérapeutiques originaux. Elle déploie un processus intellectuel qui autorise à la regarder comme une médecine : elle a sa propre démarche diagnostique qui n'aboutit pas comme en médecine conventionnelle à la nomination d'une maladie, mais à la reconnaissance d'un état fonctionnel du sujet. Elle a une démarche étiologique, qui là encore diffère de celle de la médecine, en particulier par son caractère systémique et sa capacité à prendre en compte les relations du patient avec son écosystème. Elle a une démarche thérapeutique spécifique, dans laquelle les interventions du thérapeute ne constituent pas, comme en médecine, l'apport depuis l'extérieur de ce qui manque au patient ou de ce qui va permettre de lutter en lui contre la maladie, mais qui sont envisagées comme une aide à ce qui est au cœur du retour vers la santé, c'est-à-dire les capacités d'autoguérison du corps humain. Même lorsque l'ostéopathe intervient de manière assez mécanique, il ne considère pas que l'ajustement qu'il a réalisé résoud totalement le problème fonctionnel, mais plutôt qu'il met le corps du patient sur la voie d'un comportement plus favorable, en lui permettant de sortir d'une impasse.

En France tout particulièrement, il est difficile de penser ainsi car le système juridique et politique qui organise la médecine depuis plusieurs siècles ne nous a pas préparés à imaginer qu'il puisse exister plusieurs médecines ayant chacune leur légitimité, leur façon de penser, et leur champ d'action privilégié. De plus, nous sommes aussi habitués à des classifications assez nettes dans le domaine intellectuel. Il nous semble naturel, voire même indispensable, de tracer une frontière très nette entre ce qui est scientifique et ce qui est spirituel, entre ce qui est psychologique et ce qui est biologique. Devant un phénomène nouveau, comme l'émergence de l'ostéopathie, ces catégories permettent d'énoncer très rapidement des jugements dont nous avons vu qu'ils sont parfois discutables, car ils ne permettent pas de rendre compte d'une réalité complexe. Des évolutions seront peut-être rendues possibles par le dialogue avec les sciences considérées comme dures, car ce sont elles, paradoxalement, qui, les premières, ont remis en question une identification entre le scientifique et le mesurable et qui ont développé la capacité à intégrer l'incertitude dans une pensée rationnelle. Biologie et médecine font encore un usage assez radical de la référence à la Science, sans toujours développer une réflexion épistémologique approfondie qui leur permettrait d'affiner la conscience de leurs manières de penser.

Un point de départ pour une réflexion sur les médecines alternatives

L'évolution de l'efficacité médicale avait pu laisser présager une réduction, jusqu'à la disparition, du recours à d'autres formes de thérapeutiques dans les sociétés occidentales. Or, depuis une trentaine d'années, c'est le contraire qui peut être constaté. De nombreuses études montrent que, selon les pays, entre 20 et 40 % des patients atteints de maladies graves consultent un autre thérapeute que leur médecin, tout en continuant à suivre les prescriptions de celui-ci. Une telle pratique, relativement nouvelle, pourrait amener à considérer que ces médecines autres sont des pratiques complémentaires, puisqu'elles ne suscitent pas l'abandon des thérapeutiques conventionnelles, mais qu'elles offrent aux patients ce que celles-ci n'apportent pas ou plus, une écoute, une prise en charge des désagréments fonctionnels suscités par la maladie ou par les médicaments, etc. C'est ce type de raisonnement qui permet à des institutions hospitalières de commencer à les accueillir dans leurs prestations. Aux yeux de beaucoup de patients, les diverses offres thérapeutiques, conventionnelles ou non, sont complémentaires, chacune intervenant dans son champ propre, avec ses avantages et ses inconvénients. Mais lorsque le chercheur tente de comparer le discours, les fondements et les modalités d'action des divers thérapeutes que consulte un même malade, parfois dans la même semaine, il ne peut que constater que si le patient semble s'y retrouver, il serait bien difficile d'amener ces thérapeutes à se comprendre voire peut-être à se parler. De ce point de vue, les « autres médecines » sont à considérer comme alternatives. Si l'on croise les deux approches, il semble donc que le plus juste, même si ce n'est pas le plus simple au plan stylistique, serait de parler de médecines « épistémologiquement alternatives et sociologiquement complémentaires ». Alternatives dans leur mode de pensée, dans leur conception du corps humain, de la santé et de la maladie, elles sont vécues comme complémentaires, et tendent de plus en plus à trouver une place de ce type dans les sociétés occidentales. Un patient qui, suivi par un cancérologue, éprouve le besoin de consulter un naturopathe ou un acupuncteur, n'a plus aujourd'hui l'impression de prendre le maquis, et sa consultation d'autres thérapeutes ne se fonde pas sur une rupture avec son médecin, comme cela pouvait être le cas il y a trente ou quarante ans.

L'ostéopathie est de ce point de vue particulièrement significative. Elle nous est apparue comme alternative dans sa manière de penser, dans son mode de connaissance, au point de pouvoir constituer une autre médecine. Elle n'a cependant, normalement, aucune prétention à pouvoir prendre en charge toutes les situations pathologiques, et reconnaît paisiblement la place de la médecine conventionnelle à ses côtés. Alternative dans sa manière de penser, elle est complémentaire dans son offre de soin.

Un point de départ pour une réflexion sur la médecine

La rencontre de l'ostéopathie me réservait bien des surprises, et je crains que ce ne soit pas fini. À cette étape, de nombreux dossiers sont à explorer encore, que ce soit l'analyse de la perception ostéopathique, les relations entre ostéopathie, théorie de l'évolution et vitalisme, ou bien les racines philosophiques et théologiques de la démarche de Still lui-même. Mais la proposition faite ici d'une recherche visant à systématiquement comparer la démarche médicale et l'ostéopathie a montré que cette confrontation fait aussi surgir de nombreuses questions sur la médecine elle-même. Quelle est la finalité de l'acte médical ? Quels sont les présupposés éthiques et anthropologiques de la formation des étudiants en médecine ? Nous avons pu constater sur quelques exemples que la référence solennelle à la démarche scientifique comme seul fondement possible de la recherche médicale coexiste souvent avec une méthodologie discutable. De plus, dans la recherche médicale, la réduction méthodologique à la seule démarche statistique laisse dans l'ombre de nombreux champs de recherche, qui se trouvent, comme l'ostéopathie, rejetés du fait de leur hétérogénéité. Structurée par un mode de pensée systémique, l'ostéopathie est une question posée à la médecine et à sa pensée analytique. La réduction de l'humain à des questions aussi précises que possible, la descente du diagnostic jusque dans l'échelle du génome ou de la molécule, semblent avoir fait perdre de vue à de nombreux médecins l'existence d'autres modes de pensée qui, pour être différents n'en sont pas moins rigoureux et féconds.

De nombreux indicateurs manifestent la crise que connaît le système de santé français, les professionnels souffrent d'une évolution rapide des modalités de leur travail. On analyse souvent cette situation en mettant en avant l'approche économique ou l'approche institutionnelle. Mais les questions que posent des médecines alternatives comme l'ostéopathie invitent médecins et philosophes à oser approfondir des questions fondamentales. La spécificité de l'acte médical, la finalité de la thérapeutique, l'écart parfois considérable entre la manière de penser des médecins et celle de leur patient sont des questions que l'on ne peut plus ignorer. Il faut espérer que le développement d'autres approches à ses côtés pourra être regardé par la médecine comme une chance qui lui est offerte de se définir de manière plus précise et de reconnaître les limites de son champ d'action. L'histoire récente de l'ostéopathie dans les pays occidentaux montre qu'un affrontement trop radical entre deux milieux professionnels peut évoluer sous la pression d'un tiers qui est le patient, et sa demande.

BIBLIOGRAPHIE

LIVRES

O. AUQUIER, *Ostéopathie, principes et applications ostéoarticulaires*, Paris, Elsevier Masson, 2007.

R. BECKER, *The Stillness of Life*, Portland, Stillness Press, 2000. R. BROOKS (éd.), *L'immobilité de la vie. La philosophie ostéopathique de R. Becker*, trad. P. Tricot, Vannes, Sully, 2013.

R. BECKER, *Life in motion*, Portland, Stillness Press, 1997. R. BROOKS (éd.), *La vie en mouvement. La vision ostéopathique de R. Becker*, trad. V. Espinasse et P. Tricot, Vannes, Sully, 2012.

C. BERNARD, *Introduction à la médecine expérimentale*, Paris, J.-B. Baillière, 1865.

E. R. BOOTH, *History of Osteopathy and Twentieth-Century Medical Practice*, Cincinnati, Jennings and Graham, 1905.

G. CANGUILHEM, *Le normal et le pathologique*, Paris, PUF, coll. « Quadrige », 2005.

G. CANGUILHEM, *Écrits sur la médecine*, Paris, Le Seuil, coll. « Champ freudien », 2002.

A. CASSOURA, *L'énergie, l'émotion, la pensée, au bout des doigts. Au-delà de l'ostéopathie*, Paris, Odile Jacob, 2010.

P. CATHÉBRAS, *Troubles fonctionnels et somatisation. Comment aborder les symptômes médicalement inexpliqués*, Paris, Masson, 2006.

Z. COMEAUX, *Fire on the Prairie, Life and Times of Andrew Taylor Still founder of Osteopathic Medicine, Incendie sur la prairie, Vie et mœurs de l'époque d'Andrew Still, fondateur de l'ostéopathie, Histoire du développement de l'ostéopathie*, trad. P. Tricot, Granville, P. Tricot, 2008.

Y. CONSTANTINIDÈS, F. PARIAUD, *Regards croisés sur l'ostéopathie*, Bruxelles, De Boeck, 2010.

J. COSNIER, *Psychologie des émotions et des sentiments*, Paris, Retz, 1994, [troisième version revue et corrigée, 2006].

A. CRESSON, *Françis Bacon. Sa vie, son œuvre, sa philosophie*, Paris, PUF, 1948.

N. DE CUES, *Trois traités sur la docte ignorance et la coïncidence des opposés*, Paris, Éditions du Cerf, 1991.

F. DAGOGNET, *Philosophie de l'image*, Paris, Vrin, 1984.

F. DARWIN (ed.), *The life and letters of Charles Darwin* [1887], Cambridge University Press, 2009, t. 1, 309.

B. D'ESPAGNAT, *Traité de physique et de philosophie*, Paris, Fayard, 2002.

E. DiGiovanna, S. Schiowitz (ed.), *An osteopathic Approach to Diagnosis and Treatment*, Philadelphia, Lippincott-Raven, 1997.
T. Dummer, *A textbook of Osteopathy*, Hadlow Down, JoTom Publications, 1999.
J.-A. Duval, *Techniques ostéopathiques d'équilibre et d'échanges réciproques*, Vannes, Sully, 2004.
Édit du Roy portant règlement pour l'étude et l'exercice de la médecine donné à Marly au mois de mars 1707 et registré au parlement le 18 mars 1707, Paris, J. Quillau, 1728.
Fédération française de l'ostéopathie, *Déontologie de l'ostéopathie*, 2011, [en ligne].
M. Foucault, *La naissance de la clinique*, Paris, PUF, 1963.
S. Freud, *La question de l'analyse profane*, [1925], dans *Œuvres complètes*, t. 18, Paris, PUF, 2002.
A. Gehin, *Concept de tenségrité en ostéopathie*, Montpellier, Sauramps médical, 2010.
M. D. Grmek (dir.), *Histoire de la pensée médicale en Occident*, Paris, Le Seuil, 1997.
J.-M. Gueullette, *Petit traité de la prière silencieuse*, Paris, Albin Michel, 2012.
J.-P. Guillaume, *Être vivant, L'ostéopathie, nouvelle médecine humaniste*, Paris, Anne Carrière, 2009.
H. W. Haggard, *From Medicine Man to Doctor: The Story of the Science of Healing*, Mineola N.Y., Dover Publications, 2004. [Version abrégée de *Devils, Drugs and Doctors: The Story of the Science of Healing from Medicine Man to Doctor*, New York, Harpers and Brothers Publishers, 1929.]
T. E. Hall, J. Wernham, *The contribution of John Martin Littlejohn to osteopathy*, Maidstone, The Maidstone Osteopathic Clinic, Centenary Edition 1874-1974.
N. Handoll, *Anatomie de la puissance vitale*, trad. P. Tricot, Vannes, Sully, 2012.
C. Hérisson, P. Vautravers, *Les manipulations vertébrales*, Paris, Masson, coll. « Collection de Pathologies Locomotrices, n° 29 », 1994.
B. Hœrni, *Les nouvelles alliances médicales*, Paris, Flammarion, 2003.
G. D. Hullet, *A Textbook on the Principle of Osteopathy*, Journal Printing Company, Kirksville, 1903.
P. Javerliat, *Précis de matière ostéopathique*, Vannes, Sully, 2008.
M. Jeannerod, *Le cerveau intime*, Paris, Odile Jacob, 2002.
E. Kant, *Critique de la raison pure*, Paris, Flammarion, 2001.
M. Kaufman, *American Medical Education: The formative Years 1765-1910*, Westport Conn, Greenwood Press, 1976.
I.-M. Korr, *Bases physiologiques de l'ostéopathie*, s. l., Éditions Frison Roche, 1982.
F. Laplantine, *Anthropologie de la maladie*, Paris, Payot, 1986, 1992^2.
F. Laplantine, *Anthropologies latérales, entretiens avec J. Lévy*, Montréal, Liber, 2002.
J.-M. Lardy, *Les professionnels de santé et l'ostéopathie, Complémentarité, déviance ou expédient ?*, Sophia Antipolis, Book-e-book, 2011.
S. Laugier, P. Wagner, *Philosophie des sciences, Théories, expériences et méthodes*, Paris, Vrin, 2004.
D. Le Bihan, *Le cerveau de cristal*, Paris, Odile Jacob, 2012.
P. Le Moigne, *La modélisation des systèmes complexes*, Paris, Dunod, 1999.
J.-P. Lebrun, *De la maladie médicale*, Bruxelles, De Boeck Université, 1993.
D. Lecourt (dir.), *Dictionnaire de la pensée médicale*, Paris, PUF, 2004.
J. M. Littlejohn, « Osteopathy, a new view of science of therapeutics, Adress delivered before the Society of Science, London, July 17th 1900 », dans T. E. Hall et J. Wernham, *The contribution of John Martin Littlejohn to osteopathy*, Maidstone, J. Wernham College of Oseopathy, 2007.

J. M. LITTLEJOHN, « Évolution et futur de l'ostéopathie », Discours prononcé devant la Convention de l'Association des ostéopathes réunis le 12 octobre 1934, trad. P. Tricot, [en ligne].

J. LUSSEYRAN, *Et la lumière fut*, Paris, Le Félin, 2005.

J. LUSSEYRAN, *Le monde commence aujourd'hui*, Paris, Silène, 2012.

T. MAGNIN, *L'expérience de l'incomplétude*, Paris, Lethielleux, 2011.

M. MERLEAU-PONTY, *Phénoménologie de la perception*, Paris, Gallimard, 1945.

M. MERLEAU-PONTY, *Le visible et l'invisible*, Paris, Gallimard, 1964.

K. MONTGOMERY, *How Doctors Think? Clinical Judgment and the Practice of Medicine*, New York, Oxford University Press, 2006.

E. MORIN, *La voie, Pour l'avenir de l'humanité*, Paris, Fayard, 2011.

T. NATHAN, I. STENGERS, *Médecins et sorciers*, Paris, Les Empêcheurs de penser en rond, 1995.

K. E. NELSON, T. GLONEK (ed.), *Somatic Dysfunction in Osteopathic Medicine*, Philadelphia, Lippincott Williams & Wilkins, 2007.

P. NOUVEL (dir.), *Repenser le vitalisme*, Paris, PUF, 2011.

W. PALEY, *Natural Theology*, 1802. L'édition qui a été étudiée est celle d'Oxford University Press, 2006 avec une introduction de M. D. Eddy et D.Knight. *Théologie naturelle ou preuves de l'existence et des attributs de la divinité tirées des apparences de la nature. Traduction libre de l'anglais par C. Pictet à Genève*, Genève, Imprimerie de la bibliothèque britannique, 1804.

K. R. POPPER, *La logique de la découverte scientifique*, Paris, Payot, 1973.

M. RAINVILLE, « L'influence de l'évolutionnisme philosophique dans l'élaboration des principes ostéopathiques par Still », thèse présentée au collège d'études ostéopathiques de Montréal, juin 2010.

J.-F. SALMOCHI, *L'ostéopathie, thérapie ou imposture. Les vraies solutions pour votre dos*, La Taillandrie, Châtillon-sur-Chalarone, 2013.

A. T. STILL, *Autobiographie*, trad. P. Tricot, Vannes, Sully, 2008.

A. T. STILL, *Ostéopathie, recherche et pratique*, trad. P. Tricot, Vannes, Sully, 2009.

A. T. STILL, *Philosophie de l'ostéopathie*, trad. P. Tricot, Vannes, Sully, 2007.

A. T. STILL, *Philosophy and mechanical principles of Osteopathy*, Kansas City, Hudson-Kimberly, 1902; *Philosophie et principes mécaniques de l'ostéopathie*, trad. P. Tricot, Vannes, Sully, 2009.

C. STONE, *Science in the Art of Osteopathy, Osteopathic Principles and Practice*, Cheltenham, Nelson Thomes, 2002.

W. G. SUTHERLAND, *Textes fondateurs de l'ostéopathie dans le champ crânien*, trad. H. Louwette, Vannes, Sully, 2002.

W. G. SUTHERLAND, *Ostéopathie dans le champ crânien, Édition originale*, Vannes, Sully, 2004.

P. TRICOT, *Approche tissulaire de l'ostéopathie. Un modèle du corps conscient*, Vannes, Sully, 2002, 2 tomes.

C. TROWBRIDGE, *Andrew Taylor Still, 1828-1917*, Truman State University Press, 1991. *Naissance de l'ostéopathie. Vie et œuvre de Andrew Taylor Still*, trad. P. Tricot et J.-H. Francès, Vannes, Sully, 2010.

F.-L.-I. VALLEIX, *Guide du médecin praticien ou résumé général de pathologie interne et de thérapeutique appliquée*, deuxième édition revue, corrigée et augmentée, Paris, J.-B. Baillière, libraire de l'Académie nationale de médecine, 1850.

A. VICKERS (dir.), *Examining Complementary Medicine*, Cheltenham, Stanley Thornes, 1998.

J. H. WARNER, *The Therapeutic Perspective: Medical Practice, Knowledge and Identity in America, 1820-1855*, Cambridge, Harvard University Press, 1986.

J. WERNHAM, *The life and times of John Martin Littlejohn*, Maidstone, The John Wernham College of Classical Osteopathy, 1999.

CHAPITRES D'OUVRAGES COLLECTIFS

H. BAER, « Divergences in the Evolution of Osteopathy in four Anglophone Countries », dans K. S. OTHS, S. Z. HINOJOSA (ed.), *Healing by hand*, Walnut Creek, Altamira Press, 2004, p. 63-79.

M. D. GRMEK et R. BERNABEO, « La machine du corps », dans M. D. GRMEK (dir.), *Histoire de la pensée médicale en Occident*, Paris, Le Seuil, 1997, t. 2, p. 9.

J. H. GRONEMEYER, H. JAMES., A. G. CARAYANNOPOULOS, « Osteopathic Medicine in Chronic Pain », dans *Integrative Pain Medicine: The Science and Practice of Complementary and Alternative Medicine in Pain Management*, Totowa, Humana Press, 2008, p. 307-331.

J.-M. GUEULLETTE, « Une fragilité différente selon les professions de santé », dans B. UGEUX (dir.), *La fragilité, faiblesse ou richesse ?*, Paris, Albin Michel, 2009, p. 151-165.

J. HOUDELECK, J. DE MARE, « L'historique des manipulations «, dans C. HÉRISSON, P. VAUTRAVERS, *Les manipulations vertébrales*, Paris, Masson, coll. « Collection de Pathologies Locomotrices, n° 29 », 1994, p. 1.

H. O. LOUWETTE, « Avant propos du traducteur », dans W. G. SUTHERLAND, *Ostéopathie dans le champ crânien, Édition originale*, Vannes, Sully, 2004, p. 5.

D. MARTINKE, D. J. DOWLING, « The philosophy of osteopathic medicine », dans E. DIGIOVANNA, S. SCHIOWITZ (ed.), *An osteopathic Approach to Diagnosis and Treatment*, Philadelphia, Lippincott-Raven, 1997, p. 4.

G. NICOLAS, dans L. AUQUIER, G. CREMER, P. MALVY, C.-J. MENKÈS, G. NICOLAS, « Ostéopathie et chiropraxie », rapport d'un groupe de travail de l'académie nationale de médecine, Paris, 10 janvier 2006.

F. PARIAUD, « La quête identitaire de l'ostéopathie » dans Y. CONSTANTINIDÈS, F. PARIAUD, *Regards croisés sur l'ostéopathie*, Bruxelles, De Boeck, 2010, p. 112-114.

D. PETERS, « Is complementary medicine holistic? », dans A. VICKERS (dir.), *Examining Complementary Medicine*, Cheltenham, Stanley Thornes, 1998, p. 138-146.

S. J. REISER, « Diagnostic », dans D. LECOURT (dir.), *Dictionnaire de la pensée médicale*, Paris, PUF, 2004, p. 328-333.

I. STENGERS, « Le médecin et charlatan », dans T. NATHAN et I. STENGERS, *Médecins et sorciers*, Paris, Les Empêcheurs de penser en rond, 1995, p. 117-118.

C. TROWBRIDGE, *Andrew Taylor Still*, Truman State University Press, 1991.

S. TYREMAN, « Osteopathy: physiotherapist with time or the practitioner with healing hands? », dans A. VICKERS (ed.), *Examining Complementary Medicine*, Cheltenham, Stanley Thornes, 1998, p. 124-137.

P. R. WOLPE, « Alternative Medicine and the AMA », dans R. B. BAKER (ed.), *The American Medical Association*, Baltimore, The John Hopkins University Press, 1999, p. 218-239.

BIBLIOGRAPHIE

RAPPORTS ADMINISTRATIFS ET SCIENTIFIQUES

L. AUQUIER, G. CREMER, P. MALVY, C.-J. MENKÈS, G. NICOLAS, « Ostéopathie et chiropraxie », rapport d'un groupe de travail de l'académie nationale de médecine, Paris, 10 janvier 2006, [en ligne].

C. BARRY, B. FALISSARD, « Évaluation de l'efficacité de la pratique de l'ostéopathie », rapport de l'unité Inserm U669 du 30 avril 2012, [en ligne].

D. BONTOUX, D. COUTURIER, C.-J. MENKÈS, « Les thérapies complémentaires. Leur place parmi les ressources de soins », rapport d'un groupe de travail de l'académie nationale de médecine, Paris, 5 mars 2013, [en ligne].

X. DEAU (dir.), « Pratique médicale et identité culturelle », rapport de la Commission nationale permanente adopté lors des Assises du Conseil national de l'Ordre des médecins du 18 juin 2005, [en ligne].

J.-Y. FAGON et C. VIENS-BITKER, « Médecines complémentaires à l'Assistance publique-Hôpitaux de Paris », rapport de mai 2012, [en ligne].

P. MALVY, dans L. AUQUIER, G. CREMER, P. MALVY, C.-J. MENKÈS, G. NICOLAS, « Ostéopathie et chiropraxie », rapport d'un groupe de travail de l'Académie nationale de médecine, Paris, 10 janvier 2006, [en ligne].

F. SIMON, « Maisons de santé pluriprofessionnelles et déontologie médicale », rapport adopté lors de la session du Conseil national de l'Ordre des médecins du 12 décembre 2008, [en ligne].

ARTICLES

A.-A. ABEHSERA, « Quel nom pour l'ostéopathie ? », *Apostill*, n° 9, 2001, p. 5-13.

K. ADAMS *et al.*, « Ethical Consideration of Complementary and Alternative Medical Therapies in Conventional Medical Settings », *Annals of Internal Medicine*, 2002, vol. 137, p. 660-664.

F. AÏT-KACI, M. REICH, A.-L. ULASZEWSKI, « Croyances et médecines complémentaires et alternatives en cancérologie : le point de vue du psycho-oncologue », *Revue Francophone de Psycho-Oncologie*, n° 3, 2006, p. 165-169.

J. A. ASTIN, « Why Patients Use Alternative Medicine? Results of a National Study », *JAMA*, n° 279, 1958, p. 1548-1553.

D. BADCOTT, « The expert patient: Valid recognition or false hope? », *Medicine, Health Care Philosophy*, n° 8, 2005, p. 173-178.

A. BARNES, « Am I a carer and do I care? », *Medicine, Health Care and Philosophy*, n° 7, 2004, p. 153-161.

A. DE BROCA, « Tensions entre le savoir et le croire d'une personne face à l'annonce de la maladie », *Éthique & Santé* 2004, n° 1, p. 42-44.

G. CANGUILHEM, « Thérapeutique, expérimentations, responsabilité », dans *Études d'histoire et de philosophie des sciences*, Paris, Vrin, 1983.

G. CANGUILHEM, « Une pédagogie de la guérison est-elle possible ? » dans *Écrits sur la médecine*, Paris, Le Seuil, coll. « Champ freudien », 2002, p. 69-101.

A. CASSOURA, « Le toucher ostéopathique », *Revue de Médecine Manuelle Ostéopathie*, n° 35, 2011, p. 41-44.

P. CATHÉBRAS, « Plaintes somatiques médicalement inexpliquées », *Médecine*, vol. 2, n° 2, 2006, p. 72-75.

M. CLARK-GRILL, « Questionable Gate-keeping: Scientific Evidence for Complementary and Alternative Medicines (CAM): Response to Malcolm Parker », *Bioethical Inquiry*, n° 4, 2007, p. 21-28.

J. COLLIN, « Entre discours et pratique, les médecins montréalais face à la thérapeutique, 1869-1890 », *Revue d'histoire de l'Amérique française*, vol. 53, n° 1, été 1999, p. 61-92.

E. S. COMSTOCK, article de 1928 du *Journal of American Osteopathic Association*, cité sans référence dans J. WERNHAM, *The life and times of John Martin Littlejohn*, Maidstone, The John Wernham College of Classical Osteopathy, 1999, p. 25-26.

J. COSNIER, « Empathie et communication : comprendre autrui et partager ses émotions », dans *La communication état des savoirs*, éd. Sciences humaines, 2008, p. 149-154.

J.-M. DILHUYDY, « Les médecines complémentaires et alternatives en cancérologie: constat et problématique », *Revue Oncologie*, n° 6, 2004, p. 268-274.

C. DUREN, Y. LEPERS, « Contexte historique et courants de pensée ayant pu influencer l'œuvre d'Andrew Taylor Still », *Apostill*, n° 20, 2009, p. 5-11.

E. ERNST, M. H. COHEN, J. STONE, « Ethical problems arising in evidence based complementary and alternative medicine », *Journal of Medical Ethics*, n° 30, 2004, p. 156-159.

J.-M. GOMAS, « Le syndrome d'Alexandrine, une nouvelle entité sémiologique qui concerne 2 % des malades en phase palliative », *Médecine palliative*, vol. 8, 2009/3, p. 146-147.

J.-M. GUEULLETTE, « Savoir et croyances à l'œuvre dans la guérison », *La Revue de l'université catholique de Lyon*, n° 18, décembre 2010, p. 24-27.

J.-M. GUEULLETTE, « Évaluation des médecines alternatives », *Études*, n° 4182, février 2013, p. 173-184.

C. HAMONET, « Andrew Taylor Still et la naissance de l'ostéopathie (Baldwin, Kansas, États-Unis, 1855) », *Revue du rhumatisme*, n° 70 (2003), p. 91-96.

C. HAMONET, « Andrew Taylor Still and the birth of osteopathy », (Baldwin, Kansas, 1855), *Joint Bone Spine*, vol. 70, 2003, p. 80-84.

C. HAMONET, « Andrew Still et la fondation de l'ostéopathie. Contribution historique et anthropologique nouvelle », *Revue de Médecine Manuelle Ostéopathie*, n° 29, 2009, p. 12-20.

C. HAMONET, « La réadaptation concept éthique et novateur pour la santé dans la droite ligne des grands fondateurs Rusk et Grosslord », *Annals of Physical and Rehabilitation Medicine*, vol. 54, 2011, p. 281-283.

E. HIRSCH, « Quand le droit à l'information glisse vers la démagogie... », *Bulletin de l'Ordre des médecins* 2003, n° 14, p. 12.

J. JEALOUS, « The Other Pair of Hands », *Alternative Therapies*, vol. 4/1, janvier 1998, p. 108-109.

F. LAPLANTINE, « La Maladie, la guérison et le sacré », *Archives de Sciences Sociales des Religions*, vol. 54, n° 1, 1982, p. 63-76.

Y. LEPERS, « L'ostéopathie est-elle un objet de science ? », *La revue de l'ostéopathie*, 2-1, 2011, p. 25-30.

J. M. LITTLEJOHN, « The Science of Osteopathy, its value in Preventing and in Curing Disease », *The Journal of the Science of Osteopathy*, février 1900, réimprimé dans *Osteopathy Explained*, West Roxbury, Massachussets, H. J. Olmsted, s. d.

N. P. LUCAS, R. W. MORAN, « Is there a place for science in the definition of osteopathy? », *International Journal of Osteopathic Medicine*, n° 10, 2007, p. 85-87.

A. MARCELLINI, J.-P. TURPIN, Y. ROLLAND, « Itinéraires thérapeutiques dans la société contemporaine », *Corps et culture*, n° 5, 2000.

C. MASSON, « L'image en médecine : us et abus. L'image n'est pas la réalité », *Cliniques méditerranéennes*, n° 76, 2007, p. 61-75.

C. MARTIN, « A. T. Still, un systémicien avant la lettre? L'ostéopathie à la lumière du raisonnement systémique », *Apostill*, n° 21, automne 2010, p. 7-11 et n° 22, hiver 2011, p. 35-42.

L. MORAND, « L'ostéopathie en question », mémoire de Master 2 en sciences sociales Paris, EHESS, 2007, [en ligne].

M. PARKER, « Two into One Won't Go: Conceptual, Clinical, Ethical and Legal Impedimenta to the Convergence of CAM and Orthodox Medicine », *Bioethical Inquiry*, vol. 4, 2007, p. 7-19.

Z. PARUSNIKOVA, « Integrative medicine: partnership or control? », *Studies in History and Philosophy of Biological & Biomedical Sciences*, vol. 33, 2002, p. 169-186.

S. PAULUS, « Osteopathy undivided, accepting diversity within the osteopathic profession », *Inter Linea: The Journal of Osteopathic Philosophy*, vol. 2, n° 3, septembre 2000, p. 1-12.

P. PONTRANDOLFI, « Pour une unité en ostéopathie », *Apostill*, n° 23, 2011, p. 25-33.

R. POTIER, « L'image du corps à l'épreuve de l'imagerie médicale », *Champ psychosomatique*, n° 52, 2008, p. 17-29.

M.-C. POUCHELLE, « Quelques touches hospitalières », *Terrain*, en ligne, 2007, p. 49. URL : [http://terrain.revues.org/5651].

M. L. PROCTOR, W. HING, T. C. JOHNSON *et al.*, « Spinal manipulation for primary and secondary dysmenorrhea », *Cochrane Database of Systematic Reviews*, 2006, issue 3, art. n° CD002119.

P. SANTI, « L'ostéopathie, c'est aussi pour les bébés », *Le Monde*, 26 juillet 2011.

S. TYREMAN, « Commentary on "Is there a place for science in the definition of osteopathy?" », *International Journal of Osteopathic Medicine*, n° 11, 2008, p. 102-105.

P. VAUTRAVERS, M.-È. ISNER-HOROBETI, J.-Y. MAIGNE, « Manipulations vertébrales – ostéopathie. Évidences/ignorances », *Revue du Rhumatisme*, n° 76, 2009, p. 405-409.

S. J. VELLENGA, « Longing for Health. A Practice of Religious Healing and Biomedicine Compared », *Journal of Religion and Health*, vol. 47, 2008, p. 326-337.

J. C. WEBER, « La médecine comme *technè* : tactique du geste, éthique du tact », actes du colloque *L'homme sémiotique*, Namur, avril 2010, *Texto!*, janvier 2011, vol. XVI, n° 1, p. 1-12.

L. WILEMAN, C. MAYL, C. CHEW-GRAHAM, « Medically unexplained symptoms and the problem of power in the primary care consultation: a qualitative study », *Family Practice*, vol. 19, n° 2, 2002, p. 178-182.

SITES INTERNET

[http://www.ama-assn.org] : *American Medical Association*.
[http://www.cnosteo.com] : Chambre nationale des ostéopathes.
[http://www.lievois.fr] : site de Thierry Lievois.
[http://www.maitrise-orthop.com] : Maîtrise orthopédique.
[http://www.osteopathie-france.net] : site de l'ostéopathie.

[http://www.osteopathie.org] : Registre des ostéopathes de France.
[http://www.osteofrance.com] : Ostéopathes de France.
[http://www.osteo-stop.com] : Pour en finir avec l'ostéopathie.
[http://www.osteo-temoignages.com] : Association de défense des victimes de l'ostéopathie.
[http://www.jim.fr] : Journal international de médecine.
[http://www.ulb.ac.be] : Université libre de Bruxelles.
[http://www.sfdo.info] : Syndicat français des ostéopathes.
[http://terrain.revues.org] : revue *Terrain*.

TABLE DES MATIÈRES

Préface 9
Introduction 13

Première partie
QU'EST-CE QUE L'OSTÉOPATHIE ?

Chapitre I
Comment définir l'ostéopathie ? 37
Des représentations sociales bien ancrées 37
    La vertèbre déplacée 37
    Débloquer 38
    Faire craquer les os 40
    Diversité des pratiques 40
Trois grands modèles 41
    Approche biomécanique 42
    Approche fluidique 43
    Approche biodynamique 44
La spécificité de l'ostéopathie, point de départ d'une définition ... 45
Les principes de l'ostéopathie 48
    L'articulation entre structure et fonction 48
    La « loi de l'artère » 49
    L'homéostasie 50
    La globalité 51

Chapitre II
Le corps à corps ostéopathique 55
Une thérapeutique manuelle 55
    Des points communs avec la chirurgie 55
    L'ostéopathie, une thérapeutique manuelle ? 57
    La main ou le corps ? 59
De la palpation à la perception ostéopathique 60
    Apprentissage 61
    Perception et interprétation 63
    Relation 65

De la sensibilité à la perception 67
Des yeux au bout des doigts 71

Chapitre III
La connaissance ostéopathique 75
Des processus de connaissance différents 75
    Reconnaître ce que l'on cherche, ou partir d'un non-savoir 75
    Une connaissance qui s'impose 78
    Une connaissance par interaction entre deux corps 83
    En résumé 85
Une thérapie holistique ou systémique ? 86
    Le patient dans sa globalité 87
    De la demande holistique à la prise en charge : une question éthique 89
    Nécessaire régulation de l'approche holistique ou systémique 90
Ouverture 91
    Comment qualifier l'ostéopathie ? 92
    Une médecine et des techniques ? 92

Deuxième partie
**L'HISTOIRE
D'UNE RELATION DIFFICILE**

Chapitre IV
**L'ignorance toxique : la médecine vue par les fondateurs
de l'ostéopathie** 99
Le contexte institutionnel 99
La pratique médicale 102
L'efficacité thérapeutique 103

Chapitre V
**L'inefficacité dangereuse :
l'ostéopathie vue par la médecine** 107
Le long combat de la Science contre les charlatans 107
Quelques textes institutionnels 110
    Académie nationale de médecine 110
    Ordre des médecins 113
Des prises de position personnelles 115
    L'histoire de l'ostéopathie envisagée par un médecin 115
    Médecine manuelle et ostéopathie 118
    Un bref débat sur l'ostéopathie néonatale 121
    La défense des victimes de l'ostéopathie 122
L'apparition de programmes d'évaluation scientifique 124
    L'évaluation de l'efficacité de l'ostéopathie par l'Inserm 125
    L'évaluation des médecines complémentaires dans les hôpitaux de Paris 128
    Les recommandations du Centre d'analyses stratégiques 129

Chapitre VI
Faut-il être médecin pour soigner ? 131
Médecins et charlatans 133
   Incompétence ou absence de diplômes ? 133
   Inefficacité, dangerosité de pratiques incompétentes 134
La formation médicale prépare-t-elle à la psychanalyse ? 135
   Les connaissances médicales sont « unilatérales » 135
   La psychanalyse fait appel à d'autres connaissances que la médecine 136
   Des connaissances, mais aussi une expérience 139
Ouverture : Combat politique ou débat épistémologique ? 140

Troisième partie
MÉDECINE ET OSTÉOPATHIE : INTERROGER MUTUELLEMENT NOS MANIÈRES DE PENSER

Chapitre VII
Trois différences fondamentales 147
Une différence de formation 147
   La première approche du corps 148
   L'implication corporelle dès la formation 148
   Pas de geste accompli qui n'ait été ressenti 150
Une différence d'objet 153
   Maladie et santé 153
   Des conceptions différentes du fonctionnel 154
   Fonction ou abstraction 156
   Le patient rejoint dans son corps souffrant 157
Une différence de méthode 160
   Qu'est-ce que l'examen clinique en médecine ? 161
   Le processus intellectuel du diagnostic médical 166
   L'ostéopathe pose-t-il un diagnostic ? 169
   Une thérapeutique sans médiation 172

Chapitre VIII
Médecine et ostéopathie devant la science 175
Qu'est-ce qu'une science ? 175
   Relation entre la théorie et les faits observables 176
   Les faits peuvent-ils changer ? 177
   Connaître et agir 179
La médecine est-elle une science ? 179
   Rationnel, scientifique, statistique 181
   La médecine est-elle unique ? 182
Une autre manière de penser 185
   La place de la science dans la définition de l'ostéopathie 185
   Le langage métaphorique peut-il être précis ? 188

L'autorité du discours médical 190
La recherche en ostéopathie 192
Ouverture 193

Quatrième partie
UN COMBAT DE LA SCIENCE CONTRE LA MYSTIQUE ?

Chapitre IX
Savoir et croyance sont toujours à l'œuvre dans la maladie 199
Les jeux complexes du croire et du savoir 200
Le dépassement des frontières 201
    Place des croyances en médecine 201
    Place du savoir dans les pratiques non-médicales 203
Le doctorat en médecine : une frontière entre savoir et croire ? 204

Chapitre X
Still, trop croyant pour être fiable ? 207
A. T. Still, un fondateur et non un inventeur 208
    Le malaise général des lecteurs 209
    Quelle date de naissance pour l'ostéopathie ? 213
    Dieu, créateur distant et non pas thérapeute 216
Un certain refus de Dieu 218
    La critique conjointe de la médecine et d'une certaine théologie 220
    La critique de la tradition 221
« Je vénère un Dieu respectable et intelligent » 223
    Une représentation mécanique de l'être humain et de la maladie ... 223
    L'homme-machine a été pensé 225

Chapitre XI
La place du croire en ostéopathie aujourd'hui 227
Dieu, un point faible de l'ostéopathie ? 227
    Mysticisme, mystique 227
    Un fondement métaphysique inacceptable aujourd'hui ... 228
    Un spiritualisme tolérable à condition qu'il ne soit pas chrétien ? ... 231
    « Dieu est le Père de l'ostéopathie » 233
Qu'est devenu Dieu dans l'histoire de l'ostéopathie ? 235
    Dieu absent chez le pasteur ostéopathe Littlejohn 235
    L'évolution de Sutherland 236
    Le partenaire silencieux de R. Becker 238
    La dimension spirituelle de certaines pratiques ostéopathiques 241

Chapitre XII
Les enjeux du débat 243
Soigner en respectant le corps humain 244
Qui est l'auteur de la guérison ? 245
Les relations de l'ostéopathie avec l'évolution et le vitalisme 246
    Perfection de la nature et théorie de l'évolution 246
    Le vitalisme est-il une théorie incompatible avec l'approche scientifique ? 247
Ouverture 248
    Dans le spirituel sans tradition, les impasses du subjectif 248
    Spiritualité, religion, théologie ? 248

Conclusion : une autre médecine ? 251
Bibliographie 255

Impression & brochage **sepec** - France
Numéro d'impression : 05045150213
Dépôt légal : mars 2015

IMPRIM'VERT®